许俊霞 编著

百病
食疗大全

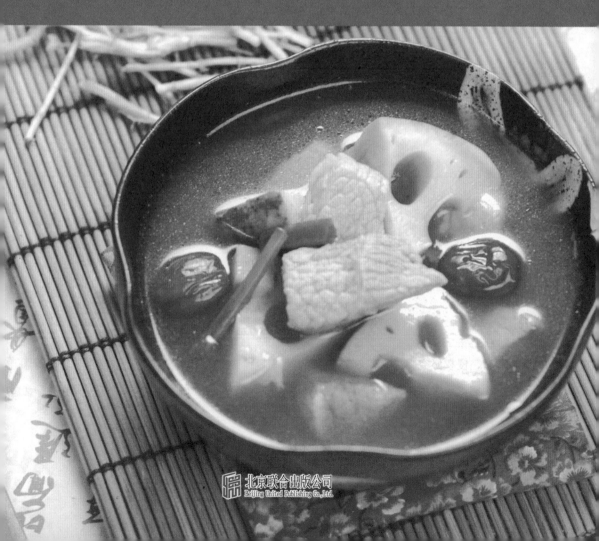

北京联合出版公司
Beijing United Publishing Co., Ltd.

图书在版编目（CIP）数据

百病食疗大全 / 许俊霞编著 . -- 北京：北京联合出版公司 , 2016.5（2024.2 重印）
ISBN 978-7-5502-7328-3

Ⅰ . ①百… Ⅱ . ①许… Ⅲ . ①常见病－食物疗法Ⅳ . ① R247.1

中国版本图书馆 CIP 数据核字 (2016) 第 057887 号

百病食疗大全

编　　著：许俊霞
责任编辑：赵晓秋
封面设计：彼　岸
责任校对：王群超

北京联合出版公司出版
（北京市西城区德外大街83号楼9层　100088）
三河市兴博印务有限公司印刷　新华书店经销
字数700千字　　720mm×1020mm　　1/16　　27.5印张
2016年5月第1版　2024年2月第18次印刷
ISBN 978-7-5502-7328-3
定价：75.00元

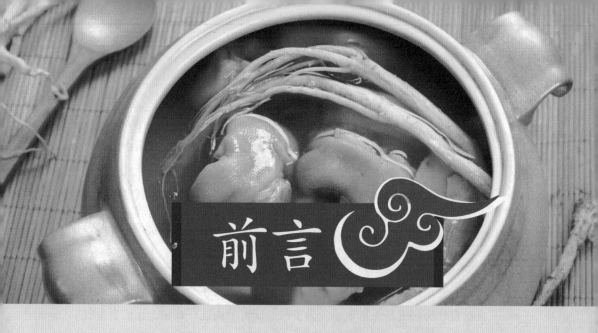

前言

"药补不如食补"，食疗是我国历代医家都十分重视的防病治病理念，也是中国特有的防病治病、保健强身的调理方式。它不仅不需要病人吃苦涩的药物，接受痛苦的针剂，还能让人一饱口福，深受百姓欢迎，已成为寻常百姓乐于接受的治病方法。

食疗方是以食物和药物为原料，经过烹饪加工的一种具有食疗作用的膳食。它是中国传统的医学知识与烹饪经验相结合的产物。食疗并不是食物与中药的简单加工，而是在中医阴阳、虚实等辨证理论指导下，由药物、食品和调料三者精制而成的一种既具有营养价值，又可防病治病、保健强身、延年益寿的食物。

俗话说："药食同源。"食疗最显著的特点之一，就是"有病治病，无病强身"，对人体基本上无毒副作用。它取药物之性，用食物之味，对于无病之人，可达到保健、强身的作用；对于身患疾病之人，可选择适当的食疗方，对身体加以调养，增强体质，辅助药物发挥其药效，从而达到辅助治病的作用。在生活节奏日益加速的现代社会，人们为了生活而忙碌奔波，没有过多的时间和精力调养身体，而食疗简单说起来就是注意食物的搭配和做法，让人们在日常生活中就能达到保养身体的目的，省去了求医问诊的时间。俗话说"是药三分毒"，任何药物都具有毒副作用，长期食用人体还会产生依赖性，而食疗所用的大部分食物都是我们日常生活中常见的，合理选择和搭配便不会产生毒副作用。另外，食疗所用食材价格低廉，让我们在日常用餐中便可达到调理的目

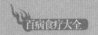
的，这是昂贵的医药费所无法比拟的。最重要的是，食疗免去了人们打针、吃药的痛苦，让我们在享用美食的过程中，强健身体，治疗疾病。

日常生活中的常见疾病都可以借助食疗方进行治疗，小病小恙通过食疗可以轻轻松松地治愈，恢复健康；各种慢性、疑难病症通过食疗逐步调理，既能根除疾病，又对身体之正气无害；即使患有大病也可用食疗方辅助治疗，加快机体康复，增强抵抗力。可以说，食疗对身体有益无害，让人们在一日三餐中，轻松保持健康。

食疗是一种绿色的治病之道，更确切地说，食疗是人类治病最好的药品。但是，普通人对中药和食物的属性与功效并不是很了解，当然对自制食疗药膳更是无从下手。为了帮助读者解决这一难题，让读者少打针、少吃药、少往医院跑，我们精选了千余道绿色安全、疗效显著、操作简单的食疗方，编写了这本《百病食疗大全》。书中精选的食疗方将蔬菜、水果、肉类等食材与药材和调料巧妙搭配，制作方法抑是最健康又简单的煲、炖、蒸等烹饪手法，而且品种齐全，包括羹汤、家常菜、果汁、主食等，力求让读者学会既营养又健康的餐桌美食，乐享食材和药材的天然补益作用。此外，本书内容全面、针对性强，分别介绍了心脑血管科、神经科、呼吸科、消化科、内分泌科、妇科、男科、儿科、五官科、皮肤科、骨科等 11 个科室，100 多种疾病的食疗方。而且为了帮读者达到"食到病除"的目的，对每种疾病的病理、疾病特征、家庭防治进行了详细分析，让读者明白治，放心吃。本书中的食疗方原料便宜、制作方便、安全有效，非常适合普通家庭采用，让您和家人在日常饮食中实现低成本防病治病，健康每一天！

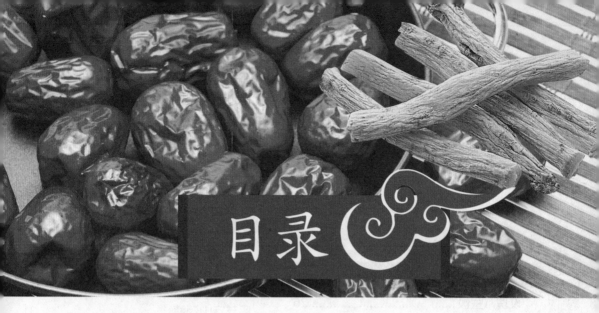

目录

第一章 食疗养生常识须知

第二章 心脑血管科

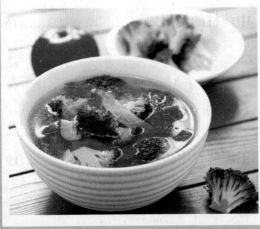

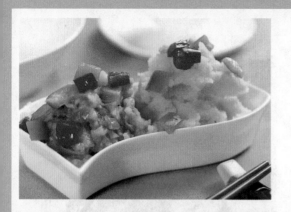

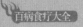

第三章 神经科

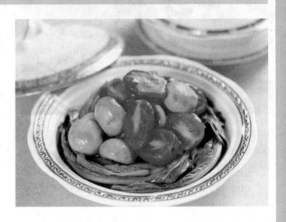

第四章 呼吸科

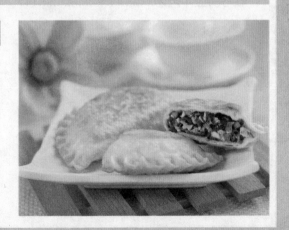

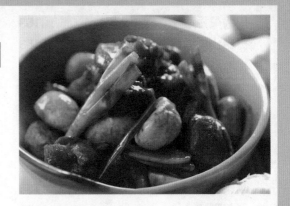

第五章 消化科

第六章 内分泌科

第七章 妇科

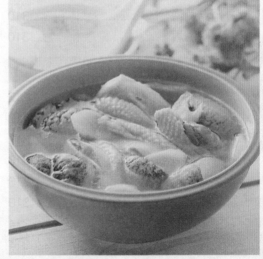

第八章 男科

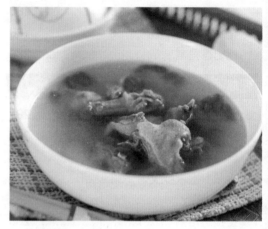

第九章 儿科

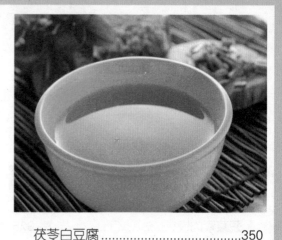

第十章 五官科

第十一章 皮肤科

第十二章 骨科

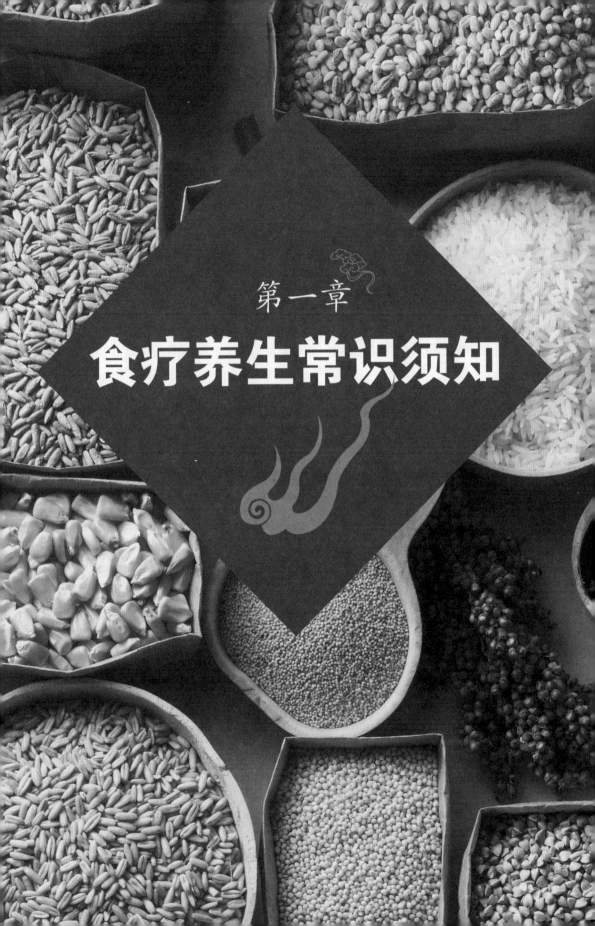

第一章

食疗养生常识须知

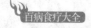
食疗的历史渊源

　　食疗药膳在我国有着悠久的历史。春秋战国时期，天文学的发展为中医学理论体系——阴阳五行学说奠定了基础。中医学在当时已有食医、疾医、疡医、兽医的分科，食医专司饮食营养卫生。这充分说明，我国很早就有饮食营养法研究，而且形成了制度。

　　《黄帝内经》是战国时期的医学专著，该书提出"凡欲诊病者，必问饮食居处"，要求"治病必求于本""药以祛之，食以随之"的治疗原则。书中还将多种食物分列于五味之下，以治五脏之疾病。在论述膳食治疗之后，它总结出"毒药攻邪，五谷为养，五果为助，五畜为益，五菜为充，气味合而服之，以补精益气"的膳食配制原则。

　　秦汉时期的经济文化发展很快，从而加速了药膳研究的进程。东汉末年所出的我国现存最早的药书《神农本草经》，载药365种，书中根据药物性能和使用目的不同而将药物分为上、中、下三品，其中"上药一百二十种为君，主养命以应天，无毒，多服久服不伤人，欲轻身益气不老延年者，本《上经》。中药一百二十种为臣，主养性以应人，无毒有毒，斟酌其宣，欲遏病补虚赢者，本《中经》。下药一百二十五种为佐使，主治病以应地，多毒，不可久服，欲除寒热邪气、破积聚、愈疾者，本《下经》。"

　　魏晋南北朝时期，药膳理论有了长足的发展，出现了一些专门著述。晋代葛洪的《肘后备急方》中，记载了许多食疗药膳性质的民间简便方。如海藻治瘿病，羊肝治雀盲等。梁代养生家陶弘景对药物和食物进行了分类。北魏崔浩的《食经》、梁代刘休的《食方》等著述对中国药膳理论的发展起到了承前启后的作用。

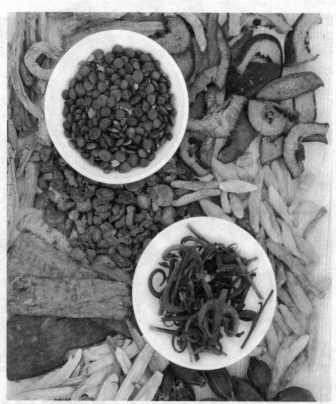

　　唐代，中国药膳不但在理论上得以系统发展，在应用方面也更为广泛。唐代名医孙思邈在其所著的《备急千金要方》中设有"食治"专篇，分果实、菜蔬、谷米、鸟兽并附虫鱼共五部分，共收载药用食物154种，载有药膳食疗方117首，并且明确指出，"食能排邪而安脏腑，悦神爽志，以资血气"，并认为"若能用食平疴，释情遣疾者，可谓良工。长年饵老之奇法，极养生之术也"。至此，食疗已成为一门学问。

宋元时期为食疗药膳学全面发展时期。宋代官方修订的《太平圣惠方》专设"食治门"，记载药膳方剂160首，可以治疗28种病症，且药膳以粥、羹、饼、茶等剂形出现。元朝的统治者也重视医药理论，提倡蒙、汉医的进一步结合和吸收外域医学的成果，由饮膳太医忽思慧所编著的《饮膳正要》为我国最早的营养学专著，收载食物203种，除了谈到对疾病的治疗，首次从营养学的观点出发，强调了正常人应加强饮食、营养的摄取，用以预防疾病，并详细记载了饮食卫生、服用药食的禁忌及食物中毒的表现，颇有见解。

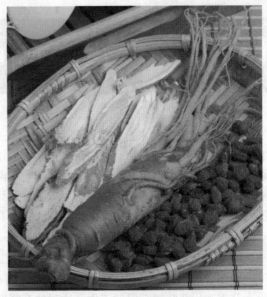

明清药膳著述更为丰富多彩，在各种食疗方剂、药物和食物的性味功用的研究等方面都有很大发展，在应用上更加广泛和普及，特别是药膳的烹调和制作，达到了极高的水平。明代李时珍药物学巨著《本草纲目》突破了古代本草分类方法的约束，增列了水、火、土、服器部。收载了谷物73种、蔬菜105种、果品127种。所载444种动物药中，有许多可供药膳使用，且营养十分丰富，疗效也甚高。这个时期，对食疗学发展有价值的医药古书较多，卢和撰写的《食物本草》问世以后，另一本托名元代李杲编辑，明代李时珍参订的《食物本草》二十二卷本，成书于明末，广为流传。姚可成辑补的《食物本草》将食物列为1682条，叙述全面，有名称、产地、加工、制备、治疗功效等，是我国明代食物专著中较完善的版本。清代养生家曹慈山在《老恒言》中，专为老年人编制了一百种粥谱，可谓集药粥之大成。

近年来，由于人们的生活水平大幅度地提高，医学发展的方向在原来临床医学的基础上逐步向预防医学和康复医学方向发展。食疗药膳越来越受到人们的重视。保健食品和食疗药膳逐步向社会化和商品化方向发展；广泛应用食疗的方法可使患者早日康复，健康也得到保障，老年人更加长寿，青少年增强体质；这对民族的兴旺及人们健康水平的提高，都具有重要意义。

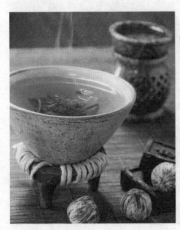
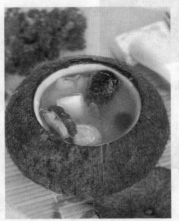
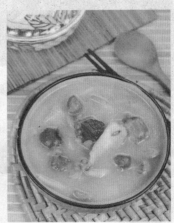

食疗的中医基础

中国传统医学向来重视饮食调养与健康长寿的辨证关系，药膳从来就不是独立存在的，它有一定的中医基础，结合了中医食疗学，人体阴阳五行与药膳的调理关系，藏象与药膳的调理等内容。简要地说，它包括了食疗和药膳两个方面。食疗即用饮食调理达到养生防病治病目的；药膳即用食物与药物配伍制成膳食达到养生防治疾病的作用。中医学在长期的医疗实践中积累了宝贵的药膳食疗保健经验，形成了独特的理论体系。

食疗与中医食疗学

中国食疗，源于古代。饮食疗法，远在周秦时期就已经相当成熟。而在中国中医学中，也十分重视用药膳进行保健工作。这时的药膳即古代的食疗。而在现代，我们给食疗总结了一个定义，即食疗是在中医药理论指导下，用药物、食物，通过烹调加工，变为具有防病、治病的保健食品。食疗也可以指一种养生方法，又称"食治"，即根据食物的不同性味，作用于不同脏器，而有调理和治疗作用。它是养生学的一个重要分支，包括药膳等重要内容。

人类用食物治病起源甚早。《黄帝内经》指出："凡欲诊病，必问饮食居处。"还说："天食人以五气，地食人以五味。"《千金要方》中有"食治篇"，分果实、菜蔬、谷米、鸟兽叙述，孙氏曰："为医者，当晓病源，知其所犯，以食治之，食疗不愈，然后命药。"能用食物治好疾病的医生，才是高明的医生。

在中医理论指导下，研究以饮食防病、治病或康复的方法，称为中医食疗学。主要包括两个方面内容：一是如何将食物经过一定的烹饪加工，充分发挥其食物的治病、保健作用；二是配入适当的药物，虽然用药，但通过技术处理而以食物的形式进行疗疾与保健。我国有"药食同源"之说。甘人谓安身之本必资于食，救疾之速必凭于药，将饮食与药物并论，认为可供饮食的动、植物及加工品，虽然种类繁多，但其五色、五味以及寒热、补泻之性、亦皆禀

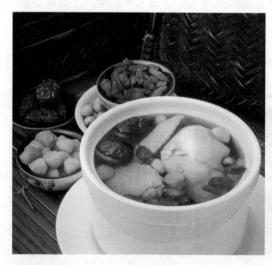
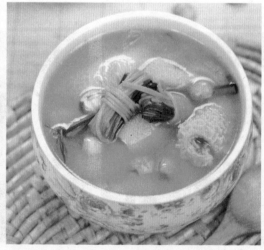

于阴阳五行，从这个意义上讲，食物与药物应用的道理并无二致。所以历代医家，对于饮食的宜忌，调剂方法亦颇究心，用饮食治病、防病、保健积累了许多宝贵的知识和经验，在古医籍中亦多有论及，具有专门论述。历代书目著录及现存的食疗文献，散见于医家著述中，是我国的宝贵财富。

藏象与食疗

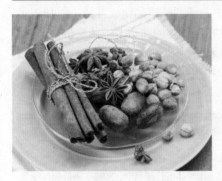

藏象，古代认为：藏，是指藏于体内的内脏；象，是指表现于外的生理、病理现象。藏象学说不仅和中医学有着重要关系，就是和中国食疗学也密切相关。

藏象学说的主要特点，是以五脏为中心的整体观。以脏腑分阴阳，一阴一阳相为表里，脏与腑是一整体。比如，心与小肠、肺与大肠、脾与胃、肝与胆、肾与膀胱以及心包与三焦相为表里。心，其华在面，其充在血脉，开窍于舌；肺，其华在毛，其充在皮，开窍于鼻；脾，其华在唇，其充在肌，开窍于口；肝，其华在爪，其充在筋，开窍于目；肾，其华在发，其充在骨，开窍于耳和二阴。由此可见，脏腑某一器官出现病变，与脏腑表里有关，比如心出现病变，必然牵连小肠；肾出现病变与膀胱有牵连等。

这些现象对食疗方法十分重要，给诊断、食疗配方都带来一系列的问题。比如，有人患眼疾，若是肝上的病变，我们则用补肝明目的药膳，用沙苑子羊肝汤，其效果就很理想。又如，羊肝汤对青盲内障也有较好疗效。我们在藏象学说的指导下，认真研究药膳对各个脏腑的治疗方法、保健方法，是非常有益的。

阴阳五行在食疗中的应用

阴阳学说贯穿在中医学理论体系的各个方面，同时也贯穿在中国药膳学理论体系的方方面面。中医用阴阳说明人体病理变化，虽然人体病变有多种，但用阴阳失调进行概况，则一目了然。即阳胜则热，阴胜则寒；阳虚则寒，阴虚则热。这一原则，直接指导药膳的应用。用药膳疗疾的原则是：调整阴阳，补其不足，泻其有余，恢复阴阳的相对平衡。

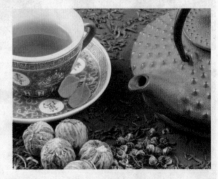

五行学说，是我国古代先人在长期的生活实践和生产实践中，认识到木、火、土、金、水是不可缺少的基本物质。五行学说，在中医学中主要是以五行的特性来分析研究机体的脏腑、经络等组织器官的五行属性；用五行的相生相克分析机体脏腑、经络之间和各个生理功能之间的相互关系等。在药膳学中，五行学说指导着"四季五补"用膳原则。一年四季分"春、夏、长夏、秋、冬"五脏配五行，即，春，五脏属肝，配木；夏，五脏属心，配火；长夏，五脏属脾，配土；秋，五脏属肺，配金；冬，五脏属肾，配水。因而对药膳的施膳滋补方法是：春需要升补，宜补肝；夏需要清补，宜补心；长夏需要淡补，宜补脾；秋需要平补，宜补肺；冬需要滋补，宜补肾。

食疗的应用原则

　　药物是祛病救疾的，见效快，重在治病，但大部分中药汤剂味道都比较苦涩；而加入了食材而成的药膳，多以养生防病为目的，见效虽慢，但胜在其整体的味道上。药膳重在"养"与"防"，因此，药膳在保健、养生、康复中有很重要的地位，但不能代替药物治病。同时，虽然药膳具有保健养生、防病治病等多方面的作用，其应用也很广泛，但是不能乱用、滥用，在应用时须遵循一定的原则。

辨证用膳

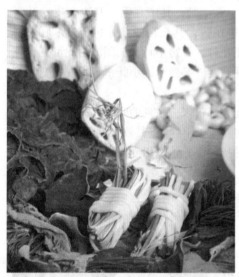

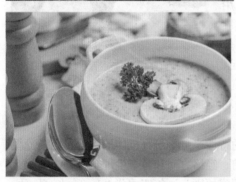

　　辨证论治是中医学特点之一，它不同于一般的"对症治疗"，也不同于现代医学的"辨证治疗"，而是以证为基础的普遍应用的一种诊治方法。药膳在治疗、补益方面，以中医理论作为依据，根据不同人的体质、症状、健康等情况的不同，对药膳的施法应用上也有所区别，这就叫"因证施膳"。

　　从中医的角度来看，辨证选用药膳是人们合理使用药膳的基本原则，就药膳与病证性质而言，则当采用寒者热之、热者寒之、虚者补之、实者泻之的总原则，结合脏腑辨证的特点，选择相应的药物和食物配制药膳。

　　虚证即正气不足，可分为气、血、阴、阳虚弱四大类型。气虚的人宜多选用补脾益气的食材和药材，如母鸡、莲子、大枣、西洋参等。血虚的人宜多选用补养心血的食材和药材，如乌骨鸡、猪肝、当归、阿胶、夜交藤、合欢花、柏子仁、酸枣仁等。阴虚的人宜多选用滋养肺阴、心阴的食材和药材，如梨子、冰糖、枸杞子、麦门冬、沙参、玉竹等。阳虚的人宜多选用温振心阳、温补脾阳、温肾壮阳的食材和药材，如桑葚、葡萄、桂枝、炙甘草、干姜、白术、附片、肉桂等。常见的慢性病不仅是正气不足，还挟有实邪，常见有气滞、血瘀、痰湿、虚火等。配制药膳时在一定阶段也必须选用行气、化瘀、消痰、降火诸品，不可一味用补。如气滞证兼见脘腹胀满疼痛、呕吐、嗳气、呃逆、矢气（放屁），为脾胃气滞，可选用佛手柑、陈皮等制作药膳理气健脾止痛。如血瘀兼见阵发性心前区疼痛或刺痛，或牵引肩痛，舌尖有瘀斑，脉结代，为心脉瘀阻，可选用桃仁、生地、葛根等制作药膳通脉活血。

❧ 因人用膳 ❧

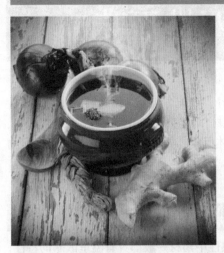

人的年龄不同，其生理状况有明显的差异。人体的结构、功能和代谢随着年龄增长而改变，选择药膳养生也区别对待。小儿体质娇嫩，选用原料不宜大寒大热；少年儿童的生理特点是生机旺盛，脏腑娇嫩，选用原料应少温补，注意多样化，富有营养，易于消化，且尤其应注意时时呵护脾胃，以补后天之本。中年人脏腑功能旺盛，各器官组织都处于鼎盛时期。通过补养不但能身体强壮，也可防治早衰。药膳选料宜补肾、健脾、疏肝。老人多肝肾不足，用药不宜温燥；孕妇恐动胎气，不宜用活血滑利之品。这些都是在药膳选用过程中应注意的。同时还需注意，人的年龄不同，人的体质不同，用药膳时也应有所差异。

❧ 因时用膳 ❧

中医认为，人与日月相应，人的脏腑气血的运行和自然界的气候变化密切相关。"用寒远寒，用热远热"，意思就是说在采用性质寒凉的药物时，应避开寒冷的冬天，而采用性质温热的药物时，应避开炎热的夏天。这一观点同样适用于药膳。

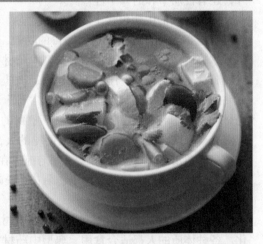

四季气候变化，对人体生理、病理变化均产生一定的影响，在组方施膳时必须注意。如长夏阳热下降，纲蕴熏蒸，水气上腾，湿气充斥，为一年之中湿气最盛的季节，故在此季节中，感受湿邪者较多。湿为阴邪，其性趋下，重浊黏滞，容易阻遏气机，损伤阳气。药膳用解暑汤为宜。冬天气温较低，或由于气温骤降，人们不注意防寒保暖，就易感受寒邪，容易损伤阳气。所谓"阴盛则阳病"就是阴寒偏盛，阳气损伤，或失去正常的温煦气化作用，故出现一系列功能减退的证候。如恶寒、肢体欠温、脘腹冷痛等。药膳用天雄羊腿等最宜。

❧ 因地而异 ❧

不同的地区，气候条件、生活习惯均有一定差异，人体生理活动和病理变化也会不同。有的地方气候潮湿，此地的人们饮食多温燥辛辣；有的地方天气寒冷，此地的人们饮食多热而滋腻。在制作药膳时也应遵循同样的道理。例如：同是温里回阳药膳，在西北严寒地区，药量宜重，而在东南温热地区，药量就宜轻。上述施膳的4个因素，是密切联系不可分割的。"辨证施膳"主要辨明症候，而因地、因时、因人施膳，强调既要看到人的体质、性别、年龄的不同，又要注意地理和气候的差异，把人体和自然环境、地理气候结合起来，进行全面分析、组方施膳。

食疗材料的四性五味

药膳养生是按药材和食材的性、味、功效进行选择、调配、组合，用药物、食物之偏性来矫正脏腑功能之偏，使体质恢复正常平和。中医将药材和食材分成四性、五味，"四性"即寒、热、温、凉四种不同的性质，也是指人体食用后的身体反应。如食后能减轻体内热毒的食物属寒凉之性，食后能减轻或消除寒证的食物属温热性。"五味"为酸、苦、甘、辛、咸五种味道，分别对应人体五脏，酸对应肝、苦对应心、甘对应脾、辛对应肺、咸对应肾。

中药材的"四性"

四性又称为"四气"，即温、热、寒、凉。温性和热性中药材一般都具有温里散寒的特性，适用于寒性病证。寒性和凉性药材多具有清热、泻火、解毒的作用，适用于热性病证。"四性"外，还有性质平和的"平性"。

温热性质的中药包含了"温"和"热"两性，从属性上来讲，都是阳性的。温热性质的药材有抵御寒冷、温中补虚、暖胃的功效，可以消除或减轻寒证，适合体质偏寒，如怕冷、手脚冰冷、喜欢热饮的人食用。典型中药材有黄芪、五味子、当归、何首乌、大枣、桂圆肉、鸡血藤、鹿茸、杜仲、淫羊藿、锁阳、肉桂、补骨脂等。

寒凉性质的中药包含了"寒"和"凉"两性，从属性上来讲，都是阴性的。寒凉性质的药材和食物均有清热、泻火、解暑、解毒的功效，能解除或减轻热证，适合体质偏热，如易口渴、喜冷饮、怕热、小便黄、易便秘的人，或一般人在夏季食用。如金银花可治热毒疗疮；夏季食用西瓜可解口渴、利尿等。寒与凉只在程度上有差异，凉次于寒。典型中药材有金银花、石膏、知母、黄连、黄芩、栀子、菊花、桑叶、板蓝根、蒲公英、鱼腥草、淡竹叶、马齿苋、葛根等。

平性的药食材介于寒凉和温热性药食材之间，具有开胃健脾、强壮补虚的功效并容易消化。各种体质的人都适合食用。典型中药材有党参、太子参、灵芝、蜂蜜、莲子、甘草、白芍、银耳、黑芝麻、玉竹、郁金、茯苓、桑寄生、麦芽、乌梅等。

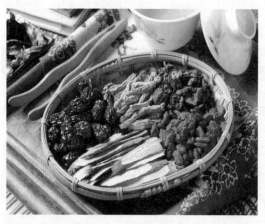
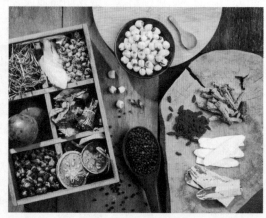

中药材的"五味"

"五味"的本义是指药物和食物的真实滋味。辛、甘、酸、苦、咸是五种最基本的滋味。此外，还有淡味、涩味。由于长期以来将涩附于酸，淡附于甘，以合五行配属关系，故习称"五味"。

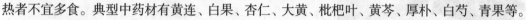

"酸"能收敛固涩、帮助消化、改善腹泻。多食易伤筋骨；感冒者勿食。典型中药材有乌梅、五倍子、五味子、山楂、山茱萸等。

"苦"能清热泻火、降火气、解毒、除烦、通泄大便，还能治疗咳喘、呕恶等。多食易致消化不良、便秘、干咳等；体热者不宜多食。典型中药材有黄连、白果、杏仁、大黄、枇杷叶、黄芩、厚朴、白芍、青果等。

"甘"能滋补、和中、缓急。多食易发胖、伤齿；上腹胀闷、糖尿病患者应少食。典型中药材有人参、甘草、红枣、黄芪、山药、薏苡仁、熟地等。

"辛"发散风寒、行气活血，治疗风寒表征，如感冒发热、头痛身重。辛散热燥，食用过多易耗费体力，损伤津液，从而导致便秘、火气过大、痔疮等；阴虚火旺者忌用。典型中药材有薄荷、木香、川芎、茴香、紫苏、白芷、花椒、肉桂等。

"咸"泻下通便、软坚散结、消肿，用于大便干结，还可消除肿瘤、结核等。多食易致血压升高、血液凝滞；心脏血管疾病、中风患者忌食。典型中药材有芒硝、鳖甲、牡蛎、龙骨、草决明、玉米须等。

食物的"四性"

不管是食物还是药材，其"四性"皆为"寒""热""温""凉"四种。凉性和寒性，温性和热性，在作用上有一定同性，只是在作用大小方面稍有差别。此外，有些食物其食性平和，称为平性。能减轻或消除热证的食物，属寒凉性；能减轻和消除寒证的食物属温热性。

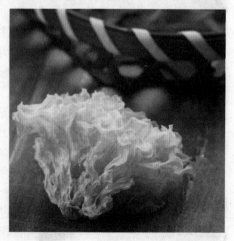

温热食物：温热性的食物多具有温补散寒、壮阳暖胃的作用。适宜寒证或阳气不足之人服食。常见的温热食物有：生姜、葱白、大蒜、姜、韭菜、南瓜、羊肉、狗肉、荔枝、龙眼、栗子、大枣、核桃仁、鳝鱼、鲢鱼、虾、海参等。

寒凉食物：寒凉性的食物具有清热泻火、滋阴生津的功效。适宜热证或阳气旺盛者食用。常见的寒凉食物有：西瓜、木瓜、梨、甘蔗、荸荠、菱角、绿豆、莲藕、芹菜、冬瓜、黄瓜、苦瓜、丝瓜、白萝卜、海带、鸭肉等。

平性食物：平性食物大多具有营养保健作用。适宜日常营养保健或者大病初愈后的营养补充。常见的平性食物有：大米、玉米、红薯、芝麻、莲子、花生、黄豆、扁豆、猪肉、鸡蛋、牛奶、胡萝卜、白菜等。

食物的"五味"

"五味"与"四气"一样，也具有阴阳五行的属性。《黄帝内经》中说："辛甘淡属阳，酸苦咸属阴。"《素问·藏气法时论》指出："辛散、酸收、甘缓、苦坚、咸软。"这是对五味作用的最早概括。

辛：能散、能行，即具有发散、行气、活血的作用。多用来治疗表证及气血阻滞之证。《黄帝内经》中说："辛以润之。"意思是说，辛味药还有润养的作用。

甘：能补、能缓、能和，即具有补益、和中、缓急止痛、调和药性的作用。多用来治疗虚证、身体诸痛，调和药性和中毒解救。

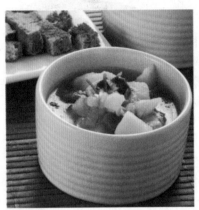

酸：能收、能涩，即具有收敛、固涩的作用。多用于治疗虚汗、泄泻，肺虚久咳、遗精滑精、遗尿尿频、崩漏带下等症。

苦：能泄、能燥、能坚。"能泄"的含义有三：一指苦能通泄；二指苦能降泄；三指苦能清泄。"能燥"指燥。"能坚"的含义有二：一指苦能坚阴，即泻火存阴；二指坚厚肠胃。有泻火解毒和化湿的作用，多用于治热证、火证、喘咳、呕恶、便秘、湿证、阴虚火旺等证。

咸：能软、能下，即具有软坚散结、泻下通便的作用。多用来治疗大便秘结、瘰疬痰核、瘿瘤、肿瘤包块等证。

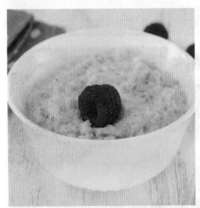

《黄帝内经》明确指出："谨和三味，骨正筋柔，气血以流，腠理以密。如是则骨气以精，谨道如法，长有天命。"说明五味调和得当是身体健康、延年益寿的重要条件。酸味食物有收敛、固涩的作用，可用于治疗虚汗、泄泻、小便频多、滑精、咳嗽经久不止及各种出血病。但酸味容易敛邪，如感冒出汗、咳嗽初起、急性肠火泄泻，均当慎食。常见的酸性食物有醋、番茄、橄榄、山楂等。苦味食物有清热、泻火、燥湿、解毒的作用，可用于治疗热证、湿证。但过量食用易引起腹泻，所以脾胃虚弱者宜审慎食用。常见的苦味食物有苦瓜、茶叶、百合、白果、猪肝等。辛即辣味，辛味食物有发散、行气、活血等作用，可用于治疗感冒表证及寒凝疼痛病症。

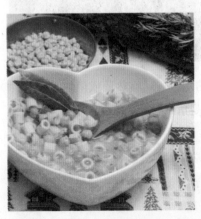

但过多食用易辣的食物伤津液，积热上火。常用的辛味食物有姜、葱、辣椒、芹菜、豆豉、韭菜、酒等。甘即甜味，甘味食物有补益、和中、缓和拘急的作用，可用于治疗虚证。但过量食用会导致气滞、血压升高。常见的有红糖、白糖、胡萝卜、牛奶、猪肉、牛肉、燕窝等。咸味食物有软坚、散结、泻下、补益阴血的作用，可用于治疗瘰瘤（大脖子病）、痰核、痞块、热结便秘、血亏虚等病症。但过量食用会导致血行不畅。盐、猪心、猪腰、紫菜、海带等都属于咸性食物。

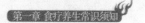

食疗药膳的分类

我们的食物主要是植物和动物,且需加工处理。由于人们的饮食习惯与爱好及特殊需要,经过不同的配制和加工,制成形态、风格、营养价值不同,花色繁多的加工品。药膳的传统制作是以中医辨证理论为指导,将中药与食物相配伍,经过加工,制成色、香、味、形俱佳的具有保健和治疗作用的一种特殊食品。纵观古代医籍文献中的分类方法记载,结合现代药膳加工、烹调技术引入药膳后所产生的影响,按药膳食品的治疗作用、制作方法和应用,及药膳食品原料等方面进行如下分类。

按药膳的食品形态分类

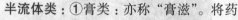

流体类:①汁类:由新鲜并含有丰富汁液的植物果实、茎、叶和块根,经捣烂、压榨后所得到的汁液。制作时常用鲜品。②饮类:将作为药膳原料的药物或食物经粉碎加工制成粗末,以沸水冲泡即可。制作特点是不用煎煮,省时方便,有时可加入茶叶一起冲泡而制成茶饮。③汤类:将要做药膳的药物或食物经过一定的炮制加工,放入锅内,加清水用文火煎煮,取汁而成。这是药膳应用中最广泛的一种剂型。食用汤液多是一煎而成,所煮的食料亦可食用。④酒类:将药物加入一定量的白酒,经过一定时间的浸泡而成。⑤羹类:以肉、蛋、奶或海产品等为主要原料加入药材而制成的较为稠厚的汤液。

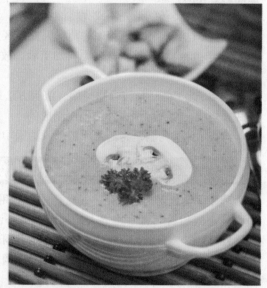

半流体类:①膏类:亦称"膏滋"。将药材和食物加水一同煎煮,去渣,浓缩后加糖或炼蜜制成的半流体状的稠膏。具有滋补、润燥之功,适用于久病体虚、病后调养、养生保健者长期服用。②粥类:是以大米、小米、秫米、大麦、小麦等富含淀粉的粮食,加入一些具有保健和医疗作用的食物或药物,再加入水一同煮熬而成的半液体食品。中医历来就有"糜粥自养"之说,故尤其适用于年老体弱、病后、产后等脾胃虚弱之人。③糊类:由富含淀粉的食料细粉,或配以可药食两用的药材,经炒、炙、蒸、煮等处理水解加工后制成的干燥品。内含糊精和糖类成分较多,开水冲调成糊状即可食用。

固体类:①饭食类:是以稻米、糯米、小麦面粉等为基本材料,加入具有补益且性味平和的药物制成的米饭和面食类食品。分为米饭、糕、卷、饼等种类。②糖果类:以糖为原料,加入药粉或药汁,兑水熬制成固态或半固态的食品。③粉散类:是将作为药膳的中药细粉加入米粉或面粉之中,用温水冲开即可食用。

按制作方法分类

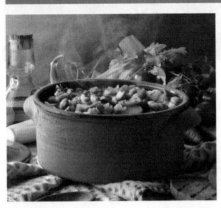

炖类：此类药膳是将药物和食物同时下锅，加水适量置于武火上，烧沸去浮沫，再置文火上炖烂而制成的。

焖类：此类药膳是将药物和食物同时放入锅内，加适量的调味品和汤汁，盖紧锅盖，用文火焖熟的。

煨类：此类药膳是将药物与食物置于文火上或余热的柴草灰内，进行煨制而成。

蒸类：此类药膳是将药膳原料和调料拌好，装入碗中，置蒸笼内，用蒸气蒸熟的。

煮类：此类药膳是将药物与食物放在锅内，加入水和调料，置武火上烧沸，再用文火煮熟的。

熬类：此类药膳是将药物与食物倒入锅内，加入水和调料，置武火上烧沸，再用文火烧至汁稠、味浓、熟烂的。

炒类：此类药膳是先用武火将油锅烧熟，再下油，然后下药膳原料炒熟的。

熘类：这是一种与炒相似的药膳，主要区别是须放淀粉勾芡。

卤类：此类药膳是将药膳原料加工后，放入卤汁中，用中火逐步加热烹制，使其渗透卤汁而制成的。

烧类：此类药膳是将食物经煸、煎等方法处理后，再调味、调色，然后加入药物、汤汁，用武火烧滚，文火焖至卤汁浓稠而制成的。

炸类：此类药膳是将药膳原料放入油锅中炸熟而成的。

按功效分类

养生保健延寿类：①补益气血药膳：适用于平素体虚或病后气血亏虚之人，如十全大补汤、八珍糕等。②调补阴阳药膳：适用于机体阴阳失衡之人，如具有补阴作用的桑葚膏，具有补阳作用的冬虫夏草鸭等。③调理五脏药膳：适用于心、肝、脾、肺、肾五脏虚弱、功能低下之人，用酸、苦、甘、辛、咸来补养肝、心、脾、肺、肾五脏。如健脾膏、补肾膏。④益智药膳：适用于老年智力低下，以及各种原因所导致的记忆力减退之人，如酸枣仁粥、柏子仁炖猪心等。⑤明目药膳：适用于视力低下、视物昏花之人，如黄连羊肝丸、决明子鸡肝汤等。⑥聪耳药膳：适用于老年耳聋、耳鸣，以及各种原因所导致的听力减退之人，如磁石粥、清肝聪耳李实脯等。⑦延年益寿药膳：适用于老年人平素调养、强身健体、养生防病，如清宫寿桃丸、茯苓夹饼等。

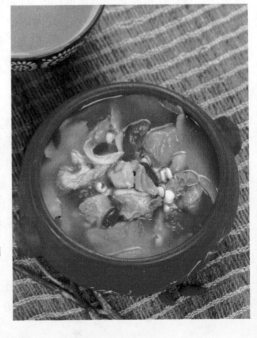

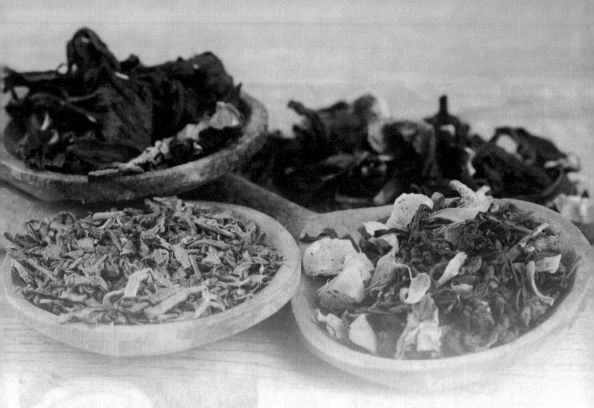

美容美发类：①增白祛斑药膳：适用于皮肤上有黑点、黑斑、色素沉着之人，如白芷茯苓粥、珍珠拌平菇等，以美容增白。②润肤美颜药膳：适用于皮肤老化、松弛，面色无华之人，具有美容抗衰功效，如沙苑甲鱼汤、笋烧海参等。③减肥瘦身药膳：适用于肥胖之人，如荷叶减肥茶、参芪鸡丝冬瓜汤等。④乌发生发药膳：适用于脱发、白发以及头发稀少之人，如黑芝麻山药米糕、《积善堂经验方》中的乌发蜜膏等。⑤固齿药膳：适用于老年体虚、牙齿松动、掉牙之人，如滋肾固齿八宝鸭、金髓煎等。

祛邪治病类：①解表药膳：具有发汗、解肌透邪的功效，适用于感冒以及外感病的初期。如葱豉汤、香薷饮等。②清热药膳：具有清热解毒、生津止渴的功效，适用于机体热毒内蕴，或余热未清之证。如白虎汤、清暑益气汤等。③祛寒药膳：具有温阳散寒的功效，适用于机体外寒入侵或虚寒内生的病证。如当归生姜羊肉汤、五加皮酒等。④消导药膳：具有健脾开胃、消食化积的功效，适用于消化不良、食积内停，腹胀等症。如山楂糕、五香槟榔等。⑤通便药膳：具有润畅通畅的功效，适用于大便干燥之症。如麻仁润肠丸、蜂蜜香油汤等。⑥利水药膳：具有利水祛湿、通利小便的功效，适用于尿少水肿、小便不利等症。如赤小豆鲤鱼汤、茯苓包子等。⑦活血药膳：具有活血化瘀、消肿止痛之功，适用于瘀血内停，跌打损伤等症。如益母草膏、当归鸡等。⑧理气药膳：具有行气、理气、止痛功效，适用于肝气郁结，胀痛不舒以及气滞血瘀等证。如陈皮饮、佛手酒等。⑨祛痰药膳：具有祛痰止咳之功，适用于咳嗽痰多、喉中痰鸣等症。如梨膏糖、瓜蒌饼等。⑩止咳药膳：具有宣肺止咳之功，适用于咳嗽等症。如川贝蒸白梨、糖橘饼等。⑪平喘药膳：具有止咳平喘之功，适用于哮喘等症。如丝瓜花蜜饮、柿霜糖等。⑫熄风药膳：具有平肝、熄风定惊之功，适用于肝经风热，或虚风内动之证。如菊花茶、天麻鱼头等。⑬安神药膳：具有养血补心、镇静安神的功效，适用于失眠多梦、心悸怔忡等症。如柏仁粥、酸枣仁汤等。⑭排毒药膳：具有调节机体状况、改善机体功能、排出体内毒素的作用，适用于机体不适、痤疮等平素火毒易盛之症。如黄芪苏麻粥、鲜笋拌芹菜等。

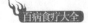

食疗药膳的食用须知

在食用药膳时我们也需要知道，在理念上，药膳讲究的是"辨体施食，对症下药"，虽然药膳有很多优点，但它毕竟只有一定的治疗作用，也就是现在常说的"功能食品"，要讲究"对症下药"。同时，食用药膳时还应该科学忌嘴。俗话说"吃药不忌嘴，跑断医生腿"，这充分说明了忌口的重要性，不少中医文献中都有忌口的记载。但是，目前民间的忌口方式太过于苛刻而且盲目，所以我们都需要了解科学忌口的道理。

❧ 食用药膳宜合理饮食 ❧

人的体质可能因为遗传、生活环境、饮食、生活习惯等因素不同而有所不同，不同的体质在生理、病理上会有不同的表现。随着中医养生风潮的兴起，越来越多的人已经懂得"正确吃法"的重要性，也开始懂得从饮食方面来改善体质，从而达到养生的目的。

《素问·生气通天论》中："谨和五味，骨正筋柔，气血以流，腠理以密，如是则骨气以精，谨道以法，长有天命。"说明了五味合理搭配的重要性。

粗细搭配：粗粮和细粮搭配既能提高食物蛋白质的生理利用率，又可增进食欲，经常进食少量粗粮，还能提高消化系统的功能。

干稀搭配：单吃过干食品，如米、馍，或单喝稀汤，都不符合营养要求，应该干、稀搭配，这样才可使蛋白质得到补充。

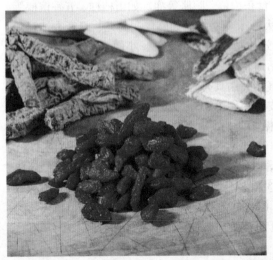

荤素搭配：素食主要是指粗粮、蔬菜等植物性食品，荤食主要指动物性食品。荤素搭配并且以素为主，可获得丰富的维生素、无机盐，并能提高蛋白质的生理利用率，保证人体对各种营养物质需要的满足。从现代科学的观点来看，单纯吃素对人体可能并无益处。僧侣们大都长寿并非全部得益于素食，而是与其他因素，如环境、生活规律、清净无为等有关。

此外，中医学还反对暴饮暴食，提倡少食多餐。

常见食物保健功效：

（1）聪耳作用：莲子、山药、荸荠、蜂蜜。

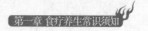

（2）明目作用：猪肝、羊肝、青鱼、枸杞子、蚌。

（3）生发作用：芝麻、韭菜子、核桃仁。

（4）乌须作用：黑芝麻、核桃仁、大麦。

（5）益智功能：五味子、核桃仁、荔枝、龙眼、大枣、百合、山药、粳米。

（6）强化筋骨：栗子、酸枣、鳝鱼、盐、牛膝、杜仲。

（7）提神解乏：茶叶、荞麦、核桃仁。

（8）补肾壮阳：韭菜、花椒、狗肉、羊肉、鹿肉、海参、鳗鱼。

（9）轻身利尿：荷叶、荷梗、燕麦、高粱米、冬瓜皮、茯苓、泽泻、玉米须。

（10）协助消化：山楂、萝卜、胡椒、葱、姜、蒜。

（11）安神作用：酸枣仁、莲子、百合、龙眼、鸽肉、牡蛎肉。

食用药膳需要科学忌口

（1）认识"发物"：患病需要忌口，如感冒应以清淡饮食为主，肝癌忌食油炸食品和酒等。但忌口要讲究科学，不能忌得太过，否则反而会影响病体康复。比如慢性肾脏病患者，需以低蛋白清淡饮食为主，不能大补，但这并不是意味着什么肉都不能吃，有些人因为忌得太过，到最后营养不良，反而给治疗和康复带来很大障碍。民间说法中有很多"发物"，多指泥鳅、虾、蟹、海参、羊肉、牛肉、香椿等一些高蛋白质和高营养的食物。人们认为，凡患病就要忌食一切"发物"，否则会引起疾病复发或加重疾病的观点是完全没有科学根据的。营养学家认为，这些"发物"甚至可以刺激机体产生激发反应，唤醒机体免疫力，促进生理功能的恢复和提高。如泥鳅富含蛋白质、脂肪、钙、铁以及多种维生素，是保肝护肝佳品，急、慢性肝炎病人应多食之；香椿有涩肠止血、燥湿、固精等功效，故适用于便血、痔疮、肠炎、痢疾、妇女赤白带下、男子遗精等疾病。

（2）服药后忌口：即服药后摄取哪些食物会增强或降低药物功效。例如病人正在服用健脾和胃、温中益气的中药，却又摄取一些凉性滑肠的食物，就削弱了药物的作用，起不到预期的进补和治疗效果。这时候就要注意食物与药物的相克关系，正确忌口或正确进补，如服含荆芥汤剂后应忌鱼、蟹；服用含白术的汤剂后要忌桃、李、大蒜；服有土茯苓的汤剂忌蜂蜜等。

（3）中医辨证施食：中医的特点是"辨证施治"，药膳也要依据这一理论，进行"辨证施食"。即根据病人的病情、病性决定忌口。对病人食物的选择要考虑食物的性味，结合疾病情况及天时气候、地理环境、生活习惯等诸多因素实行辨证施食。总结起来，忌口的原则有四点："因病忌口""因药忌口""因时忌口"和"因体型忌口"。

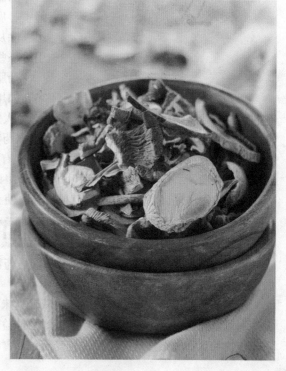

中药材的使用须知

　　药膳用中药材大部分取自野生植物药，小部分取自野生动物药，极少部分取自矿物质。在使用中药材前对中药有一个大致的了解能更好地帮助我们认识药材，这里我们从中药材的来源和命名、中药材炮制的目的和意义、中药材的配伍禁忌、中药材的妊娠禁忌和服药禁忌以及中药材的用量和用法等五个方面来介绍这些相关的知识。值得注意的是，在搭配药膳时，须严格遵守中药材的配伍禁忌（即十八反、十九畏）。

⊙ 中药材的来源和命名 ⊙

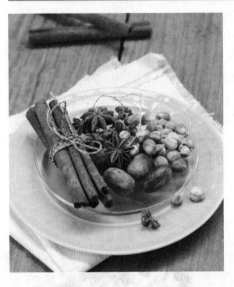

　　随着社会的进步发展，医药事业的需要，人们对药用植物、动物的栽培和饲养能力越来越强，药物来源也越来越丰富了。

　　药膳用药物野生植物有：甘草、麻黄、桔梗、柴胡等。

　　药膳用栽培植物有：人参、党参、川芎、山药、当归、菊花、天麻等。

　　药膳用野生动物药有：猴枣、九香虫等。

　　药膳用饲养动物药有：麝香、牛黄、鸡内金、蜂蜜、鹿茸、全蝎、珍珠等。

　　除从上述几方面得到的药物外，我国还从国外引进一些药物品质，如胡桃、砂仁、白豆蔻等。

　　药膳用药材命名方法丰富多彩。有的按产地命名，如川贝母，产于四川，党参，产于山西上党等；有的是根据药物性状命名，如人参，其形态像人形，牛膝，长得像牛的膝关节；有的是按颜色命名，如红花、黑豆、绿豆等；有的是根据药物的气味命名，如麝香、五味子等；有的是根据生长特点命名，如冬虫夏草、月季花等；有的是按用药部分命名，如葛根，药用其根；韭菜子、莱菔子，因药用其子；荷叶、桑叶，因药用其叶；有的按其功效命名，如何首乌，因能令人头发乌黑，是何家祖宗三代吃此药，使头发乌黑，故叫此名。

⊙ 中药材炮制的目的和意义 ⊙

　　为了使药材保持清洁纯净，首先必须除去药物的泥沙、杂质、瘀血、毛桩和非药用部分。如杏仁去皮、麻黄分开根茎等。

　　矫正药材的不良气味，消除腥味或减轻臭味，有利于提高药膳食品香味，如桩白皮用麸麦炒，可以除去臭味。提高药物疗效，增强补益和治疗作用，如奶制茯苓、人参等。降低或消除药物和食物的毒性或副作用，转变药材和食物的性能，保持特定的营养，如生半夏用生姜汁制过，不致刺激喉咙，使人中毒；巴豆去油，可减低毒性；首乌制后，不致泻下；生地清热凉血，酒蒸成为熟地，就变为性温而补血；常山用醋制，催吐的作用加强，用酒制可减弱其催吐的作用。

便于制剂、服用和保存。如为了切片或碾碎，用泡炒各法；代赭石、磁石、牡蛎、鳖甲等矿物、介壳药，用醋处理后质地松脆，既便于粉碎和减少煎煮时间，也有助于煎出有效成分；为了使药物干燥，便于保存，用烘、晒、阴干等法。

✑ 中药材的配伍禁忌 ✑

目前，中医学界共同认可的配伍禁忌为"十八反"和"十九畏"。

十八反

本草明言十八反，半蒌贝蔹芨攻乌，藻戟遂芫具战草，诸参辛芍叛藜芦。

其意思即甘草反甘遂、大戟、海藻、芫花，乌头反贝母、瓜蒌、半夏、白蔹、白及，藜芦反人参、沙参、丹参、玄参、苦参、细辛、芍药。

十九畏

硫黄原是火中精，朴硝一见便相争。水银莫与砒霜见，狼毒最怕密陀僧。

巴豆性烈最为上，偏与牵牛不顺情。丁香莫与郁金见，牙硝难合京三棱。

川乌草乌不顺犀，人参最怕五灵脂。官桂善能调冷气，若逢石脂便相欺。

大凡修合看顺逆，炮爁炙煿莫相依。

其意思即硫黄畏朴硝，水银畏砒霜，狼毒畏密陀僧，巴豆畏牵牛，丁香畏郁金，川乌、草乌畏犀角，牙硝畏三棱，官桂畏石脂，人参畏五灵脂。

✑ 中药材的妊娠禁忌和服药禁忌 ✑

妊娠用药禁忌：妊娠禁忌药物是指妇女在妊娠期，除了要中断妊娠或引产外，禁用或须慎用的药物。根据临床实践，将妊娠禁忌药物分为"禁用药"和"慎用药"两大类。禁用的药物多属剧毒药或药性峻猛的药，以及堕胎作用较强的药；慎用药主要是大辛大热药、破血活血药、破气行气药、攻下滑利药以及温里药中的部分药。

禁用药：水银、砒霜、雄黄、轻粉、甘遂、大戟、芫花、牵牛子、商陆、马钱子、蟾蜍、

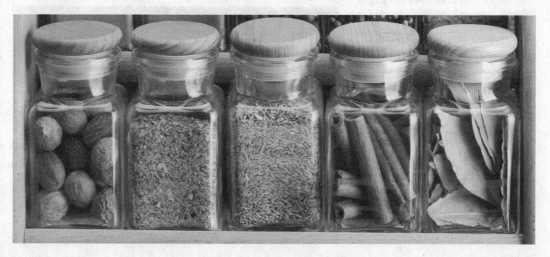

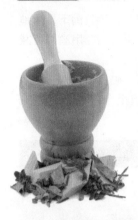

川乌、草乌、藜芦、胆矾、瓜蒂、巴豆、麝香、干漆、水蛭、三棱、莪术、斑蝥。

慎用药：桃仁、红花、牛膝、川芎、姜黄、大黄、番泻叶、牡丹皮、枳实、芦荟、附子肉桂、芒硝等。

服药时的饮食禁忌：饮食禁忌简称食忌，也就是通常所说的忌口。在古代文献上有常山忌葱；地黄、何首乌忌葱、蒜、萝卜；薄荷忌鳖肉；茯苓忌醋；鳖甲忌苋菜；以及蜜忌葱等记载。这说明服用某些药时不可同吃某些食物。另外，由于疾病的关系，在服药期间，凡属生冷、黏腻、腥臭等不易消化及有特殊刺激性的食物，都应根据需要予以避免。高热患者还应忌油。

❧ 中药材的用量和用法 ❧

服用中药的时间都有讲究的，而且特殊病证需要同时服用中药和西药，也是需要区分服用中药和西药的时间间隔。对大多数药物来说，如果医生无特别嘱咐，一般在饭后两小时左右服用，通常需一天口服 2 次。

中药与西药：服用间隔 1 ～ 2 小时为好，因西药容易同中药里的鞣质发生化学反应而失去药效。

散寒解表药：应趁热温服，服后可喝少量热粥，以助药力，随即上床休息，盖上被子，捂至全身微微出汗为宜。

清热解表药：宜放至稍温凉后服用。

温阳补益类药物：（如补中益气汤）宜于清晨至午前服用，中医学认为，这"使人阳气易达故也"。

驱虫药：应在睡前空腹服用，不宜在饭后服用。

安神药：应在晚上睡前服用，不宜白天服用。

口服是临床使用中药的主要给药途径。服用方法是否得当，对药物疗效有一定影响。

汤剂：宜温服，寒证用热药宜热服，热证用寒药宜冷服，此即《黄帝内经》所谓"治热以寒，温以行之；治寒以热，凉以行之"的服药方法。

丸剂：颗粒较小者，可直接用温开水送服；大蜜丸者，可以分成小粒吞服；若水丸质硬者，可用开水融化后服。

散剂、粉剂：可用蜂蜜加以调和送服，或装入胶囊中吞服，避免直接吞服，刺激咽喉。

膏剂：宜用开水冲服，避免直接倒入口中吞咽，以免粘喉引起恶心、呕吐。

冲剂、糖浆剂：冲剂宜用开水冲服，糖浆剂可用少量开水冲服，也可以直接吞服。

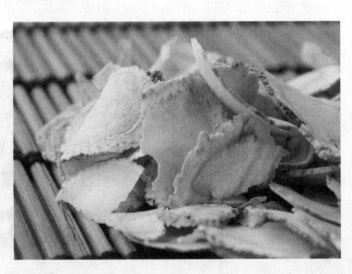

正确煎煮中药

明朝医学家李时珍曾说过："凡物汤药虽品物专精，修治如法，而煎煮者，鲁莽造次，水火不良，火候失度，则药以无功。"可见，只有正确煎煮中药，才能真正发挥出汤剂的疗效。要做到正确的煎煮这些中药，需要注意几个方面，包括煎煮中药的用具、用水、火候、时间以及煎煮方法。中药材的煎煮方法很重要，一般药物可以同时煎，但部分药物需做特殊处理。有的需要先煎，有的需要后下，有的需要包煎，还有一些需要在煎煮前烊化，等等。

煎煮中药的用具

煎药用具的选择、使用历来很受人们的重视，正确选用煎药用具可避免中药变性，保持药物的有效成分及保温等，煎药用具一般以瓦罐、砂锅为好，搪瓷器皿或铝制品也可，忌用铁器、铜器，因为有些药物与铜、铁一起加热之后，会起化学变化，或降低溶解度。煎具的容量应该大些，以利于药物的翻动，也可避免药液外溢，煎药时要加盖，以防水分蒸发过快、药物有效成分损失过多。

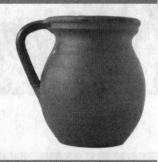

煎煮中药的用水

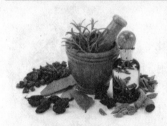

一般情况下，煎煮中药时使用洁净的冷水，如自来水、井水、蒸馏水均可。前人常用流水、泉水、米泔水等。根据药物的特点和疾病的性质，也有用酒或水酒合煎。用水量可视药量、药物质地及煎药时间而定，一般以漫过药面 3 ~ 5 厘米为宜。目前，每剂药多煎 2 次，有的煎煮 3 次，第一煎水量可适当多一些，第二三煎则可略少。每次煎得量为 100 ~ 150 毫升即可。

煎煮中药的火候

煎煮一般药宜先用大火后用小火，也就是前人所说先用武火（急火）后用文火（慢火）。同一药物因煎煮时间不同，其性能与临床应用也存在差异，煎煮解表药及其他芳香性药物、泻下药时，时间宜短，其火宜急，水量宜少。煎煮补益药时，其火宜慢、煎煮时间宜长，水量略多。有效成分不易煎出的矿物类、骨角类、贝壳类、甲壳类药，宜用小火久煎，以使有效成分更充分地溶出。如果将药煎煮焦枯，则应丢弃不用，以免发生不良反应。

煎煮中药的时间

药性不同，煎煮时间不一。一般来讲，解表药类宜用快煎，头煎 10 ~ 15 分钟，二煎 10 分钟；滋补类药物用慢煎，头煎 30 ~ 40 分钟，二煎 25 ~ 30 分钟；一般药物 20 ~ 25

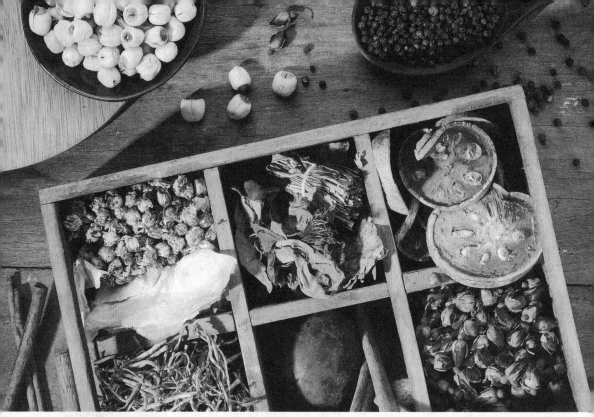

分钟，二煎沸后 15 ~ 20 分钟；有先煎药时需先煎 10 ~ 30 分钟，后下药应在最后 5 ~ 10 分钟入锅。

❧ 煎煮中药的方法 ❧

中药材的煎煮方法很重要，一般药物可以同时煎，但部分药物需做特殊处理。所以，煎制中药汤剂时应特别注意以下几点。

先煎：如制川乌、制附片等药材，应先煎半小时后再放入其他药同煎。生用时煎煮时间应加长，以确保用药安全。川乌、附子等药材，无论生用还是制用，因久煎可以降低其毒性、烈性，所以都应先煎。磁石、牡蛎等矿物、贝壳类药材，因其有效成分不易煎出，也应先煎 30 分钟左右再放入其他药材同煎。

后下：如薄荷、白豆蔻、大黄、番泻叶等药材，因其有效成分煎煮时容易挥散或分解破坏而不耐长时间煎煮者，煎煮时宜后下，待其他药材煎煮将成时投入，煎沸几分钟即可。

包煎：如车前子、葶苈子等较细的药材，由于其所含的淀粉、黏液质较多，所以需要包煎，而又如辛夷、旋覆花等有毛的药材，也需要在煎煮时用纱布包裹好后才入水煎煮。

另煎：如人参、西洋参等贵重药材宜另煎，以免煎出的有效成分被其他药渣吸附，造成浪费。

烊化：如阿胶、鹿角胶、龟胶等胶类药，由于其黏性比较大，煎煮时容易熬焦，宜另行烊化，再与其他药汁兑服。

冲服：如芒硝等入水即化的药材及竹沥等汁液性药材，宜用煎好的其他药液或开水冲服。

泡服：即可以像泡茶一样用开水直接冲泡，如菊花、胖大海等。

食材的使用须知

　　食物对疾病有食疗作用，但如运用不当，也可以引发病或加重病情。因此，在使用药膳食疗的过程中，一定要掌握一些食材的使用禁忌知识，才能安全有效地避开这些误区，从而让养生更具有科学性和安全性。同时，食物与中药材的搭配也需注意，这些知识都是前人在日常生活中总结出来的经验，值得我们重视。所以，我们在烹调药膳时应特别注意中药与食物的配伍禁忌，只有了解了这些禁忌，才能更好地规避这些问题。

食材的食用禁忌

1. 不适合某些人吃的食物

白萝卜：身体虚弱的人不宜吃。

茶：空腹时不要喝，失眠、身体偏瘦的人要尽量少喝。

胡椒：咳嗽、咯血、喉干、口臭、齿浮、流鼻血、痔漏的人不适合吃。

麦芽：孕妇不适合吃。

薏苡仁：孕妇不适合吃。

杏仁：小孩吃得太多会产生疮痈膈热，孕妇也不可多吃。

西瓜：胃弱的人不适合吃。

桃子：产后腹痛、经闭、便秘的人忌食。

绿豆：脾胃虚寒的人不宜食。

枇杷：脾胃寒的人不宜食。

香蕉：胃溃疡的人不能吃。

2. 不宜搭配在一起食用的食物

牛奶和菠菜一起吃会中毒。

柿子和螃蟹一起吃会腹泻。

羊肉和奶酪一起吃会伤五脏。

蜂蜜与葱、蒜、豆花、鲜鱼、酒一起吃会导致腹泻或中毒。

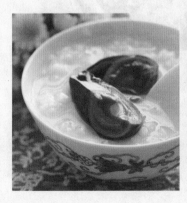
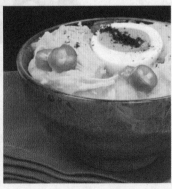
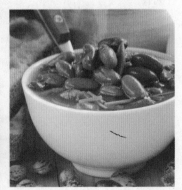

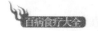
李子和白蜜一起吃会破坏五脏的功能。

芥菜和兔肉一起吃会引发疾病。

3. 不宜多吃的食物

木瓜多吃会损筋骨，使腰部和膝盖没有力气。

杏仁吃太多会引起宿疾，使人目盲发落。

醋多吃会伤筋骨、损牙齿。

乌梅多吃会损牙齿、伤筋骨。

生枣多食，令人热渴气胀。

李子多吃，会使人虚弱。

胡瓜多吃，动寒热、积瘀血热。

酒喝得太多会伤肠胃、损筋骨、麻醉神经、影响神智和寿命。

盐吃得太多，伤肺喜咳，令人皮肤变黑、损筋力。

糖吃得太多，会生蛀牙，使人情绪不稳定、脾气暴躁。

菱角吃得太多，伤人肺腑、损阳气。

肉类吃得太多，会让血管硬化、导致心脏病等。

食材与药材的搭配禁忌

猪肉：不能和乌梅、桔梗、黄连、苍术、荞麦、鸽肉、黄豆、鲫鱼同食。猪肉与苍术同食，令人动风；猪肉与荞麦同食，令人毛发落、患风病；猪肉与鸽肉、鲫鱼、黄豆同食，令人滞气。

猪心：不能与吴茱萸同食。

猪血：不能与地黄、何首乌、黄豆同食。

猪肝：不能与荞麦、豆酱、鲤鱼肠子、鱼肉同食。猪肝与荞麦、豆酱同食，令人发痼疾；猪肝与鲤鱼肠同食，令人伤神；猪肝与鱼肉同食，令人生痈疽。

鸭蛋：不能与李子、桑葚同食。

狗肉：不能与商陆、杏仁同食。

羊肉：不能与半夏、菖蒲、铜、丹砂、醋同食。

鲫鱼：不能与厚朴、麦门冬、芥菜、猪肝同食。

龟肉：不能与酒、果、苋菜同食。

雀肉：不能与白术、李子、猪肝同食。

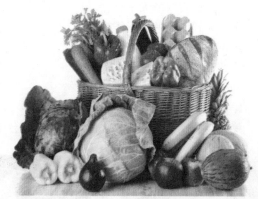

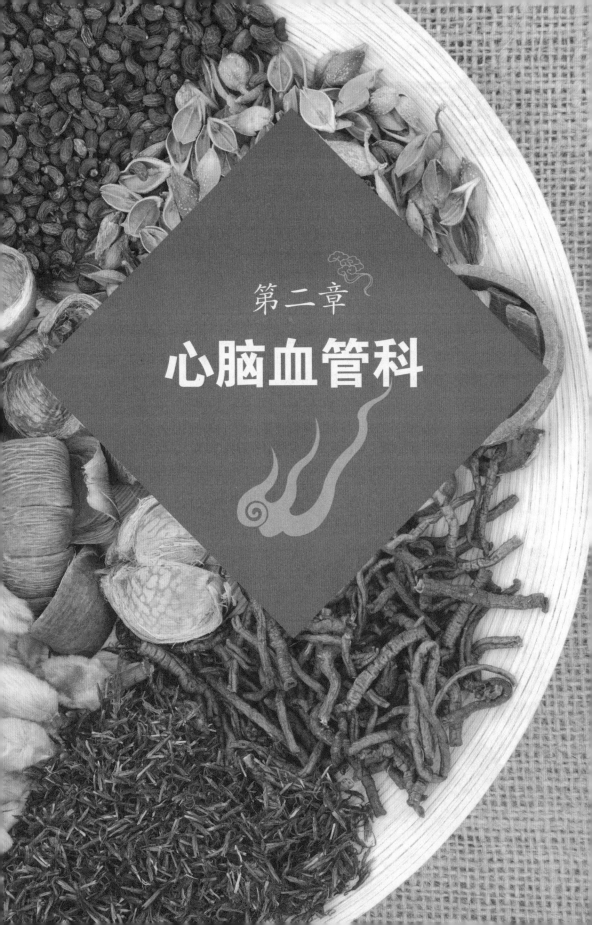

第二章

心脑血管科

贫 血

　　"贫血"是指人体外周血中红细胞容积减少，低于正常范围下限的一种常见的临床症状。中国科学院肾病检测研究所血液病学家认为，在中国海平面地区，成年男性Hb（血红蛋白）小于120克/升，成年女性Hb小于110克/升，孕妇Hb小于100克/升就存在贫血症状。贫血的原因包括：①造血的原料不足；②血红蛋白合成障碍，如叶酸、维生素B_{12}缺乏导致的巨幼红细胞性贫血；③血细胞形态改变；④各种原因导致的造血干细胞损伤；⑤频繁或者过量出血、失血而导致的贫血；⑥其他原因。

典型症状

　　体力活动后感到心悸、气促，这是贫血最常见的症状；经常感觉头晕、头痛、耳鸣、眼花、眼前出现黑点或"冒金星"；精神不振、卷怠嗜睡、注意力不易集中；食欲不振，经常感觉腹胀、便秘；头发无光泽，细而脆，容易脱发。

家庭防治

　　贫血的治疗一般以食疗为主，平时饮食营养要合理，食物必须多样化，不应偏食，忌食辛辣、生冷、不易消化的食物，可配合滋补食材以补养身体。

民间小偏方　壹

【用法用量】土大黄30克，丹参15克，鸡内金10克，洗净以水煎服，每日1剂，连服15剂为一个疗程。

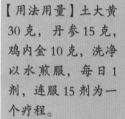

【功效】本方对于血小板减少、再生障碍性贫血恢复期均有较好的疗效。

民间小偏方　贰

【用法用量】阿胶15克，红参10克，红枣8枚，药材洗净，加水250毫升，炖40分钟，加红糖适量，睡前一小时服用，两天一剂。

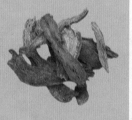

【功效】滋阴补血，用于贫血之萎黄、眩晕、心悸等症，为补血之佳品。

· 推荐药材食材 ·

【黑豆】

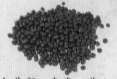

◎补血养颜、乌发、养心安神，多食可使人脸色红润，气血充足。

【红枣】

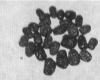

◎增加血中含氧量，滋养全身细胞，是一种药效缓和的滋补上品。

【桂圆肉】

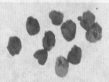

◎补益心脾、养血安神，用于气血不足、心悸怔忡、血虚萎黄等症。

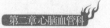

玫瑰八宝饭

材料 糯米、豆沙各500克，红枣、蜜枣、瓜仁、枸杞、葡萄干、油各50克，白糖100克。

做法

① 将糯米洗净，用清水浸泡12小时，捞出入锅蒸熟。② 取一圆碗，涮上油，在碗底放上红枣、蜜枣、瓜仁、枸杞和葡萄干，铺上一层糯米饭。③ 再放入加了白糖的豆沙，盖上一层糯米饭，上笼蒸30分钟，拿出翻转碗倒上碟即可。

功能效用 此饭口感软、香、甜，营养丰富，有助于补血活血、滋养身心。

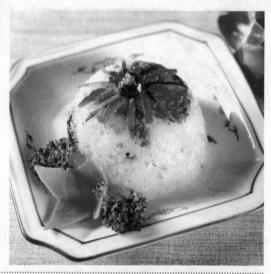

菠菜拌粉条

材料 菠菜400克，粉条200克，甜椒30克，盐4克，味精2克，酱油8克，红油、香油各适量。

做法

① 菠菜洗净，去须根；甜椒洗净切丝；粉条用温水泡发备用。② 将备好的材料放入开水中稍烫，捞出，菠菜切段。③ 将所有材料放入容器，加酱油、盐、味精、红油、香油拌匀，装盘即可。

功能效用 此菜含丰富的铁质、胡萝卜素，有较强的补血功效。

醋泡黑木耳

材料 黑木耳250克，盐、醋、葱花各适量，红尖椒10克。

做法

① 将木耳洗净泡发；红尖椒洗净切碎，备用。② 烧适量开水，放入盐、醋、红尖椒、葱花调成味汁；木耳用开水煮熟。③ 将调好的味汁淋在煮熟的木耳上即可。

功能效用 此菜以黑木耳为主，具有补血活血、涩肠、强志、养容等功效。

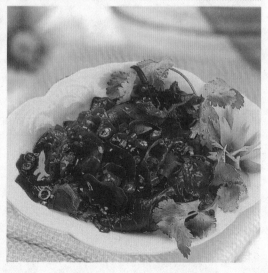

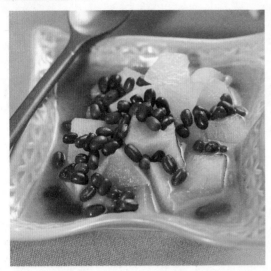

冬瓜红豆汤

材料 红豆150克，冬瓜300克，盐5克。

做法

① 红豆洗净，用清水浸泡2小时后沥干。② 锅中加水，放入红豆用大火煮开后，转小火续煮20分钟。③ 冬瓜削皮，去子，洗净，切块，入锅转大火煮沸后，转中火煮至冬瓜变透明，加盐调味即成。

 功能效用 这道汤能补血行气、养颜养血、利水消肿。

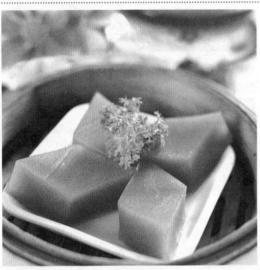

红枣糕

材料 红枣150克，糯米粉150克，白糖50克。

做法

① 将红枣洗净，去核，入笼蒸熟，捣成泥状，备用。② 红枣泥内加入糯米粉、白糖一起搅拌均匀。③ 上笼蒸15分钟至熟，切成菱形块即可食用。

 功能效用 此点心味道可口，有助于补气养血、健脾益胃，长期食用可增强人体免疫力。

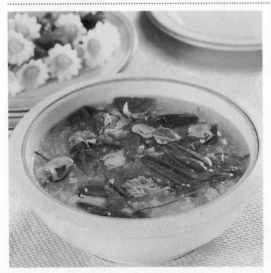

西湖莼菜草菇汤

材料 西湖莼菜1包（约500克），冬笋肉150克，草菇50克，素肉50克，鸡蛋1个，素上汤200克，胡椒粉5克，精盐3克，淀粉3克。

做法

① 草菇、冬笋、素肉均切片，分别放入沸水中焯烫。② 素上汤倒入锅中，加入所有材料，调入盐、胡椒粉拌匀煮沸。③ 淀粉勾薄芡，加入鸡蛋清，即可出锅。

 功能效用 这道汤具有防治贫血、肝炎；益智健体；增强机体免疫功能等功效。

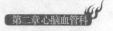

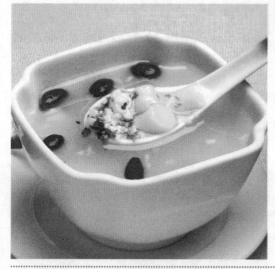

桂花酒酿圆子

材料 酒酿1碗，糯米粉250克，枸杞、白糖各适量。

做法

 将清水慢慢加入糯米粉中，不断搅拌，搓成糯米团，再将糯米团搓成细长条，再切成等份小粒。❷烧开一锅水，加入酒酿和冰糖，煮开。❸再将糯米小粒倒入水中，待汤圆浮出水面即可。

功能效用 此点心既甜，又带有酒香，可补虚补血、滋阴补气、健脾养胃。

玫瑰菩提子茶

材料 干玫瑰花15朵，菩提子花5～8克，白糖适量。

做法

❶将茶壶以热水温过，倒入材料。❷加400毫升滚热开水冲泡，约闷3分钟即可饮用。

功能效用 此茶可调节血脂、补血养颜。益气血、润肌肤，具有行血活血、调经功效，有利于血管的健康，促进血液循环，舒缓情绪。

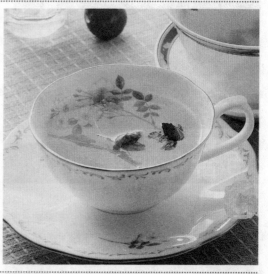

胡萝卜西芹汁

材料 胡萝卜半根，西芹4根，橙子、苹果各1个，蜂蜜10克，牛奶适量。

做法

胡萝卜、西芹洗净，切粒；橙子去皮去子；苹果去皮去核，均切粒备用。❷上述蔬果倒入榨汁机中，榨取汁液后滤去渣子。❸将蔬果汁倒入杯中，加入蜂蜜和牛奶调匀，即可直接饮用。

功能效用 健脾开胃，促进血液循环。

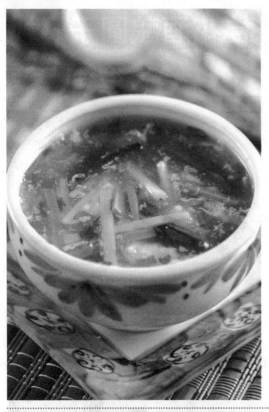

鸭血荠菜羹

材料 鸭血100克，荠菜30克，熟冬笋10克，熟火腿10克，胡椒粉2克，鸡蛋清2个，盐3克，鸡精2克，香油5克，水淀粉20克，高汤1000毫升，冷水适量。

做法

❶荠菜洗净泥沙，入沸水锅汆至断生，捞起沥干水分后切成颗粒；鸭血切成5厘米长、2毫米宽的丝；熟冬笋、熟火腿均切成4厘米长、2毫米宽的丝，入沸水锅汆一下去腥味，捞起沥干水分。❷炒锅置火上，注入高汤，下熟火腿丝、冬笋丝、鸭血丝，烧沸去尽浮沫后调入盐、鸡精、胡椒粉，下荠菜粒、鸡蛋清，拌匀后用水淀粉勾芡，淋上香油，起锅装汤碗内即可。

 功能效用 补血、明目、润燥，防治贫血症。

百合花鸡蛋羹

材料 鲜百合花25克，鸡蛋4只，菠菜叶30克，水发玉兰片、水发银耳、水发黑木耳均20克，香油3克，色拉油8克，湿淀粉30克，料酒10克，盐4克，味精2克，葱末3克，胡椒粉2克，素高汤200克，冷水适量。

做法

❶百合择洗干净，汆水；蛋清、蛋黄分别打入2个碗里，用盐、味精、胡椒粉拌匀，待用。❷炒锅上火，加水烧沸，下入鸡蛋清，待浮起时捞出，放入鸡蛋黄，熟后也捞出。❸坐锅点火，下色拉油烧至五成热时，放葱末炒香，加入除菠菜外的所有材料烧沸，加入料酒、盐、味精调味，放入蛋清、蛋黄、菠菜叶，用湿淀粉勾芡，最后淋上香油即成。

 功能效用 滋阴润燥，补气养血，健脑益智，可用于治疗贫血症。

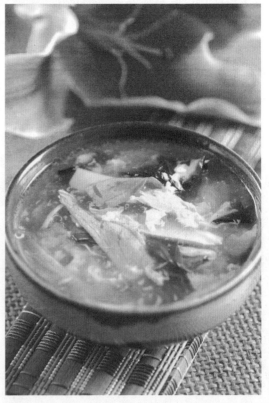

黑芝麻甜奶粥

材料 粳米100克，鲜牛奶250毫升，熟黑芝麻30克，白糖10克，冷水1000毫升。

做法

粳米洗净，用冷水浸泡半小时，捞出放入锅中，加入约1000毫升冷水，先用旺火烧沸后，再改用小火慢慢熬煮。②粥将成时加入鲜牛奶，上中火烧沸，再加入白糖搅匀，最后撒上熟黑芝麻，出锅装碗即可。

功能效用 补血补钙，润肺益胃，安神益智，生津润肠。

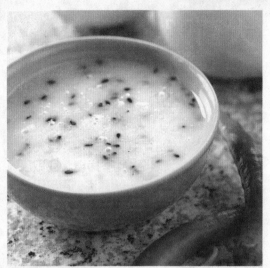

草莓柚奶汁

材料 草莓50克，葡萄柚1个，酸奶200克，蜂蜜10克，淡盐水适量。

做法

葡萄柚去皮，切成小块；草莓去蒂，放入淡盐水中浸泡片刻，冲洗干净。②将葡萄柚块和草莓放入榨汁机中，添加适量酸奶，一起搅打成汁。③将草莓柚奶汁倒入杯中，加入蜂蜜调味，即可直接饮用。

功能效用 开胃消食，补血益血。

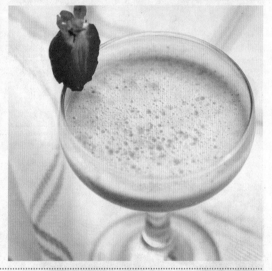

红枣桂圆猪皮汤

材料 红枣15颗，猪皮500克，当归20克，桂圆肉30克，盐少许，冷水2000毫升。

做法

红枣去核，洗净；当归、桂圆肉洗净。②尽量剔除黏附在猪皮上的脂肪，切块，洗净，焯水。③瓦煲内注入冷水2000毫升，煮沸后加入以上食料，煲沸后改用小火煲3小时，加盐调味即可。

功能效用 补血、明目、润燥，防治贫血症。

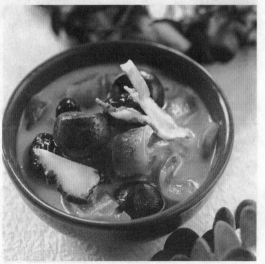

大蓟粥

材料 粳米、大蓟各100克，盐2克，味精1克，香油2克，冷水适量。

做法

①将大蓟择洗干净，入沸水锅焯一下水，再用冷水浸去苦味，捞出，切细，备用。②粳米淘洗干净，用冷水浸泡半小时，捞出。③取砂锅加入冷水、粳米，先用旺火煮沸，再改用小火熬煮，至粥将成时加入大蓟，待滚，用盐、味精调味，淋上香油，搅匀即可食用。

专家点评

砂锅熬煮出的粥米的香味会更浓郁，还会充分发挥大蓟的营养功效。

功能效用 清热解毒，活血散瘀，止血治带，适用于血热出血，如吐血、呕血、尿血及贫血症等。

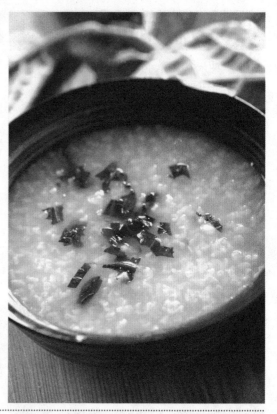

白果冬瓜汤

材料 白果50克，冬瓜500克，猪棒子骨500克，料酒10克，姜5克，葱10克，盐3克，味精2克，胡椒粉2克，冷水2500毫升。

做法

①将白果去壳、去心，洗净；猪棒子骨洗净，敲破；冬瓜洗净，连皮切2厘米宽、4厘米长的块；姜切片，葱切段。②将白果仁、猪棒子骨、冬瓜、料酒、姜、葱同放炖锅内，加水2500毫升，武火烧沸，再用文火炖煮35分钟，加入盐、味精、胡椒粉即成。

小贴士

白果补血的疗效很好，与鸡蛋搭配可以滋阴养颜、养血润燥，与芦笋搭配可以杀菌抑菌、补虚养颜。

功能效用 补血养心、补中养神，可以帮助大脑获得充分休息。

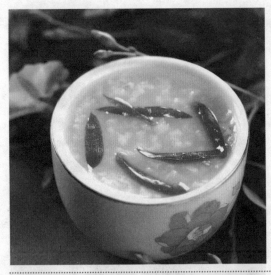

石榴花粥

材料 粳米100克，石榴花5朵，白糖60克，冷水适量。

做法
1 粳米淘洗干净，用冷水浸泡半小时，捞出。2 将石榴花脱下花瓣，择洗干净。3 取锅放入冷水、粳米，先用旺火煮开，然后改用小火熬煮，至粥将成时加入石榴花、白糖，再略煮片刻，即可盛起食用。

 功能效用 生血乌发，可防治贫血、便血、脱肛、带下、崩漏、滑精、肠炎、细菌性痢疾。

当归玫瑰茶

材料 当归、桂圆、枸杞各2克，小枣5颗，绿茶3克，玫瑰花适量，清水适量。

做法
1 将当归、桂圆、枸杞用清水洗净，沥干水分，备用。2 锅置火上，加入清水，烧开。3 将全部材料放入杯中，以沸水冲泡代茶服饮，每日1剂。

功能效用 补血益气，润肤美白。

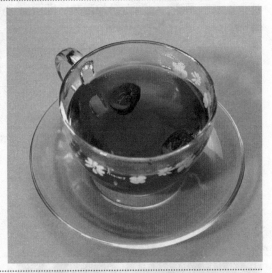

黑芝麻山药羹

材料 黑芝麻粉、山药各50克，白糖10克，冷水适量。

做法
1 山药放入干锅中烘干，打成细粉，与黑芝麻粉混匀备用。2 锅内加入适量冷水，置旺火上烧沸，将黑芝麻粉和山药粉缓缓加入沸水锅内，同时放入白糖，不断搅拌，煮5分钟即成。

 功能效用 补血补钙，润肺益胃，安神益智，生津润肠。

香菇白菜羹

材料 香菇6个，大白菜150克，魔芋球10粒，盐1.5克，湿淀粉25克，味精1克，姜末3克，色拉油5克，冷水适量。

做法

❶香菇用温水泡发回软，去蒂，洗净，抹刀切片，备用；魔芋球洗净，对半切开；大白菜洗净，撕成小块。❷炒锅上火，下色拉油烧热，倒入香菇片和魔芋球略炸片刻，捞起沥干油分；将撕好的大白菜倒入热油锅内炒软。❸将白菜锅中加入适量冷水，加入盐和姜末煮沸，然后放入准备好的香菇片、魔芋球，烧沸约2分钟，加味精调味，以湿淀粉勾稀芡，即可盛起食用。

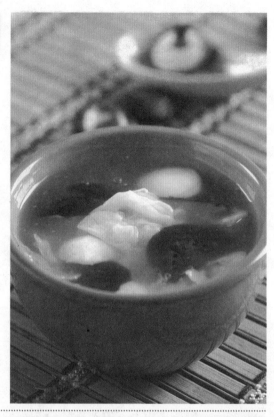

功能效用 养胃健脾，壮腰补肾，活血止血，用于防治贫血。

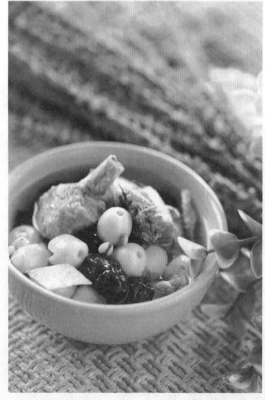

红枣莲子鸡腿汤

材料 红枣10颗，鸡腿2只，薏苡仁20克，莲子（干品、新鲜均可）15克，姜3片，味精3克，盐少许，清水适量。

做法

❶将薏苡仁洗净，用清水浸泡4小时，备用；干的莲子，需先用清水浸泡2小时（若用新鲜莲子则不必泡水），莲心应去除，避免苦涩。❷鸡腿洗净，剁成块状，炒锅置火上，加入适量清水，烧沸，将鸡块汆去血水，备用。❸锅置火上，加入适量清水，将开水煮沸，加进薏苡仁、莲子、红枣、鸡腿、姜片，炖煮30分钟至1小时。待鸡肉熟软后，在汤里加进适量盐、味精调味即可食用。

功能效用 补血调经，行气益血，适用于贫血症。

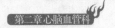

冠心病

"冠心病"是冠状动脉性心脏病的简称。由于脂质代谢不正常，血液中的脂质沉着在原本光滑的动脉内膜上，在动脉内膜一些类似粥样的脂类物质堆积而成白色斑块，称为动脉粥样硬化病变。冠状动脉粥样硬化是冠心病的主要病因。其实质是心肌缺血，所以也称为缺血性心脏病。本病发生的危险因素有：年龄、性别、家族史、血脂异常、高血压、糖尿病、吸烟、肥胖、痛风、缺乏运动等。

典型症状

最常见的为心绞痛型，表现为胸骨后有压榨感、闷胀感，伴随明显的焦虑，持续 3～5 分钟。疼痛发作时，可伴有乏力、不稳定性心绞痛、虚脱、出汗、呼吸短促、忧虑、心悸、恶心或头晕症状。

家庭防治

谨慎安排进度适宜的运动，锻炼有助于促进侧支循环的发展，提高体力活动的耐受量，进而改善症状。

民间小偏方　壹

【用法用量】香蕉 50 克，蜂蜜少许，香蕉去皮研碎，加入等量的茶水中，加蜂蜜调匀当茶饮。

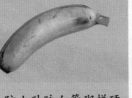

【功效】有营养心肌、防止动脉血管粥样硬化的功效，对冠心病有很好的作用。

民间小偏方　贰

【用法用量】用瓜蒌 12 克，薤白 9 克，洗净以煎水，每日分三次服用。

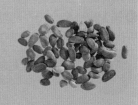

【功效】能放松动脉紧张度，减少心脏负荷，从而改善冠状动脉的供血。

• 推荐药材食材 •

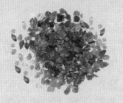

【薤白】

◎理气宽胸、通阳散结，对于胸痹心痛彻背有不错的疗效。

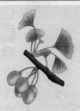

【银杏叶】

◎敛肺、平喘，用于肺虚咳喘、冠心病、高血脂等症的辅助治疗。

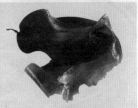

【海带】

◎散结消炎、祛脂降压，常吃能够预防心血管疾病。

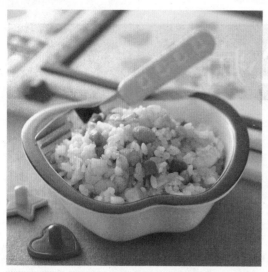

素虾仁饭

材料 当归5克，黄芪10克，红枣15克，白米150克，虾仁、三色蔬菜各100克，鸡蛋1个，盐3克，米酒5克，葱末10克，味精适量。

做法

①黄芪、红枣洗净，煎水取汁，与白米煮熟备用。②虾仁加调味料略腌；鸡蛋打散；将鸡蛋、虾仁炒熟备用。③爆香葱末，放入白饭炒，加入所有材料及调味料炒匀即成。

 功能效用 味道清香可口、口味清淡，适合冠心病患者食用。

翡翠莴笋丝

材料 莴笋300克，红青椒少许，盐、味精各少许。

做法

①将莴笋削皮洗净，切成细丝；红青椒洗净去蒂、去子切丝备用。②锅上火，加入适量清水，烧沸，放入莴笋丝，烫后捞出沥干水分。③锅上火，倒入少许油烧热，倒入莴笋丝、红椒丝，加入调味料炒入味即可。

 功能效用 此菜含有大量植物纤维，有助于冠心病患者降脂降压、消积下气。

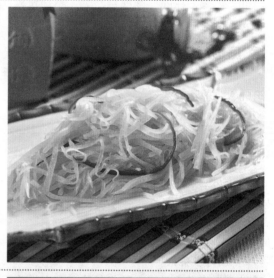

山药豆腐汤

材料 绿茶粉30克，山药300克，豆腐1块，红薯粉60克，盐少许。

做法

①豆腐洗净以纱布包紧，挤去水分，加入绿茶粉；山药磨成泥，加入豆腐中拌匀，取一小撮揉成球，表面粘红薯粉，用热油炸至金黄色，捞起。②锅里加水煮开，加入豆腐丸子，以中火煮开转小火煮5分钟，调味即可。

 功能效用 此汤清爽、易消化，有帮助冠心病患者清血脂、降血糖的功效。

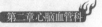

菠菜玉米枸杞粥

 菠菜、玉米粒、枸杞子各15克，大米100克，盐3克，味精1克。

做法

①大米泡发洗净；枸杞子、玉米粒洗净；菠菜择去根，洗净，切成碎末。②锅置火上，注入清水后，放入大米、玉米、枸杞子用大火煮至米粒开花。③再放入菠菜，用小火煮至粥成，加入盐、味精入味即可。

功能效用 菠菜能滋阴润燥，通利肠胃，对津液不足、冠心病等症有一定的疗效。

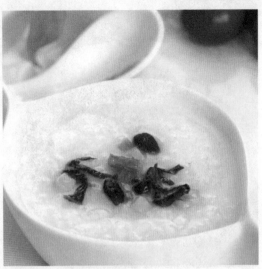

西芹炒豆干

 西芹500克，豆干150克，葱段25克，胡萝卜1根，盐、味精各少许。

做法

①西芹择洗干净，切片，汆水；豆干洗净，切片；胡萝卜洗净切片。②油锅置火上，烧至七成热，爆香葱段，加入豆干煸炒，加盐调味盛出。③再下油烧至八成热，投入西芹煸炒，加盐少许，倒入豆干翻炒，点入味精炒匀即可。

功能效用 此菜有明显的降压作用，可减轻心脏负荷，还有镇静和抗惊厥的功效。

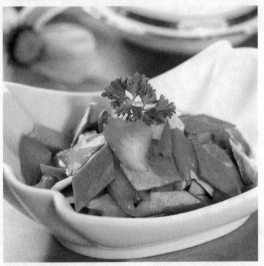

油菜枸杞粥

 鲜油菜叶、枸杞子各适量，大米100克，盐2克，味精1克。

做法

①菜叶洗净，切碎片；枸杞洗净；大米泡发洗净。②锅置火上，注入清水，放入大米，用旺火煮至米粒绽开。③放入油菜叶、枸杞子，用文火慢慢煮至粥浓稠时，加入盐、味精调味即可。

功能效用 此粥有散血、消肿的功效，可用于治疗冠心病、高血压等症。

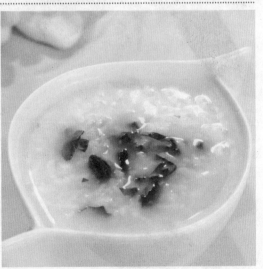

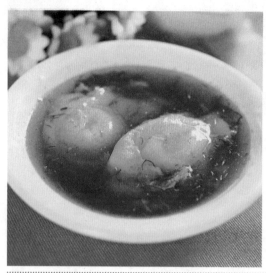

红花煮鸡蛋

材料 红花30克，鸡蛋1~2个，精盐少许，清水适量。

做法

❶将红花洗净加水煎煮。❷再往红花中打入鸡蛋煮至蛋熟。❸蛋熟后加入盐，继续煮片刻即可。

 功能效用 活血祛瘀，理气止痛。用于冠心病瘀血阻滞型，血管内血液黏稠，心绞痛频繁发作。

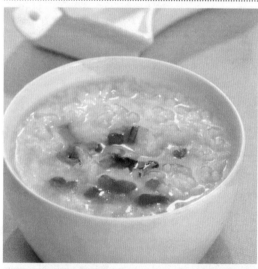

西红柿桂圆粥

材料 西红柿、桂圆肉各20克，糯米100克，青菜少许，盐3克。

做法

❶西红柿洗净，切丁；桂圆肉洗净；糯米洗净，泡发半小时；青菜洗净，切碎。❷锅置火上，注入清水，放入糯米、桂圆，用旺火煮至绽开。❸再放入西红柿，改用小火煮粥浓稠时，下入青菜稍煮，再加入盐调味即可。

 功能效用 桂圆对中老年人而言，有保护血管、防止血管硬化和变脆的作用。

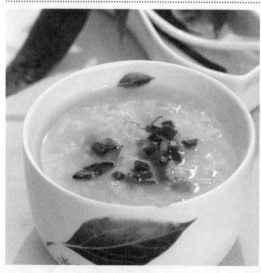

西红柿海带粥

材料 西红柿15克，海带清汤适量，米饭1碗，盐3克，葱少许。

做法

❶西红柿洗净，切丁；葱洗净，切花。❷锅置火上，注入海带清汤后，放入米饭煮至沸。❸放入西红柿，用小火煮至粥成，加盐入味，撒上葱花即可。

 功能效用 海带中的不饱和脂肪酸，能使血液的黏度降低，预防血管硬化疾病。

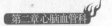

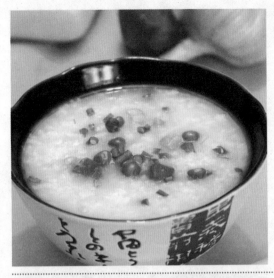

豆浆玉米粥

材料 鲜豆浆120克，玉米、豌豆、胡萝卜、大米、冰糖、葱各适量。

做法

❶大米泡发洗净；玉米粒、豌豆均洗净，胡萝卜洗净，切丁；葱洗净，切花。❷锅置火上，倒入清水，放入大米煮至开花，再入玉米、豌豆、胡萝卜同煮至熟。❸注入鲜豆浆，放入冰糖，同煮至浓稠状，撒上葱花即可。

 功能效用 经常饮用豆浆，对高血压、冠心病、动脉粥样硬化等患者大有益处。

玉竹炖猪心

材料 玉竹50克，猪心500克，生姜片、葱段、花椒、食盐、白糖、味精、香油适量。

做法

❶将玉竹洗净，切成段；猪心剖开，洗净血水，切片。❷将玉竹、猪心、生姜片及洗净的葱段、花椒同置锅内煮40分钟。❸加入食盐、白糖、味精和香油于锅中即可。

 功能效用 此汤具有安神宁心、养阴生津的功效，常食可防治冠心病。

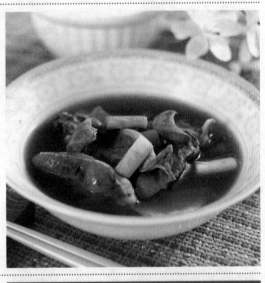

木瓜葡萄粥

材料 木瓜30克，葡萄20克，大米100克，白糖5克，葱花少许。

做法

❶大米淘洗干净，放入清水中浸泡；木瓜切开取果肉，切成小块；葡萄去皮、去核，洗净。❷锅置火上，注入清水，放入大米煮至八成熟。❸放入木瓜、葡萄煮至米烂，放入白糖稍煮后调匀，撒上葱花便可。

 功能效用 此粥能舒筋活血、开脾健胃、助消化、镇静止痛，能预防冠心病。

木瓜大米粥

材料 大米80克，木瓜适量，盐2克，葱花、豌豆少许。

做法

① 大米、豌豆泡发洗净；木瓜去皮洗净，切小块；葱洗净，切花。② 锅置火上，注水烧开后，放入大米、豌豆，用大火煮至熟后，加入木瓜用小火焖煮。③ 煮至粥浓稠时，加盐入味，撒上葱花即可食用。

功能效用 木瓜、大米合熬为粥，可辅助治疗冠心病。

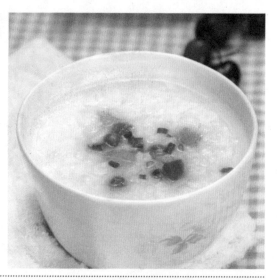

莴笋粥

材料 莴笋20克，大米100克，盐2克，味精1克，香油5克，葱少许。

做法

① 莴笋去皮洗净，切丝；大米洗净，泡发；葱洗净，切花。② 锅置火上，倒入清水后，放入大米用旺火煮至米粒绽开。③ 放入莴笋丝，改用文火煮至粥成，加入盐、味精、香油，撒上葱花即可。

功能效用 莴笋能调节体内盐的平衡、促进胃肠蠕动，具有补养心脏的效果。

桂枝红枣猪心汤

材料 桂枝20克，党参10克，红枣6颗，猪心半个，盐适量。

做法

① 将猪心挤去血水，放入沸水中汆烫，捞出冲洗净，切片。② 桂枝、党参、红枣分别洗净放入锅中，加3碗水，以大火煮开，转小火续煮30分钟。③ 再转中火让汤汁沸腾，放入猪心片，待水再开，加盐调味即可。

功能效用 此品可养心通脉，散瘀止痛。

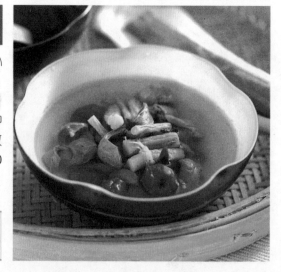

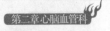

木耳枣杞粥

材料 黑木耳、红枣、枸杞子各15克，糯米80克，盐2克，葱少许。

做法

❶糯米洗净；黑木耳泡发洗净，切成细丝；红枣去核洗净，切块；枸杞子洗净；葱洗净，切花。❷锅置火上，注入清水，放入糯米煮至米粒绽开，放入黑木耳、红枣、枸杞子。❸用小火煮至粥成时，加盐入味，撒上葱花即可。

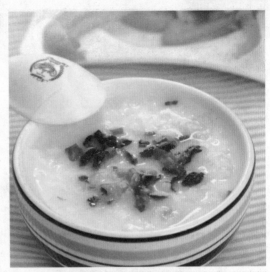

 功能效用 黑木耳可抑制血小板凝聚，对冠心病、动脉血管硬化有益。

黄芪红茶

材料 黄芪15克，红茶1包。

做法

❶黄芪用清水洗净，备用。❷将洗好的黄芪放入锅中，加入适量清水，煮至沸腾后再煎煮5分钟。❸加入红茶，再煮5分钟左右，待温即可饮用。

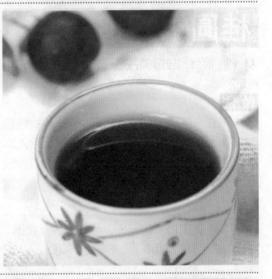

 功能效用 补气宽中，敛阴生津。用于冠心病伴脾胃气虚、食欲不振、乏力多汗、喘息气促者。

香蕉糯米粥

材料 糯米60克，香蕉1根，冰糖60克，清水1500毫升。

做法

❶糯米淘洗干净，入锅加适量清水烧开，换文火。❷煎煮待米熟时，加入去皮、切块的香蕉及冰糖，熬成稀粥。

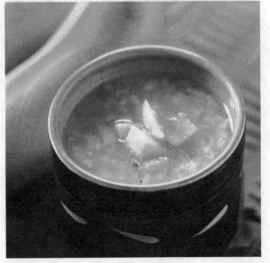

 功能效用 养心通脉，适用于冠心病。

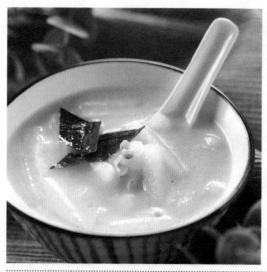

淡菜冬瓜汤

材料 冬瓜250克，淡菜30克，盐、味精、清水各适量。

做法

① 淡菜洗净，备用；冬瓜洗净，去皮，切成2厘米厚、4厘米长的条，备用。② 二者同入锅，加水适量煮汤。待汤沸后加入少许盐、味精即可。

 降脂、降压、利水，适用于冠心病。

桂圆银耳粥

材料 银耳、桂圆肉各适量，大米100克，白糖5克。

做法

① 大米洗净备用；银耳泡发洗净，切碎；桂圆肉洗净备用。② 锅置火上，放入大米，倒入清水煮至米粒开花。③ 待粥至浓稠状时，放入银耳、桂圆同煮片刻，加入白糖拌匀即可。

 此粥能滋阴润燥、益气养胃。此粥可用于防治冠心病等症。

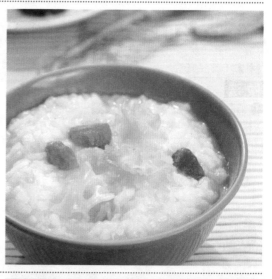

杏仁豆腐汤

材料 甜杏仁100克，豆腐250克，盐少许，温水、冷水各适量。

做法

① 将杏仁入温水略浸，剥去外皮剁碎，放入锅内加水煮沸。② 将豆腐洗净，氽水去豆腥味后切成小块，投入锅中，续煮至杏仁酥透，以盐调味即可。

 减轻疲劳，预防心脏疾病。

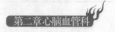

心律失常

心律失常指心律起源部位、心搏频率与节律或冲动传导等发生异常，即心脏的跳动速度或节律发生改变。正常心律起源于窦房结，频率60　100次/分钟（成人）。此病可由冠心病、心肌病、心肌炎、风湿性心脏病等引起。另外，电解质或内分泌失调、麻醉、低温、胸腔和心脏手术、药物作用和中枢神经系统疾病等，也是引起心律失常的原因。

典型症状

心律失常的症状表现为一种突然发生的规律或不规律的心悸、胸痛、眩晕、心前区不适感、憋闷、气急、手足发凉和晕厥，甚至神志不清。严重时心律失常的症状会表现为心前区剧烈疼痛、抽搐、晕厥及猝死。

家庭防治

养成按时作息的习惯，保证睡眠；运动要适量，量力而行；洗澡时水不要太热，时间不宜过长；养成按时排便习惯，保持大便通畅；饮食要定时定量。

民间小偏方　壹

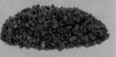

【用法用量】粳米100克，酸枣仁30～45克。把枣仁捣碎，煎取浓汁，再用粳米加适量水同煮，待米半生半熟时，兑入枣仁汁再煮为粥。晚餐时温热服食。

【功效】宁心安神，止汗。适用于老年人失眠、心悸怔忡、自汗、盗汗等症。

民间小偏方　贰

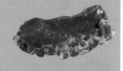

【用法用量】当归、生姜各75克，羊瘦肉1000克，大料、桂皮少许。文火焖至肉烂熟，去药渣，食肉服汤，每次适量。

【功效】对于心动过缓，病窦，传导阻滞者效果好。

• 推荐药材食材 •

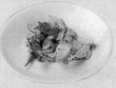

当归

◎补血和血、调经止痛。用于月经不调、心律失常、跌打损伤等症。

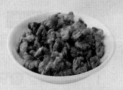

核桃

◎补肾温肺、健脑防老，有补虚强体、增强脑功能的作用。

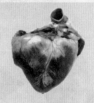

猪心

◎具有补虚、安神定惊、养心补血的功效。

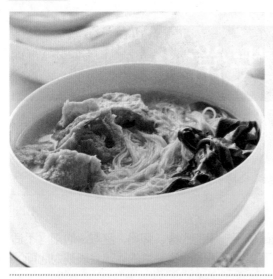

红凤菜素面线

材料 面线70克，红凤菜120克，素面肠350克，清水800毫升，当归8克，龙胆草8克，甘草5克，嫩姜丝10克，米酒1/2大匙，盐1/2小匙。

做法

❶素面肠泡软，切小块；红凤菜洗净，撕成小段。❷全部药材放入棉布袋，加水煎煮，滤取药汁。❸药汁倒入锅中加热，放入素面线煮沸，加入红凤菜和素面肠煮沸后调味即可。

 功能效用 对心律失常引起的眩晕、心悸有效。

凉拌黄花菜

材料 干黄花菜500克，葱3克，油8毫升，盐3克，红油3毫升。

做法

❶将干黄花菜放入水中仔细清洗后，捞出。❷锅内加水烧沸，下入黄花菜稍烫后，装入碗中备用。❸黄花菜内加入所有调味料一起拌匀即可食用。

功能效用 黄花菜可以用于治疗头晕耳鸣、心悸烦闷。

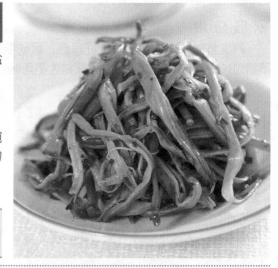

仙人掌炒青椒

材料 仙人掌200克，青椒100克，红椒1个，盐5克，味精3克，姜米3克，料酒少许。

做法

❶仙人掌去皮，切成大片；青椒去子切片；红椒去子切片。❷仙人掌入沸水中焯透，冲洗干净。❸锅中放油，爆香姜米，下入青椒片、红椒片、仙人掌，烹入料酒，最后放盐、味精，炒至入味即可。

 功能效用 具有养心补血的功效。

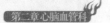

黄芪蔬菜汤

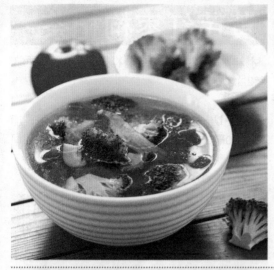

材料 黄芪15克，花椰菜300克，西红柿1个，新鲜香菇3朵，盐1小匙。

做法

①花椰菜切小朵，洗净；西红柿洗净，去皮，切块；香菇洗净，对切。②黄芪加水1200毫升煮开，转小火煮10分钟，再加入西红柿和香菇续煮15分钟。③最后加入花椰菜，转大火煮滚，加盐调味。

 功能效用 此汤补气固表，对胸闷气短、心悸有缓解功效。

腐皮百合羹

材料 腐皮50克，百合100克，鸡蛋1个，白果仁20克，姜10克，盐3克，味精2克。

做法

①白果仁和百合切碎；姜切末；腐皮泡发；鸡蛋取蛋清。②锅上火，注入适量清水，待水开后放入白果仁、百合、腐皮稍烫。③锅上火，油烧热，爆香姜末。④锅中加入清水，开后放入烫过的材料，调味，淋入蛋清即可。

 功能效用 可以用于治疗肺痨久嗽、咳唾痰血、百合病、心悸怔忡、失眠多梦。

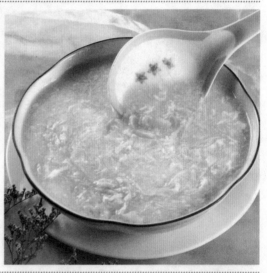

吉利香蕉排

材料 香蕉500克，新鲜鸡蛋3个，生粉100克，面包糠适量。

做法

①香蕉去皮切片备用。②鸡蛋打入碗内搅匀备用，将香蕉片拍上生粉后，蘸上蛋液，再拍上面包糠备用。③锅上火，倒入油烧热，放入备好的香蕉片，炸至金黄色，取出即可。

 功能效用 此品能减轻心悸、消除胸口郁闷等症状。

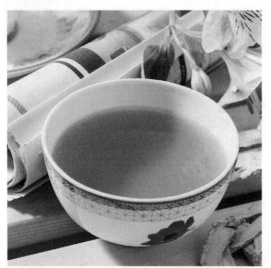

黄芪红枣枸杞茶

材料 黄芪20克，红枣、枸杞子各15克，西洋参2片。

做法

①红枣切开去子。②将所有材料洗净后，加水1000毫升，滚后小火再煮20分钟，滤渣即可饮用。

功能效用 此茶具有抗心律失常的作用，可补气升阳、固表止汗、定惊安神、补肾益精、养肝明目。

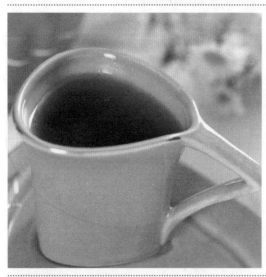

核桃山楂饮

材料 核桃150克，山楂50克，蔗糖20克，清水500毫升。

做法

①将核桃打碎取仁，核桃仁和山楂用适量的水浸至软化。②锅中加水，下入山楂、核桃，煮至约剩300毫升时过滤去渣。③将滤液煮沸，加入蔗糖调味即可饮用。

功能效用 此茶可预防冠心病及心悸引起的头晕失眠等症。

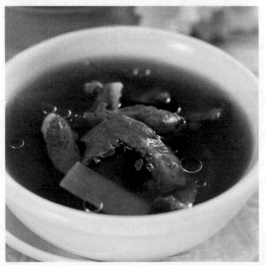

灵芝猪心汤

材料 灵芝20克，猪心1个，姜片适量，盐、麻油各少许。

做法

①将猪心剖开，洗净，切片；灵芝去柄，洗净切碎，同放于大瓷碗中。②加入姜片、盐和清水300毫升。③将瓷碗放入锅内盖好，隔水蒸至熟烂，加盐调味，淋入麻油即可。

功能效用 本品能益气养心、健脾安神，对心律失常、气短乏力、心悸等症有食疗作用。

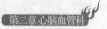

何首乌炒猪肝

材料 何首乌15克，当归10克，猪肝300克，韭菜花250克，豆瓣酱8克，盐3克，淀粉5克。

做法

① 猪肝洗净，汆烫，切成薄片备用。② 韭菜花洗净切段；何首乌、当归洗净，加水煮10分钟，滤出药汁，与淀粉混合。③ 起油锅，下豆瓣酱与猪肝、韭菜花翻炒，加水淀粉炒熟，加盐即可。

功能效用 本品补血养心、活血化瘀，适合心血不足的心律失常患者食用。

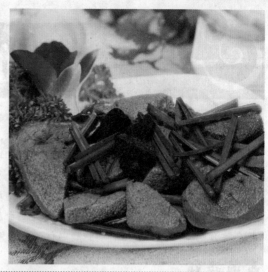

双仁菠菜猪肝汤

材料 酸枣仁、柏子仁各10克，猪肝200克，菠菜2棵，盐5克。

做法

① 猪肝洗净切片；菠菜去根，洗净，切段。
② 将酸枣仁、柏子仁装在棉布袋内，扎紧；将布袋入锅加4碗水熬高汤，熬至约剩3碗水。
③ 猪肝汆烫后捞出，菠菜加入高汤中，水开后加盐调味即成。

功能效用 此汤健脑镇静、滋补心肝，适合心血亏虚、失眠多梦的患者。

绞股蓝养血茶

材料 绞股蓝15克，沸水适量。

做法

① 将绞股蓝洗净放入壶中。② 往壶中注入适量沸水。③ 待凉后即可饮用，可反复冲泡至茶味渐淡。

功能效用 本品能养血补心、安神助眠，对血虚所致的心神不宁、疲乏气短、心悸失眠等症有食疗作用。

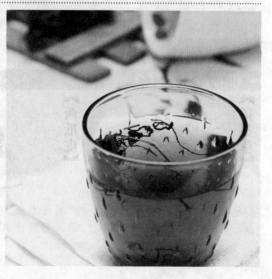

高血压

高血压是指在静息状态下动脉收缩压和（或）舒张压增高的疾病。收缩压大于等于140毫米汞柱和（或）舒张压大于等于90毫米汞柱，即可诊断为高血压。它是一种以动脉压升高为特征，可伴有心脏、血管、脑和肾脏等器官功能性或器质性病变的全身性疾病。它有原发性高血压和继发性高血压之分。高血压发病的原因很多，可分为遗传和环境两大方面。其他可能引起高血压的因素有以下几种：体重、避孕药、睡眠呼吸暂停低通气综合征、年龄、饮食等。另外，血液中缺乏负离子也是导致高血压的重要原因。若血液中的负离子含量不足，就会导致病变老化的红细胞细胞膜电位不能被修复，从而导致高血压的发生。

典型症状

常伴有头疼、眩晕、耳鸣、失眠、心悸气短、肢体麻木等症。

家庭防治

把水烧开，放入两三小勺小苏打，待水温合适时，放入脚开始洗，然后按摩双足心，促进血液循环，每次20分钟左右，可辅助治疗高血压。

民间小偏方 壹

【用法用量】生花生米（带红衣）半碗洗净，用陈醋缓缓倒入至碗满，浸泡7天。每日早晚各吃10粒。血压下降后可隔数日服用1次。

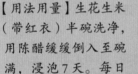

【功效】清热、活血，对保护血管壁、阻止血栓形成有较好的作用。

民间小偏方 贰

【用法用量】菊花、槐花、绿茶各3克，洗净以沸水沏之。待水变浓后，频频饮用，平时可常饮。

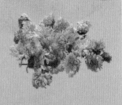

【功效】清热、散风，可治因高血压引起的头晕、头痛。

·推荐药材食材·

【豨莶草】

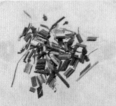

◎祛风湿、解毒，用于风湿痹痛、高血压等症的辅助治疗。

【西瓜皮】

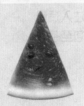

◎解渴利尿，对高血压、心脏及肾脏性水肿患者均有保健功效。

【芹菜】

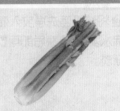

◎对预防高血压、动脉硬化等都十分有益，并有辅助治疗作用。

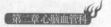

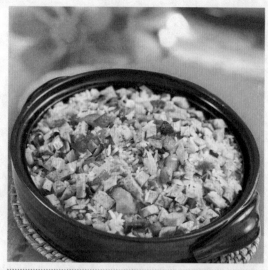

农家芋头饭

材料 大米300克，芋头250克，葱花30克，香菇5克，九里香2克，盐5克，味精3克，胡椒粉1克，香油2克。

做法

❶芋头洗净切粒，香菇切粒。❷芋头蒸熟；葱花、香菇入油锅炒香，调入九里香以外的调味料。❸大米洗净入锅煲至八分熟，再放入其余材料煲熟，最后放入九里香即可。

 常服用降压药的高血压患者，经常吃芋头能补充体内丢失的钾元素。

毛丹银耳

材料 西瓜20克，红毛丹60克，银耳5克，冰糖5克。

做法

❶银耳泡水，去除蒂头洗净，切小块，放入沸水中烫后捞水沥干待用。❷西瓜去皮，切小块；红毛丹去皮、去子。❸将冰糖和少量水熬成汤汁，待凉。❹西瓜、红毛丹、银耳、冰糖水放入碗中，拌匀即可。

 银耳有抗血栓形成的功能，可保护心脑血管。冬季常吃银耳可降压。

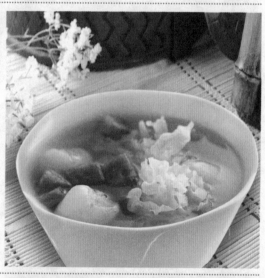

九层塔豆腐

材料 九层塔100克，传统豆腐220克，低盐酱油5克。

做法

❶九层塔挑取嫩叶，洗净；传统豆腐洗净，切方块备用。❷起油锅，放入豆腐炸至两面酥黄，捞起沥干，放在另一个锅里。❸加入两碗水、低盐酱油，转大火煮沸，再转小火煮至水分收干。❹加入九层塔拌匀即可食用。

 大豆有降低血压、保护血管细胞的作用，有助于预防心血管疾病。

味噌三丝汤

材料 海带卷10克，金针菇15克，豆干50克，味噌、味精各适量。

做法

①海带卷洗净切丝；金针菇洗净切断；豆干洗净横刀切半，切薄片；味噌加少许水调开。

②锅中加水，放入以上材料煮熟，最后加上味精搅匀煮滚即可。

功能效用 此汤具有润肠通便、清热降火、排毒降压的作用。

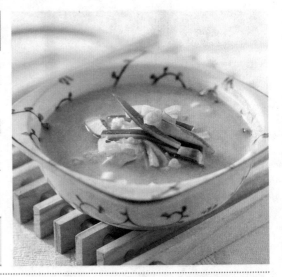

鳕鱼蘑菇粥

材料 大米80克，鳕鱼肉50克，蘑菇、青豆各20克，枸杞子、盐、姜丝、香油各适量。

做法

①取大米洗净，浸泡2小时备用。②鳕鱼用盐腌制后与大米一同煮粥。③粥将熟时加入洗好的蘑菇、青豆、枸杞子、盐、姜丝、香油，煮沸即可。

功能效用 此粥不仅味美可口，还具有降血压的作用。

菠菜芹菜萝卜粥

材料 芹菜、菠菜各20克，大米100克，胡萝卜少许，盐2克，味精1克。

做法

①芹菜、菠菜洗净，均切碎；胡萝卜洗净切丁；大米淘洗干净，用冷水浸泡1小时备用。

②锅置火上，注入清水后，放入大米，用大火煮至米粒绽开。③放胡萝卜、菠菜、芹菜，煮至粥成，加入盐、味精，入味即可。

功能效用 胡萝卜有多方面的保健功能，被誉为"小人参"。此粥能清热降血压。

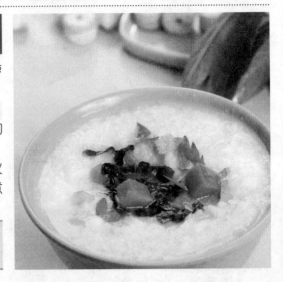

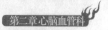

豆奶南瓜球

材料 南瓜50克，黑豆200克，糖10克。

做法

❶黑豆洗净，泡水8小时，放入果汁机搅打，倒入锅煮沸。❷滤取汤汁，集成黑豆浆。❸南瓜削皮洗净，用挖球器挖成圆球，放入滚水煮熟，捞起沥干。❹将南瓜球、黑豆浆装碗，根据个人口味加糖即可食用。

 功能效用 黑豆有扩张血管、促进血液流通的功效，高血压患者饮用黑豆汁可显著降压。

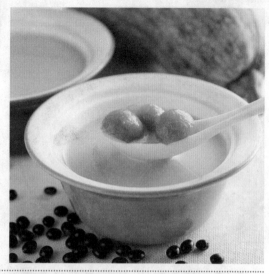

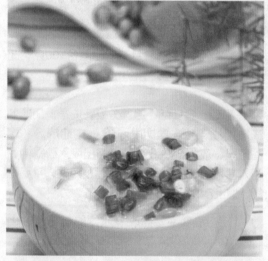

玉米核桃粥

材料 核桃仁20克，玉米粒30克，大米80克，白糖、葱适量。

做法

❶大米泡发，玉米粒、核桃仁洗净；葱洗净切花。❷大米与玉米粒一同煮开。❸加入核桃仁同煮至浓稠状，调入白糖搅拌均匀，撒上葱花即可食用。

 功能效用 此粥能降低血压，延缓人体衰老，是保健佳品。

陈皮黄芪粥

材料 大米100克，陈皮末15克，生黄芪20克，白糖10克，山楂适量。

做法

❶取大米洗净备用。❷锅中加入陈皮末、生黄芪、山楂、大米、水同煮粥。❸待粥将熟时加入白糖，稍煮即可。

 功能效用 此粥具有扩张血管、持久降血压的作用。

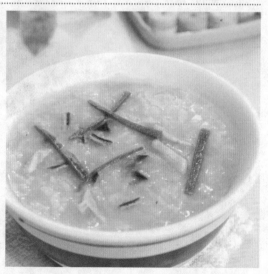

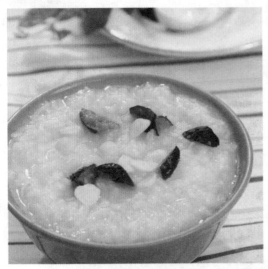

红枣杏仁粥

材料 大米100克，红枣15克，杏仁10克，盐2克。

做法

大米与红枣、杏仁洗净后一同煮粥，加入盐煮沸即可。

功能效用 红枣有补脾和胃、益气生津、调和营卫、解毒的功效。常用于治疗胃虚食少、脾弱便溏、气血不足、心悸怔忡等病症。杏仁有祛痰、止咳、平喘、润肠的效用。此粥具有降低血压的功效。

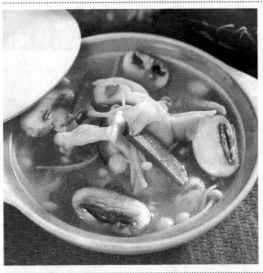

浓汤杂菌煲

材料 平菇50克，金针菇、口蘑各100克，胡萝卜150克，盐3克，胡椒粉3克，葱15克。

做法

①将平菇、金针菇、口蘑去根，洗净；胡萝卜洗净切片；葱洗净切段。②锅中油烧热，爆香葱段，放入胡萝卜快炒，盛出放入砂锅中，加入盐煲出味。③加入金针菇、口蘑、平菇略煲，撒上胡椒粉即可。

功能效用 常食平菇能改善人体的新陈代谢、减少人体血清胆固醇、降低血压。

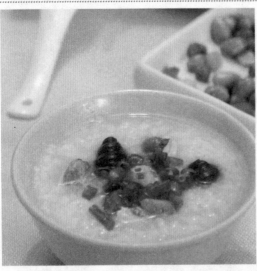

田螺芹菜咸蛋粥

材料 大米80克，田螺30克，咸鸭蛋1个，芹菜少量，盐2克，料酒、香油、胡椒粉、葱花各适量。

做法

①大米洗净备用；田螺洗净炒后备用。②锅中注入适量清水，加入咸鸭蛋、芹菜、田螺、大米，同煮粥。③粥将熟时加入盐、料酒、香油、胡椒粉、葱花，稍煮即可。

功能效用 田螺具有清热、明目、利尿、通淋等功效。此粥有降压作用。

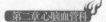

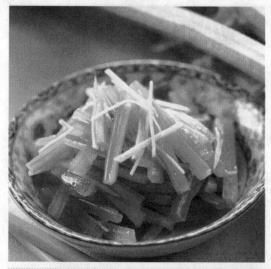

糖醋芹菜

材料 芹菜500克，白糖、食盐、香油、香醋各适量。

做法

① 将芹菜去老叶洗净，沥干水分，切成细条。

② 将切好的芹菜入沸水焯过，待茎软时，捞起沥干水，切寸段，加糖、盐、醋拌匀，淋上香油，装盘即可。

功能效用 芹菜有降压、降脂的功效，孕妇、高血压病患者可常食用。

淡菜芹菜鸡蛋粥

材料 大米、淡菜、熟鸡蛋、盐、味精、芹菜、香油、胡椒粉、枸杞子各适量。

做法

① 大米洗净；熟鸡蛋切碎。② 锅中加入水、淡菜、芹菜、大米同煮。③ 粥将熟时加入熟鸡蛋、盐、味精、香油、胡椒粉、枸杞子，稍煮即可。

功能效用 芹菜不仅有健胃护肝、清热除湿等作用，还有降低血压、血脂的作用，适用于高血压患者、动脉硬化患者。

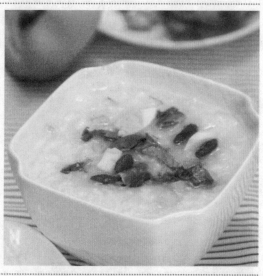

鸡肉芹菜芝麻粥

材料 大米、芹菜、芝麻、鸡肉、鸡蛋清、姜末、盐、葱花、料酒各适量。

做法

① 取大米洗净备用；芹菜洗净切丁；鸡肉切丝，用鸡蛋清、料酒将鸡肉腌制备用。② 锅中注入适量清水，加入大米、腌制后的鸡肉，同煮粥。③ 粥将熟时加入芹菜、芝麻、姜末、盐、葱花，稍煮即可。

功能效用 鸡肉有清热除烦、平肝降压、利水消肿、凉血止血的功效。

冬瓜竹笋粥

材料 大米100克，盐2克，葱花少量，山药、冬瓜、竹笋各适量。

做法

①大米洗净备用；山药、冬瓜、竹笋分别洗净切块备用。②锅中注入适量清水、山药块、冬瓜块、竹笋块、大米，同煮粥。③粥将熟时加入盐、葱，稍煮即可。

功能效用 竹笋有降血糖、降血压、防止动脉硬化等功效。此粥能降血压。

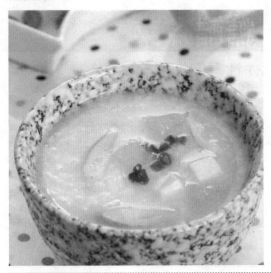

黑枣玉米粥

材料 玉米、黑枣各20克，大米100克，白糖6克，葱适量。

做法

①大米泡发洗净；玉米洗净；黑枣去核洗净；葱洗净切花。②锅置火上，注水后，放入大米，用大火煮至米粒绽开。③放入黑枣、玉米，用小火煮至粥成，加入白糖即成。

功能效用 此粥香甜可口，有降血压的功效。

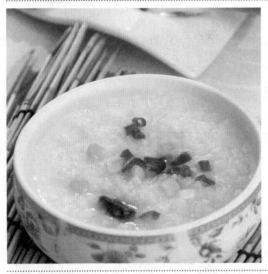

茄子炖土豆

材料 茄子150克，土豆200克，青辣椒20克，红辣椒20克，葱花5克，盐3克，味精3克。

做法

①土豆去皮洗净切块，茄子洗净切滚刀块，青红辣椒洗净切丁。②锅上火，倒入油，油热后入葱花炒出香味，放入土豆、茄子翻炒，加盐和水，用大火煮30分钟。③将土豆、茄子煮软后用勺分别压成泥，加味精，撒入青红椒丁即可食用。

功能效用 茄子含丰富的维生素P，它是一种黄酮类化合物，有软化血管的作用。

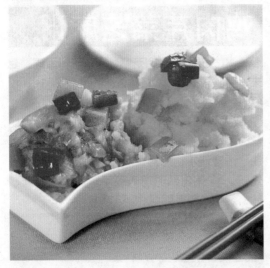

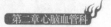

黄瓜胡萝卜粥

材料 黄瓜、胡萝卜各15克，大米90克，盐3克，豌豆、味精少许。

做法
①大米、豌豆泡发洗净；黄瓜、胡萝卜洗净，切成小块。②锅置火上，注入清水，放入大米，煮至米粒开花。③放入黄瓜、豌豆、胡萝卜，改用小火煮至粥成，加入盐、味精，入味即可。

功能效用 黄瓜有生津止渴、消肿利尿的功效。此粥有降血压的功效。

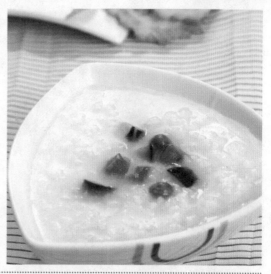

丝瓜胡萝卜粥

材料 鲜丝瓜30克，胡萝卜少许，大米100克，白糖7克。

做法
①丝瓜去皮洗净，切片；胡萝卜洗净，切丁；大米泡发洗净。②锅置火上，注入清水，放入大米，用大火煮至米粒开花。③放入丝瓜、胡萝卜，用小火煮至粥成，放入白糖调味即可食用。

功能效用 丝瓜能除热利肠、驱风化痰、凉血解毒、通经络、活血脉。

豌豆鱼头汤

材料 豌豆、香菇各50克，鱼头1个，鱼骨100克，料酒、盐、鸡精、生姜水、葱各适量。

做法
①将鱼头、鱼骨洗净备用；葱洗净切成末；香菇洗净切块。②锅上火放油，油热后放入葱末、鱼头、鱼骨翻炒，再加入料酒、冷水、生姜水、盐，待锅开后倒入豌豆、香菇、鸡精，小火煮至豆软，即可出锅。

功能效用 降血压，可保护血管的正常生理功能。

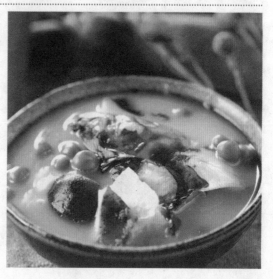

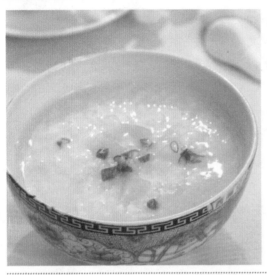

土豆葱花粥

材料 土豆30克，大米100克，盐2克，葱少许。

做法

❶土豆去皮洗净，切小块；大米泡发洗净；葱洗净，切花。❷锅置火上，注水后，放入大米用大火煮至米粒绽开。❸放入土豆，用小火煮至粥成，加入盐，撒上葱花即可。

功能效用 葱有舒张血管、促进血液循环的作用。此粥有预防高血压的功效。

西红柿山药粥

材料 西红柿100克，山药20克，山楂10克，大米100克。

做法

❶把山药润透，洗净，切片；西红柿洗净，切牙状；山楂洗净，去核，切片；大米淘洗干净。❷大米、山药、山楂同放锅内，加水800毫升。❸锅置武火上烧沸，再用文火煮30分钟，加入西红柿，再煮10分钟即成。

功能效用 此粥对高血压有一定的辅助疗效。

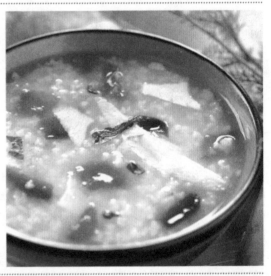

荞麦面疙瘩汤

材料 荞麦面粉150克，黄瓜片100克，黑木耳50克，虾仁100克，高汤、葱花、料酒、酱油、盐各适量。

做法

❶先在高汤里加入黄瓜片、黑木耳、葱花和虾仁一起煮，几乎煮开的时候，加入料酒和酱油调味。❷把荞麦面粉加水调成如蛋糕一样的软硬度后，用匙拨入汤中，待煮开之后加盐即可食用。

功能效用 此汤有降低血压的功效。

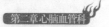

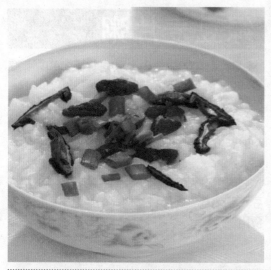

香菇枸杞养生粥

材料 粳米80克，枸杞子10克，红枣、水发香菇各20克，盐2克，葱花2克。

做法

取粳米洗净，泡发熬煮。②枸杞子、红枣、香菇洗净，加入粥中同煮。③粥将熟时，加入盐，撒上葱花即可。

| 功能效用 | 香菇有益气补虚、降低血脂、利尿通便的效用。红枣有保护肝脏、养血安神等效用。其合熬为粥，有降血压的功效。 |

蒜蓉茼蒿

材料 茼蒿400克，盐5克，味精1克，蒜50克，植物油40克，香油适量。

做法

①将茼蒿用清水洗净，沥水；蒜剁蓉。②锅中加入植物油烧至五成热，下蒜蓉炒香，放入茼蒿，翻炒几下后加入盐、味精拌匀，放入香油即可。

 功能效用 茼蒿可养脾胃、降压补脑。

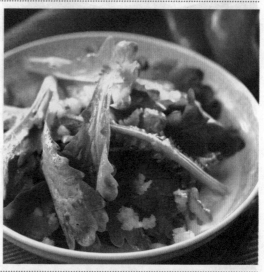

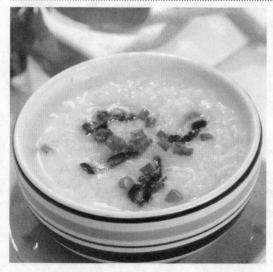

木耳大米粥

材料 黑木耳20克，大米100克，白糖5克，葱少许。

做法

大米泡发洗净；黑木耳泡发洗净，切丝；葱洗净，切花。②锅置火上，注入清水，放入大米，用大火煮至米粒绽开。③放入黑木耳，改用小火煮至粥浓稠时，加入白糖调味，撒上葱花即可。

| 功能效用 | 黑木耳可降低血液中胆固醇的含量，对高血压、心脑血管疾病颇为有益。 |

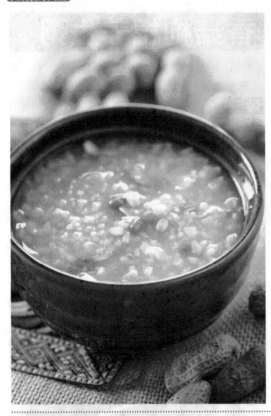

绿豆麦片粥

材料 麦片60克，小米50克，糯米40克，绿豆100克，冰糖15克，冷水适量。

做法

①绿豆洗净，先用冷水浸泡2小时，再连水蒸2小时，取出备用。②小米、糯米、麦片分别洗净，用冷水浸泡20分钟，再置于旺火上烧沸，然后改用小火熬煮约45分钟。③加入蒸好的绿豆汤和冰糖，将所有材料拌匀煮滚，即可盛起食用。

专家点评

绿豆和麦片搭配食用，不仅可以增加粥的香味，还有很好的降血压、降血脂作用。

功能效用 此粥可滋阴补肾，清肝降火，降压。

什锦炒面

材料 荞麦面60克，大白菜50克，红甜椒、黄甜椒各20克，素肉丝6克，干香菇丝2克，素火腿40克，酱油、黑胡椒、黑醋少许。

做法

①将1000毫升水放入锅中，开大火待水开后将荞麦面放入，待荞麦面烫熟后，放入冰水中冰镇。②大白菜洗净，切丝；甜椒洗净，去子，切丝；素火腿洗净，切丝；素肉丝泡水；干香菇丝泡水备用。③放油入锅中，开中火，等油热时将干香菇丝放入爆香，并以大火快炒大白菜、甜椒丝、素肉丝、素火腿丝，待材料都炒熟后，再加入烫熟荞麦面与调味料略拌炒即可。

功能效用 荞麦面有开胃宽肠、消肿化湿、消积导滞、降血压的作用。

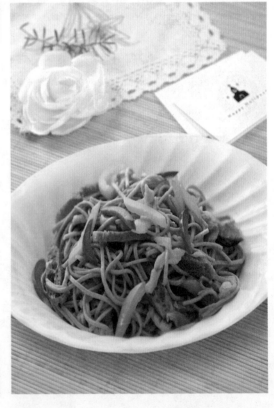

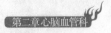

低血压

低血压指由于血压降低引起的一系列症状，如头晕和晕厥等。由于生理或病理原因造成血压收缩压低于100毫米汞柱，即会形成低血压。低血压可以分为急性低血压和慢性低血压。平时我们讨论的低血压大多为慢性低血压。慢性低血压是指血压持续低于正常范围的状态，其中多数与患者体质、年龄或遗传等因素有关，临床称之为体质性低血压；部分患者的低血压发生与体位变化（尤其是直立位）有关，称为体位性低血压；而与神经、内分泌、心血管等系统疾病有关的低血压称之为继发性低血压。

典型症状

低血压可表现为各种虚弱证候，中医多称之为"眩晕""虚损"等。低血压发作时的症状一般为头晕、乏力、出虚汗等。

家庭防治

晚上睡觉将头部垫高，常淋浴以加速血液循环，以冷水、温水交替洗脚，均可减轻低血压症状。

民间小偏方　　壹

【用法用量】甘草15克，肉桂30克，洗净用布袋包住，水煎当茶饮。

【功效】通血脉、暖脾胃，用于辅助治低血压引起的食欲不振、面色无华、乏力等症。

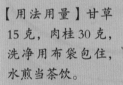

民间小偏方　　贰

【用法用量】五味子、淫羊藿各30克，黄芪、当归、川芎各20克，白酒适量，药材洗净，以水煎服。每日1剂，于早、晚饭前服用。

【功效】温肾、补益气血，可有效缓解因低血压引起的头晕、乏力等。

推荐药材食材

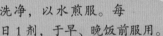

【灵芝】

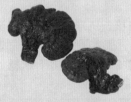
◎增强人体免疫力，在调节血压、保肝护肝等方面有较好的疗效。

【黄精】
◎补气养阴、健脾、益肾，用于辅助治疗脾胃虚弱、低血压。

【肉桂】
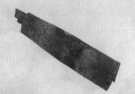
◎能暖脾胃、除积冷、通血脉。

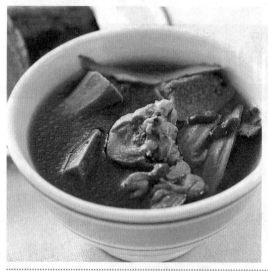

山药当归鸡汤

材料 紫山药35克，当归、枸杞子各8克，鸡腿70克，盐少许。

做法

①紫山药去皮，洗净，切滚刀块；当归、枸杞子均洗净。②鸡腿洗净，剁成适当大小，再用沸水汆烫。③将紫山药、当归、枸杞子、适量水放入锅中，待水滚后，放入鸡腿续煮至熟烂，调味即可。

功能效用 补气活血、提升血压。用于气血虚弱引起的低血压、贫血、头晕乏力等症。

鲫鱼糯米粥

材料 白术15克，鲫鱼250克，糯米100克，盐少许，葱花、姜丝各适量。

做法

①将鲫鱼宰杀，去内脏，洗净切片。②将糯米淘洗干净；白术洗净。③将以上材料同下入锅内，加水和姜丝煮至熟透，加入盐调味，撒上葱花即可。

功能效用 健脾益气、提升血压。用于脾胃气虚引起的低血压或伴少气懒言、食欲不振等症。

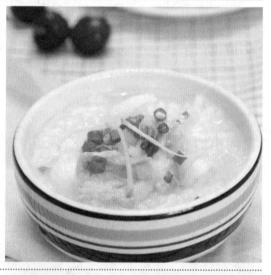

桂圆黑枣汤

材料 桂圆50克，黑枣30克，冰糖适量，熟鹌鹑蛋6枚。

做法

①桂圆去壳，去核，洗净备用；黑枣洗净。②锅中加水烧开，放入黑枣煮5分钟后，加入桂圆。③一起煮25分钟，再下冰糖、鹌鹑蛋煮至冰糖融化即可。

功能效用 益脾胃、补气血、安心神。可辅助治疗虚劳瘦弱、低血压、贫血、失眠等症。

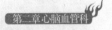

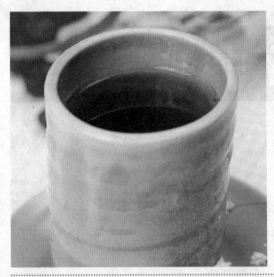

人参红枣茶

材料 人参8克，红枣6颗，红茶10克，冰糖适量。

做法

①将人参洗净备用；红枣去核，洗净备用。②将人参、红枣、红茶一起放入锅中，煮成茶饮。③加入适量冰糖调味饮用。

功能效用 补充元气、增强体质。可用于辅助治疗虚劳、肺虚劳嗽、贫血、低血压等症。

当归龙眼猪腰汤

材料 猪腰150克，龙眼肉30克，当归10克，姜片适量，盐1克，红枣4颗。

做法

①猪腰洗净，除去筋膜；当归、龙眼肉、红枣洗净。②锅中注水烧沸，入猪腰飞水去除血沫，捞出切块。③砂锅加水，大火煲滚后加入所有食材，用小火煲2小时，加盐调味即可。

功能效用 此汤可养血安神、补血益气。对失眠心悸、月经不调、肾阴虚、血压低、盗汗等有食疗作用。

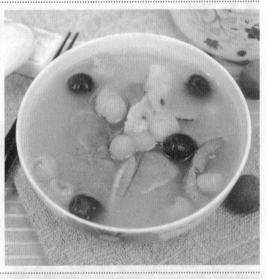

红枣山药粥

材料 红枣50克，山药100克，粳米50克，红糖5克。

做法

①将粳米洗净，泡发；红枣洗净去核；山药洗净，切片备用。②再把粳米、红枣、山药一起放进锅中，加适量水，先用小火煮沸，再改用小火煮至粥成。③待粥熟时，加上红糖，搅拌均匀即可。

功能效用 此方具有健脾益肾、补血益气的功效，适用于气血不足型低血压。

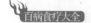

脑卒中

脑卒中是以突然昏倒、意识不清、口渴、言语蹇涩、偏瘫为主症的一种疾病。脑卒中后遗症是指脑卒中发病6个月以后，仍遗留不同程度的偏瘫、麻木、言语蹇涩不利、口舌歪斜、痴呆等症状。

典型症状

临床表现以猝然昏仆、不省人事或突然发生口眼歪斜、半身不遂、舌强言蹇、智力障碍为主要特征。脑卒中包括缺血性中风、出血性中风（脑出血、蛛网膜下腔出血）、高血压脑病和血管性痴呆四大类。

家庭防治

睡前喝一杯温水，对预防脑卒中有效。积极治疗原发病，如高血压病、高脂血症、冠心病、动脉硬化、糖尿病等，可有效减少脑卒中的发病率。平时多锻炼身体，忌食甘厚味。

民间小偏方 壹

【用法用量】取荆芥穗、薄荷叶各50克，豆豉150克，水煎取汁，去渣后入粟米（色白者佳）150克，酌加清水共煨粥。每日1次，空腹服。

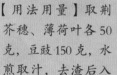

【功效】用于中风后言语蹇涩、精神昏愦。

民间小偏方 贰

【用法用量】拳大乌龟3只，冰糖适量。每次用3只乌龟取血，加清水及冰糖适量，放锅中隔水炖熟。每日1次，7次为1疗程。

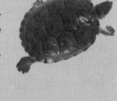

【功效】滋阴养血，通脉。可辅治中风后遗症之半身不遂、肢体麻痹等。

● 推荐药材食材 ●

【天麻】

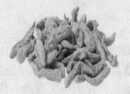

◎主治头风、头痛、头晕虚旋、癫痫强痉、四肢挛急、语言不顺。

【燕麦】

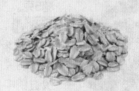

◎具有健脾、益气、补虚、止汗、养胃、润肠的功效。可缓解生活、工作带来的压力。

【南瓜】

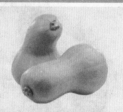

◎安神滋阴、润肺益气、宽肠明目，用于辅助治疗夜盲症。

玉参炖鸭

材料 玉竹、沙参各50克，老鸭1只，生姜、盐各适量。

做法

① 将老鸭洗净斩件；生姜去皮切片。② 砂锅内加水适量，放入老鸭、沙参、玉竹、生姜，用大火烧沸。③ 再改用小火煮1小时至熟烂，加入盐调味即可。

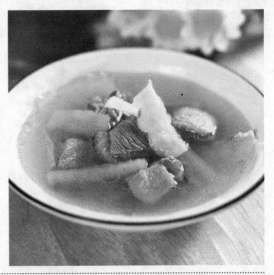

功能效用 本品具有滋阴润肺、养阴生津、凉血补虚等功效。

灵芝黄芪猪蹄汤

材料 灵芝8克，黄芪、天麻各15克，猪蹄300克，葱2根，盐少许。

做法

① 将天麻、灵芝、黄芪放入棉布袋内扎紧；葱洗净，切好。② 猪蹄洗净斩件，用沸水汆烫，并将血块挤出。③ 中药材置于锅中煮汤，待沸，下猪蹄熬煮，再下葱、盐调味即成。

功能效用 安神滋阴，补气健脾。用于脑卒中偏瘫在床、体质虚弱者。

复方白蛇酒

【材料准备】

白花蛇90克

炙全蝎90克

当归300克

独活300克

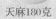
天麻180克

赤芍300克

糯米7500克

酒曲适量

【使用方法】 口服。每日2次，每次30～50毫升。

【制作过程】

① 把糯米入锅蒸到半熟放冷，与酒曲拌匀密封，待其酒出；
② 将其余诸药捣碎入布袋再入容器，加糯米酒密封，隔水煮沸后浸泡10日，去布袋饮用。

【功能效用】 此款药酒具有祛风除湿、通经活络、平肝止痛的功效。主治中风偏瘫、半身不遂、口眼歪斜、风湿痹痛等。

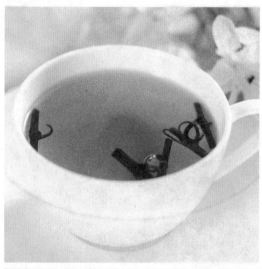

钩藤白术饮

材料 钩藤20克，白术、地龙各10克，冰糖20克。

做法

① 白术加水300毫升，小火煎半小时。② 加入钩藤、地龙，再煎煮10分钟。③ 加入冰糖调匀后即可服用。

功能效用 凉肝熄风，健脾化湿。用于脑卒中症见神智清楚、四肢麻木、言语不畅者。

天麻炖猪脑

材料 猪脑300克，天麻15克，葱2棵，姜1块，枸杞10克，红枣5克，盐、味精、高汤各适量。

做法

① 猪脑洗净，去净血丝；葱择洗净切段；姜去皮切片。② 锅中注水烧开，放入猪脑汆烫，捞出沥水。③ 高汤放入碗中，加入所有原材料，加入调味料隔水炖2小时即可。

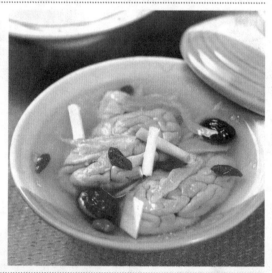

功能效用 猪脑益虚劳，滋肾补脑，对头晕头痛、健忘、记忆力衰退有改善作用。

全蝎酒

【材料准备】

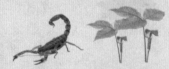

全蝎24克　　　白附子24克　　　僵蚕24克　　　白酒2升

【使用方法】口服。每日2～3次，每次10～15毫升。

【制作过程】

① 把全蝎、白附子、僵蚕分别捣碎，再装入洁净纱布袋中；
② 把装有药材的纱布袋放入合适的容器中；
③ 将白酒倒入容器中密封；
④ 浸泡约7日后拿掉纱布袋即可饮用。

【功能效用】白附子具有燥湿化痰、解毒散结的功效。此款药酒具有祛风除湿、活血化痰、通络止痉的功效。主治中风瘫痪、半身不遂、口眼歪斜等症。

牡蛎豆腐羹

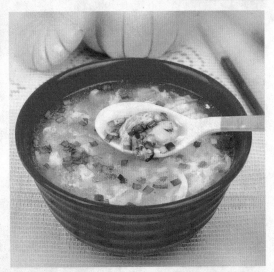

材料 天麻15克,僵蚕5克,牡蛎肉150克,豆腐100克,鸡蛋1个,韭菜末50克,盐、葱段、香油、高汤各适量。

做法

① 牡蛎肉、天麻、僵蚕洗净;豆腐切丝;鸡蛋打散。② 起油锅,炝香葱段,加入高汤、天麻、僵蚕、牡蛎、豆腐,调入盐煲至入味。③ 下入韭菜、鸡蛋,淋入香油即可。

功能效用 此品可滋阴潜阳,熄风定惊。

黑豆白酒

【材料准备】

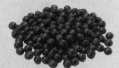

黑豆500克

白酒2升

【功能效用】 黑豆具有活血解毒、利尿明目、滋补肾阴的功效。此款药酒具有活血化瘀、温经祛风、通窍止痛的功效,适用于中风口噤、筋脉挛急等症。

【制作过程】

① 把黑豆放入锅中,炒至烟出;
② 把炒好的黑豆装入洁净纱布袋中;
③ 将装好药材的纱布袋趁热投入准备好的白酒中;
④ 密封浸泡约2日后,拿掉纱布袋即可饮用。

【使用方法】 口服。徐徐灌服,视个人身体情况适量饮用。

爬山虎药酒

【材料准备】

爬山虎180克

西洋参360克

麝香3.6克

白酒4.5升

【功能效用】 爬山虎具有祛风通络、活血解毒的功效;西洋参具有清热去烦、止渴生津的功效。此款药酒具有扶正祛邪、疏经通络的功效。主治重型瘫痪等中风后遗症。

【制作过程】

① 把爬山虎和西洋参捣碎,麝香研成细粉一并装入洁净纱布袋中;
② 把装有药材的纱布袋放入合适的容器中;
③ 将白酒倒入容器中;
④ 密封浸泡约15日后拿掉纱布袋即可饮用。

【使用方法】 口服。每日1～2次,每次20毫升。

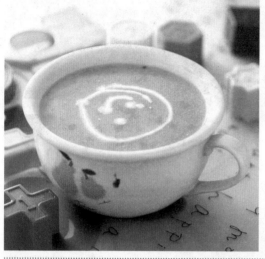

薏苡仁南瓜浓汤

材料 薏苡仁35克，南瓜150克，洋葱60克，奶油5克，盐3克，奶精少许。

做法

❶薏苡仁洗净，入果汁机打成薏苡仁泥。❷南瓜、洋葱洗净切丁，均入果汁机打成泥。❸锅炖热，将奶油融化，将南瓜泥、洋葱泥、薏苡仁泥倒入锅中煮滚并化成浓汤状后加盐，再淋上奶精即可。

功能效用 此汤具有降低血压、保护血管的功效，还可健脾益气。

濒湖白花蛇酒

【材料准备】

白花蛇1条

秦艽100克

天麻100克

羌活100克

当归100克

五加皮50克

糯米酒3升

【使用方法】
口服。每日2次，每次40~50毫升。

【制作过程】

❶白花蛇用白酒润透去骨分肉，与其余诸药捣碎入布袋；

❷把纱布袋放入容器，加糯米酒；

❸隔水煮1日，密封浸泡15日，去纱布袋饮用。

【功能效用】 祛风除湿，熄风止痉，活血通络。主治中风伤湿、半身不遂、偏身麻木、口眼㖞斜、肌肉麻痹、骨节疼痛、年久疥癣恶疮等。

复方黑豆酒

【材料准备】

黑豆500克

桂枝300克

丹参300克

制川乌300克

黄酒6升

【功能效用】 黑豆具有降低胆固醇、补肾益脾、祛寒止喘、排毒减肥的功效。此款药酒具有祛风除湿、通络止痛、温经活血、除痹祛瘀的功效。主治中风瘫痪、半身不遂。

【制作过程】

❶把上述除黑豆外的药材捣碎，装入洁净纱布袋中；

❷把装有药材的纱布袋放入合适的容器中，倒入黄酒；

❸把黑豆炒熟，趁热投入酒中，密封；

❹浸泡约7日后过滤即可饮用。

【使用方法】
口服。每日早、中、晚及睡前各1次，每次20~30毫升。

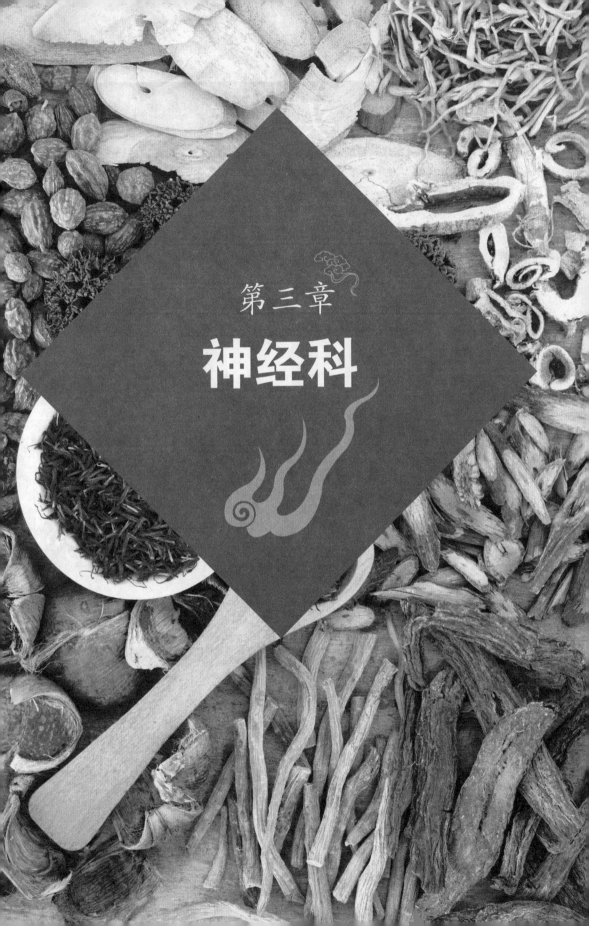

第三章

神经科

头 痛

头痛是指额、顶、颞及枕部的疼痛。病因复杂，西医认为可由颅内病变、颅外头颈部病变、精神病引起。头痛是一种常见的症状，在许多疾病进展过程中都可以出现，大多无特异性，但有些头痛症状却是严重疾病的信号。头痛的种类有昏痛、隐痛、胀痛、跳痛、刺痛或头痛如裂。中医认为，本病也称"头风"，多因外邪侵袭，或内伤诸疾，导致气血逆乱，瘀阻脑络，脑失所养所致。

典型症状

头痛通常是指局限于头颅上半部，包括眉弓、耳轮上缘和枕外隆突连线以上部位的疼痛。

家庭防治

脚心中央凹陷处是肾经涌泉穴，手掌心凹陷处是心包经劳宫穴，如果经常搓脚心手心，可以有效缓解头痛。

民间小偏方 壹

【用法用量】取当归30克，好米酒1000克，将当归洗净，与米酒一同煎煮，煮至约剩600毫升即成，装瓶备用。

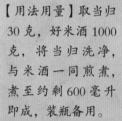

【功效】活血养血。用于血虚夹瘀所致的头痛，其痛如细筋牵引或针刺，痛连眼角。

民间小偏方 贰

【用法用量】丝瓜藤、苦瓜藤各50克，炒枯碾末，每次用开水送服10～12克。

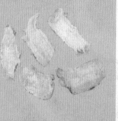

【功效】可减轻头痛症状。

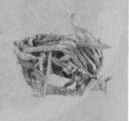

• 推荐药材食材 •

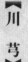

【川芎】

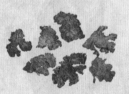

◎上行头目、祛风止痛，治诸风上攻、头目昏重、偏正头痛。

【白芷】

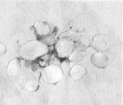

◎其气芳香，能通九窍，主治感冒头痛、眉棱骨痛、眼睛疼痛。

【天麻】

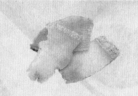

◎主治头风、头痛、头晕虚旋、癫痫强痉、四肢挛急、语言不顺。

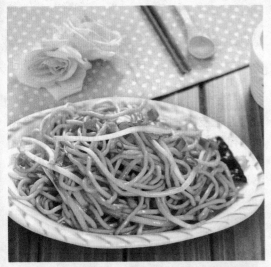

银芽冬菇炒蛋面

材料 银芽100克，泡发冬菇30克，韭黄10克，葱花10克，蛋面150克，盐4克，味精5克，油10毫升。

做法

①冬菇洗净切丝；银芽洗净；韭黄切成段。

②锅中注水烧开，放入蛋面煮熟，捞出沥干。

③上油锅，放入冬菇炒香，加入蛋面、银芽，调味炒匀，加韭黄、葱花炒匀即可。

 功能效用 冬菇性味甘平，是素食佳品，适用于头痛患者食用。

香草鲜菌炒粉

材料 意大利粉250克，香菇150克，西蓝花30克，青椒10克，红彩椒10克，盐5克，胡椒粉3克，香草半茶匙，淡奶油20毫升。

做法

①清水放入煲，烧沸，注入意大利粉煮8分钟捞出。②锅上火，炒西蓝花、香菇、青椒、红彩椒后，再加入香草略炒。③注入淡奶油及调味料后，加入意大利粉，用中火炒1分钟即可。

 功能效用 蘑菇可用于眩晕、头痛、耳鸣、心悸、腰酸腿软、失眠多梦的辅助治疗。

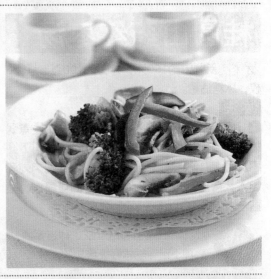

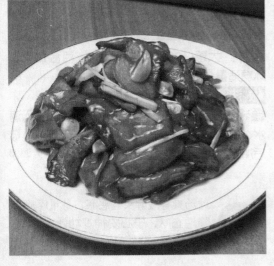

地三鲜

材料 茄子、青椒、土豆各适量，盐、蒜头、葱、姜、水淀粉各适量。

做法

①土豆洗净，去皮切片；茄子洗净切块；青椒洗净切片；蒜头洗净切末；葱洗净切段；姜洗净切丝。②油锅烧热，将土豆炸熟捞出，茄子入油锅煸软捞出。③油烧热，下姜、葱、蒜，下青椒、土豆、茄子，加盐炒匀，然后淋入水淀粉出锅。

 功能效用 青椒营养丰富。多食可增强体力，改善怕冷、冻伤、血管性头痛等症状。

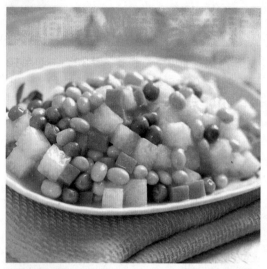

冬瓜双豆

材料 冬瓜200克，青豆50克，黄豆50克，胡萝卜30克，盐4克，味精3克，酱油2毫升。

做法

①冬瓜去皮，洗净，切粒；胡萝卜切粒。②将所有材料入沸水中烫一下，捞出沥水。③起锅上油，加入冬瓜、青豆、黄豆、胡萝卜和所有调味料一起炒匀即可。

功能效用 此菜含有较多的纤维素，对头痛引起的眩晕有缓解作用。

桂圆山药红枣汤

材料 新鲜山药150克，桂圆肉100克，红枣6枚，冰糖适量。

做法

①山药削皮洗净，切小块；红枣洗净。②煮锅加1000毫升水煮开，加入山药块煮沸，再下红枣。③待山药熟透、红枣松软、将桂圆肉剥散加入，待桂圆的香甜味渗入汤中即可熄火，根据个人口味添加冰糖即可食用。

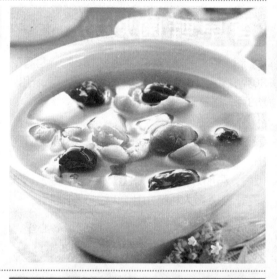

功能效用 此汤对头痛引起的晕眩、神志不清、心神不宁等症状有缓解功效。

薏仁半夏汤

材料 大薏仁25克，半夏15克，百合10克，冰糖适量。

做法

①将半夏、大薏仁、百合洗净。②锅中注入清水、加入半夏、大薏仁、百合，煮35分钟。③最后加入冰糖，煮片刻即可。

功能效用 此汤具有缓解头痛恶寒、身重疼痛，降逆止呕，宁心安神等功效，还可祛风除湿、降压凝血。

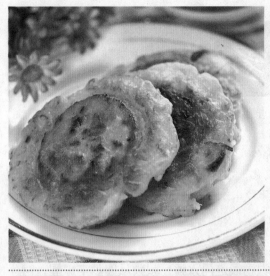

白萝卜饼

材料 白萝卜150克，面粉150克，黏米粉50克，葱60克，盐10克，糖10克。

做法
① 面粉内加入黏米粉；萝卜切成丝放入面粉内。② 加入所有调味料和适量水，用手将所有材料拌匀，成面糊状。③ 煎锅中放上模具，将面糊倒入模具中成饼形。④ 将饼煎至两面金黄色，装盘即可食用。

功能效用 常吃萝卜能缓解恶寒头痛，软化血管，稳定血压。

菊花糖蜜水

材料 杭菊花2匙（约10克），糖蜜1匙（约10毫升），黑糖适量。

做法
① 杭菊花用清水洗净，加水800毫升，上火烧开，滚后小火再煮5分钟。② 滤渣加入糖蜜1匙，调匀即可。

功能效用 此茶有助于改善头痛头晕、发热头疼、目赤昏花等症状，也可疏散风热，平肝明目。

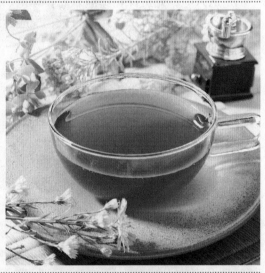

芹菜蔬果汁

材料 西芹菜梗1支，黄番茄1个，葡萄柚1瓣，蜂蜜少许。

做法
① 芹菜洗净、切段；黄番茄洗净、切块；葡萄柚洗净，挤汁。② 将所有材料一起放入果汁机中搅拌均匀。③ 加蜂蜜调味即可。

功能效用 此汁能协助解除积滞在肝脏中的过氧化脂质，减轻肝脏负担，预防脂肪肝、肝炎；并能清肝降火，改善头晕、头痛、失眠、心烦等症状。

失眠多梦

　　失眠多梦是指睡眠质量差，从睡眠中醒来后自觉乱梦纷纭，并常伴有头昏神疲的一种脑科常见病症。

　　失眠多梦的病因主要包括环境的改变、身体疾病、情绪变化、不良习惯以及药物作用等。中医认为，失眠多梦的根源是机体内在变化，常见的如气血不足、情志损伤、阴血亏虚、劳欲过度等。长期失眠多梦会引起免疫力下降，导致肥胖症、神经衰弱和抑郁症，严重者则会出现精神分裂。

典型症状

　　无法入睡，无法保持睡眠状态，早醒、醒后很难再入睡，频频从噩梦中惊醒，常伴有焦虑不安、全身不适、无精打采、反应迟缓、头痛、记忆力不集中等症状。

家庭防治

　　睡眠不好的人应选择软硬、高度适中，回弹性好，且外形符合人体整体正常曲线的枕头，这样的枕头有助于改善睡眠质量，防止失眠多梦的产生。

民间小偏方　　　　壹

【用法用量】将芦荟叶洗净去刺后捣烂取汁，睡前用开水服2小匙芦荟汁，每天坚持服用。

【功效】芦荟镇肝风、清心热、解心烦，此法适用于头痛和失眠症。

民间小偏方　　　　贰

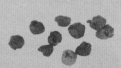

【用法用量】取桂圆肉、酸枣仁各10克，芡实15克，洗净煮汤，睡前饮用。

【功效】补益心脾、养血安神、宁心养肝，适用于失眠健忘、惊悸不安。

● 推荐药材食材 ●

【五味子】

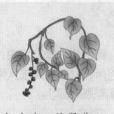

◎益气生津、补肾养心、收敛固涩，适宜盗汗、心悸、多梦、失眠者服用。

【远志】

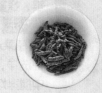

◎安神益智、祛痰开窍，主治失眠多梦、健忘惊悸、神志恍惚、咳痰不爽。

【龙骨】

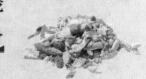

◎重镇安神、平肝潜阳、敛汗固精，主治心悸怔忡、失眠健忘、头晕目眩。

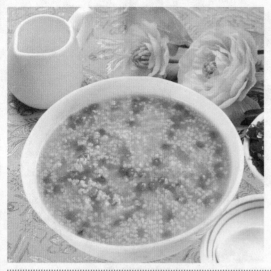

小米绿豆粥

材料 小米150克，绿豆100克，白砂糖20克，清水2000毫升。

做法

①小米洗净，绿豆洗净泡水30分钟备用。②锅中放适量水，加入小米、绿豆，大火煮开。③转用小火煮至小米熟烂，绿豆熟透时，加入白砂糖即可食用。

功能效用 此粥清淡美味，可养心安神、和胃生津、解暑解毒。

冰糖百合

材料 百合300克，冰糖20克，盐3克，白砂糖50克。

做法

①百合泡发洗净，逐片削去黄尖。②锅中放水烧开，放入百合片焯烫至熟，捞出装入碗中，加入白砂糖，上笼蒸12分钟后取出。③锅内加水适量，放入冰糖烧融，加盐，再下百合烧沸，收汁即可出锅。

功能效用 此菜清甜可口，有补中益气、养阴生津、清心除烦的功效。

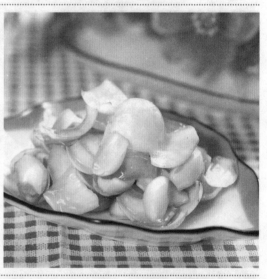

醋熘莴笋

材料 莴笋150克，鸡蛋1个，白糖5克，淀粉15克，食醋4克，酱油5克，蒜末5克。

做法

①莴笋去皮洗净，切片，放入盘中；鸡蛋打散与淀粉一起调成糊。②将莴笋放入鸡蛋碗中裹上糊。③倒入食用油烧至八成热，将莴笋倒入油锅炸成金黄色捞出；原锅留少许油，下蒜末炝锅，加入调味料及莴笋片炒匀，勾芡即可。

功能效用 此菜可清心安神、增进食欲、刺激消化液分泌、促进肠胃蠕动。

葡萄干红枣汤

材料 葡萄干30克，红枣15克，冰糖10克，清水1000毫升。

做法

①葡萄干洗净；红枣去核，洗净。②锅中加适量的水，放入葡萄干和红枣煮至枣烂。③放入冰糖调味即可。

功能效用 此汤口味清甜、有补气益血、滋养身心的功效。

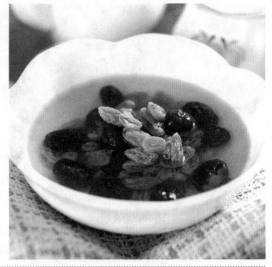

红豆莲藕粥

材料 糯米50克，莲藕80克，红豆40克，莲子20克，果糖15克，冷水1500毫升。

做法

①糯米、红豆分别淘洗干净，浸泡2小时，捞出控水。②莲子洗净，泡软；莲藕洗净，切小丁。③锅中加入水煮沸，加入红豆、糯米、莲子、藕丁，再次煮滚后转小火慢熬2小时。④见粥稠后，加入果糖拌匀即可。

功能效用 健脾和胃、养心安神，对于睡眠障碍、痔疮、脱肛、恶疮有治疗功效。

糯米卷

材料 糯米100克，香芋半个，花生碎50克，盐3克，味精3克，糖6克，生抽少许。

做法

①将糯米洗净，入锅中蒸熟。②将蒸熟的糯米盛入碗中，加入花生碎，再加入盐、味精、糖、生抽拌匀。③然后捏成方块形状；将香芋洗净，切成片状。④用香芋片将方形糯米块包住，将糯米卷上蒸笼蒸熟即可。

功能效用 糯米可补中益气、健脾养胃，对心悸失眠、衰弱体虚均有一定功效。

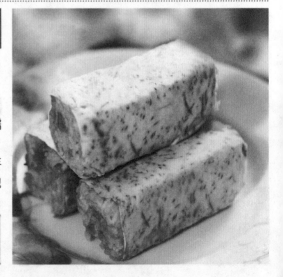

银耳山药甜汤

材料 银耳100克，山药100克，莲子50克，百合50克，红枣6克，冰糖适量。

做法

❶银耳洗净，泡发备用。❷红枣划几刀；山药洗净，去皮，切成块。❸银耳、莲子、百合、红枣同时入锅煮约20分钟，待莲子、银耳煮软，将准备好的山药放入一起煮。❹加入冰糖调味即可。

功能效用 宁心安神、益气、生津。

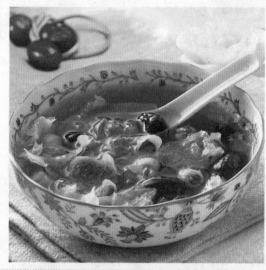

玉竹冰糖粥

材料 粳米100克，鲜玉竹60克，冰糖50克，玉米笋20克，冷水适量。

做法

❶鲜玉竹洗净，去掉根须后切碎，加水煎煮，取浓汁去渣。❷粳米淘洗干净，用冷水浸泡半小时，捞出。❸粳米、玉米笋与玉竹汁一同入锅，先用旺火烧沸，搅拌几下，再用小火熬煮成粥，再放入冰糖，稍煮片刻，即可食用。

功能效用 滋阴润肺，生津止渴，养心安神，可改善睡眠。

芡实茯苓粥

材料 粳米100克，芡实粉、茯苓粉各50克，桂圆肉20克，盐1.5克，温水、冷水各1200毫升。

做法

❶将芡实粉、茯苓粉用温水调成糊。❷粳米淘洗干净，浸泡半小时，控水。❸锅中加冷水，放入粳米、桂圆肉，用旺火烧沸，缓缓倒入芡实茯苓糊，搅匀后用小火熬煮。❹粥成时，加入盐调好味，稍焖片刻即可。

功能效用 消毒解热、利尿通乳、消渴、安神助眠。

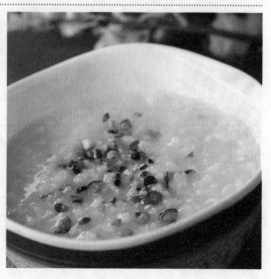

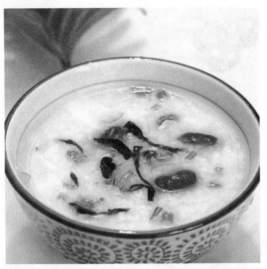

核桃红枣木耳粥

材料 核桃仁、红枣、水发黑木耳各适量，大米80克，白糖4克，葱花适量。

做法

❶大米泡发洗净；木耳泡发，洗净，切丝；红枣洗净，去核，切成小块；核桃仁洗净。❷锅置火上，倒入清水，放入大米煮至米粒开花。❸加入木耳、红枣、核桃仁同煮至浓稠状，调入白糖拌匀，撒上葱花即可。

此粥有补血益气的功效，对失眠有一定的疗效。

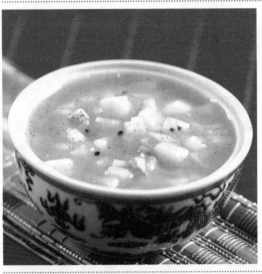

猕猴桃鲜藕羹

材料 猕猴桃100克，鲜藕50克，水淀粉10克，白糖15克，冷水适量。

做法

❶猕猴桃冲洗干净，去皮取瓤，用搅汁机搅成汁，放入碗中。❷鲜藕洗净，切成小丁，放入碗内备用。❸锅内注入适量冷水，上火烧沸，放入猕猴桃汁、鲜藕丁，再开锅时加入水淀粉勾芡，最后加入白糖调匀，盛入碗中即可。

补心健脾，养血安神。适用于心脾不足之精神衰疲、心悸等症。

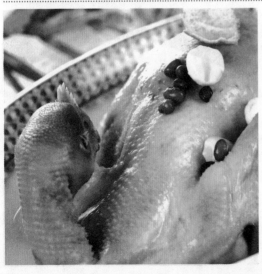

赤小豆莲子清鸡汤

材料 赤小豆100克，莲子50克，陈皮1块，嫩鸡1只，盐少许，冷水适量。

做法

❶将鸡去毛、去内脏、去肥膏，洗净，放滚水煮5分钟；赤小豆、莲子肉和陈皮洗干净，莲子肉保留莲子衣，去莲子心。❷瓦煲加冷水，用文火煲至水滚，放入以上食材，改用中火继续煲3小时，加少许盐调味即可饮用。

养心安神，有助睡眠。

琥珀莲子羹

 材料 莲子200克，桂圆肉100克，冰糖20克，糖桂花10克，温水、冷水各适量。

做法

❶莲子泡发，放入砂锅内，加水用旺火烧沸，改小火炖半小时，捞出备用。❷用一颗桂圆肉包一粒莲子，颗颗包好，放入砂锅内，加冰糖和适量冷水烧沸，撇去浮沫，再改用小火炖至熟烂，倒入糖桂花即成。

| 功能效用 | 调节脑细胞代谢，安眠健脑。 |

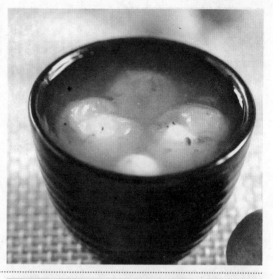

皮蛋瘦肉粥

 材料 大米100克，皮蛋1个，瘦猪肉30克，盐、姜丝、葱花、麻油各适量。

做法

❶大米淘洗干净，放入清水中浸泡；皮蛋去壳，洗净切丁；瘦猪肉洗净切碎。❷锅置火上，注入清水，放入大米煮至五成熟。❸放入皮蛋、瘦猪肉、姜丝煮至粥将成，放入盐、麻油调匀，撒上葱花即可。

| 功能效用 | 此粥具有润肺、安神、养阴止血、降压的食疗作用。 |

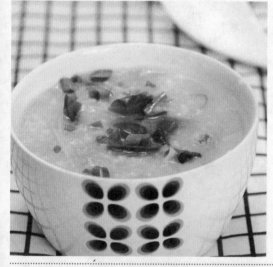

牛奶椰汁

 材料 椰子1个，白糖50克，牛奶100毫升，凉开水200毫升。

做法

❶将椰子肉取出，放入榨汁机中，加入凉开水搅打成汁，取出去渣。❷椰子水倒入沸水锅中，煮滚，加白糖煮至融化。❸将椰子水倒入杯中，加入牛奶拌匀，即可饮用。

| 功能效用 | 调节脑细胞代谢，安眠健脑。 |

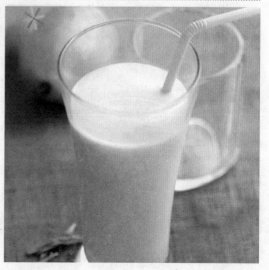

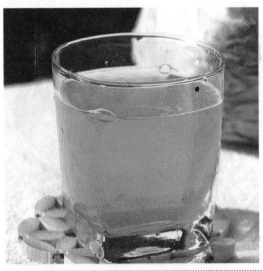

卷心菜菠萝汁

材料 卷心菜150克，菠萝1/4个，苹果1个，柠檬1/2个，蜂蜜15克，冰块4块。

做法

❶卷心菜洗净，切成小片；菠萝、苹果洗净，切小块；柠檬去皮，果肉切块。❷将卷心菜片、菠萝块、苹果块、柠檬块放入榨汁机中榨取汁液。❸将果菜汁倒入杯中，加入冰块和蜂蜜拌匀，即可直接饮用。

 补血养颜，促进睡眠。

红枣桂圆粥

材料 大米100克，桂圆肉、红枣各20克，红糖10克，葱花少许。

做法

❶大米淘洗干净，放入清水中浸泡；桂圆肉、红枣洗净备用。❷锅置火上，注入清水，放入大米，煮至粥将成。❸放入桂圆肉、红枣煨煮至酥烂，加红糖调匀，撒葱花即可。

 红枣、桂圆合在一起煮粥吃，可补养心血，促进睡眠。

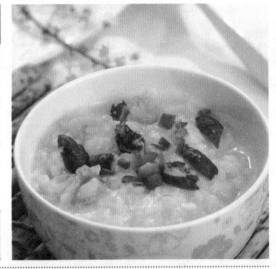

莲子青菜粥

材料 莲子30克，青菜少许，大米100克，糖5克。

做法

❶大米、莲子洗净，用清水浸泡；青菜洗净切丝。❷锅置火上，放入大米、莲子，加适量清水熬煮至粥成。❸放入青菜，加白糖稍煮，调匀便可食用。

 莲子有养心安神的功效，能维持肌肉的伸缩性和心跳节律等作用。

桂圆核桃青菜粥

材料 大米100克，桂圆肉、核桃仁各20克，青菜10克，白糖5克。

做法

①大米淘洗干净，放入清水中浸泡；青菜洗净，切成细丝。②锅置火上，放入大米，加适量清水煮至八成熟。③放入桂圆肉、核桃仁煮至米粒开花，放入青菜稍煮，加白糖稍煮调匀便可。

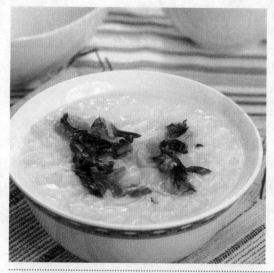

功能效用 桂圆与核桃同煮粥，有补心安神的作用。

红豆核桃粥

材料 红豆30克，核桃仁20克，大米70克，白糖3克，葱花适量。

做法

①大米、红豆均泡发洗净；核桃仁洗净。②锅置火上，倒入清水，放入大米、红豆同煮至开花。③加入核桃仁煮至浓稠状，调入白糖拌匀，撒上葱花即可。

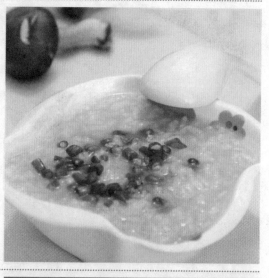

功能效用 此粥有补血安神、促进血液循环的功效，使人体气色红润。

核桃牛奶煮豆浆

材料 核桃肉30克，牛奶、豆浆各100毫升，白糖、冷水各适量。

做法

①将核桃肉洗净，沥干水分。②将核桃肉、牛奶、豆浆一起放入锅内，加入适量冷水。③锅置火上，以大火煮开，改文火煮至粥熟，加入白糖搅拌均匀即可食用。

功能效用 补血补钙，促进脑循环，增强记忆力，改善睡眠。

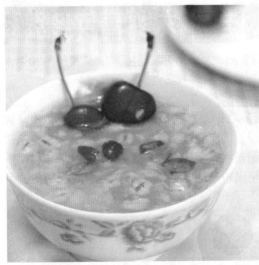

樱桃麦片大米粥

材料 樱桃适量，燕麦片60克，大米30克，白糖12克。

做法

①燕麦片、大米泡发洗净；樱桃洗净，切碎。
②锅置火上，注入清水，放入燕麦片、大米，用大火煮至熟烂。③放入樱桃，用小火煮至粥成，加入白糖调味即可食用。

功能效用 此粥有补中益气、增强免疫力、镇静安神的作用。

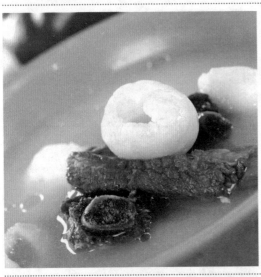

荸荠荔枝排骨汤

材料 荸荠100克，荔枝肉50克，红枣10颗，排骨250克，老姜、盐少许。

做法

①将排骨洗干净，待锅中水煮沸后将排骨投入，并将老姜切片，投入5～6片，转文火炖煮。②荸荠削皮、对切成半。③排骨汤煮1小时后，加进荸荠、荔枝肉和红枣，调文火继续熬煮30分钟，食用前添加少许盐调味即可。

功能效用 补钙健脑，养心安神，可改善睡眠。

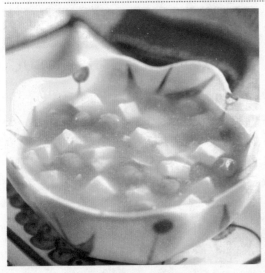

香菌豆腐羹

材料 豆腐2块，青豆、洋菇各30克，洋葱50克，盐1.5克，胡椒粉1克，色拉油3克。

做法

①豆腐切丁；洋菇、洋葱分别洗净，切碎。
②锅内下色拉油烧热，加入洋菇、洋葱炒熟，加入冷水，加盖焖煮，将煮透的材料放入榨汁机打成糊。③将打好的糊加热煮滚，加入豆腐丁、青豆稍煮，调味勾薄芡即可。

功能效用 镇静安神，消除肌肉酸痛，改善失眠，止头痛，可缓解压力。

胡萝卜瘦肉粥

 材料 大米、猪肉、胡萝卜、盐、香油、胡椒粉、葱花各适量。

做法

①大米洗净，用清水浸泡；猪肉洗净切片；胡萝卜煮熟切成小丁。②锅置火上，注入清水，放入大米、胡萝卜煮至七成熟。③再放入猪肉煮至粥成，加盐、香油、胡椒粉调匀，撒上葱花即可。

功能效用 此粥有益精补气、补中益气、清热解毒的作用。

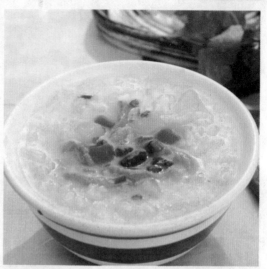

玉米瘦肉粥

 材料 猪肉、玉米粒、红枣、大米、银杏、盐、味精、葱花各适量。

做法

①玉米粒洗净；猪肉洗净，切丝。红枣洗净，去核，切碎；大米淘净，泡好。②锅中注水，下入大米、玉米粒、银杏、红枣，旺火烧开，改中火，下入猪肉煮至猪肉变熟。③熬煮成粥，加调味料，撒上葱花即可。

功能效用 玉米与瘦肉同熬煮成粥，具有润肺平喘、镇静安神的功效。

菖蒲猪心汤

 材料 石菖蒲8克，丹参、远志各10克，当归5片，红枣6颗，猪心1个，盐、葱花各适量。

做法

①猪心洗净，氽水，去除血水，煮熟，捞出切片。②将药材和红枣置入锅中加水熬成汤。③将切好的猪心放入已熬好的汤中煮沸，加盐、葱花即可。

功能效用 宁神益志，开窍醒神，化湿和胃，可辅助治疗心烦失眠、热病神昏、痰厥、健忘、耳鸣等症。

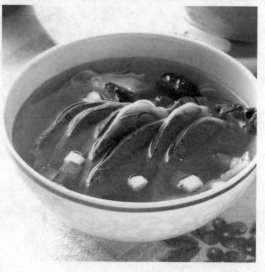

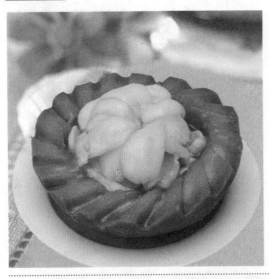

金瓜百合甜点

材料 百合50克，金瓜250克，白糖10克，蜂蜜15克。

做法

❶金瓜洗净，先切成两半，然后用刀在瓜面切锯齿形状的刀纹。❷百合洗净，逐片削去黄尖，用白糖拌匀，放入勺状的金瓜中，放入蒸锅中，煮开后转小火，约蒸8分钟即可。❸熟后取出，淋上备好的蜜汁即可。

 功能效用 此品滋阴泻火，养心安眠。

养心安神茶

材料 五味子、旱莲草各10克，刘寄奴5克，白糖适量。

做法

❶将五味子、旱莲草、刘寄奴洗净备用。❷将所有药材放入杯中，加入沸水后盖上杯盖。❸15分钟后即可加糖饮用。

 功能效用 养心安神，破瘀散结。适用于心血瘀滞、心神不宁，心口常有隐痛或刺痛者。

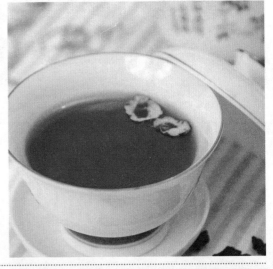

瘦肉生姜粥

材料 生姜、猪瘦肉、大米、料酒、葱花、盐、味精、胡椒粉各适量。

做法

❶生姜洗净，去皮，切末；猪肉洗净，切丝，用盐腌15分钟；大米淘净，泡好。❷锅中放水，下入大米，大火烧开，改中火，下入猪肉、生姜，煮至猪肉变熟。❸待粥熬化，加盐、味精、胡椒粉、料酒调味，撒上葱花。

 功能效用 此粥有很好的增强免疫力、补气安神的功效。

抑郁症

　　抑郁症是一种心境障碍，其病因多种多样，是遗传、生物、心理和社会等因素相互作用共同造成的结果。

　　抑郁症患者常常情绪低落、悲观，缺乏自信，缺乏主动性，承受着极大的精神和躯体痛苦。抑郁症属中医"郁证"范畴，主要是由情志所伤、肝气郁结，引起五脏气机不和，肝、脾、心三脏受累以及阴阳气血失调所致。

典型症状

　　思维迟缓、寡言少语、睡眠障碍，常个人独处，运动受抑制，不爱活动，长期悲观厌世，重症患者容易产生自杀念头和行为。

家庭防治

　　早晚练习观息法，平躺在床上或盘腿而坐，轻轻闭上双眼，利用腹部的扩张和收缩带动膈膜的上升和下降，带动肺泡呼吸空气。起初每次持续20分钟，之后可延长到40分钟至1小时。

民间小偏方　　壹

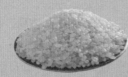

【用法用量】取绿萼梅3克，粳米30～60克。将粳米淘净，加水煮成稀粥，加入洗净的绿萼梅，稍煮片刻，盛出食用。

【功效】疏肝解郁、理气和中，主治精神抑郁、头昏脑涨、疲倦乏力等。

民间小偏方　　贰

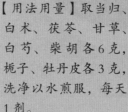

【用法用量】取当归、白术、茯苓、甘草、白芍、柴胡各6克，栀子、牡丹皮各3克，洗净以水煎服，每天1剂。

【功效】补血养血、健脾燥湿、宁心安神，有清肝泻火、顺气解郁的作用。

推荐药材食材

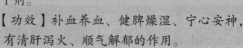

【百合】

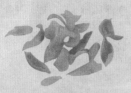

◎宁心安神、清火润肺，用于阴虚久咳、虚烦惊悸、失眠多梦、精神恍惚。

【柏子仁】

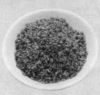

◎滋养心肝、益胆气，治烦热、长期失眠、心慌心悸。

【麦冬】

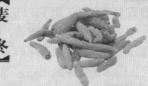

◎清心润肺、益胃生津、清心除烦，主治肺燥干咳、肠燥便秘、心烦失眠。

当归郁金猪蹄汤

材料 当归10克，郁金15克，猪蹄250克，红枣5颗，生姜15克，盐适量。

做法

❶将猪蹄刮去毛，处理干净后洗净，在沸水中煮2分钟，捞出，斩块。❷当归、郁金、生姜洗净，将生姜拍裂。将除盐外的全部材料放入锅内，加适量水大火浇沸后转成小火煮2～3小时。❸待猪蹄熟烂后加入适量盐调味即可。

功能效用 此品理气活血、疏肝解郁。

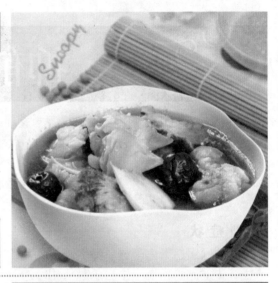

木瓜雪蛤羹

材料 枸杞子15克，白芍8克，木瓜150克，雪蛤50克，冰糖适量。

做法

❶木瓜洗净，去皮，切小块待用。❷雪蛤泡发；枸杞子、白芍洗净待用。❸锅中倒入清水，放雪蛤、白芍，大火烧开，转小火将雪蛤炖烂，放入木瓜、冰糖、枸杞子，炖至木瓜熟即可。

功能效用 滋阴养心，解郁除烦。用于心神不宁、心悸虚烦、失眠多梦、郁郁寡欢。

玫瑰香附茶

材料 玫瑰花、香附各5克，冰糖1大匙。

做法

❶玫瑰花洗净，沥干。❷香附以清水冲净，加2碗水熬煮约5分钟，滤渣，留汁。❸将备好的药汁加热，置入玫瑰花瓣，加入冰糖，搅拌均匀，待冰糖全部融化后，药汁会变黏稠，搅拌均匀即可。

功能效用 理气活血，疏肝解郁。用于肝气郁结，常有胸胁胀痛或刺痛者，心情郁闷等症。

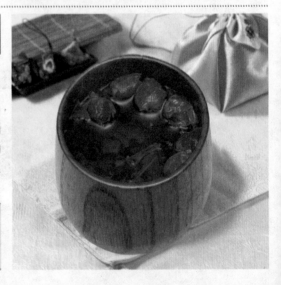

莲心香附茶

材料 莲心3克，香附9克。

做法

❶将莲心、香附分别放入清水中冲洗干净，倒入洗净的锅中。❷加入350毫升水，先以大火煮，水开后转小火慢煮至约剩250毫升，即可饮用，不必久煮久熬。

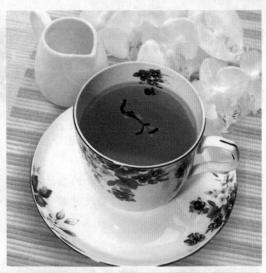

功能效用 本品可理气解郁、强心降压、调经止痛。对抑郁症、高血压、月经不调、经闭、经痛有一定的食疗作用。

柴胡白菜汤

材料 柴胡15克，白菜200克，盐、味精、香油各适量。

做法

❶将白菜洗净，掰开；柴胡洗净，备用。❷在锅中放水，放入白菜、柴胡，用小火煮10分钟。❸出锅时放入盐、味精，淋上香油即可。

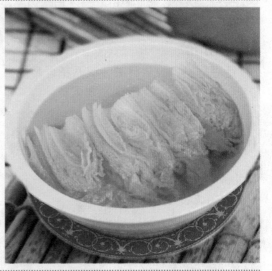

功能效用 此汤具有和解表里、疏肝理气、降低血脂的功效，可辅助治疗脂肪肝、抑郁症等。

佛手瓜白芍瘦肉汤

材料 鲜佛手瓜200克，白芍20克，猪瘦肉400克，蜜枣5枚，盐3克。

做法

❶佛手瓜洗净，切片，汆水。❷白芍、蜜枣洗净；猪瘦肉洗净，切片，飞水。❸将清水800毫升放入瓦煲内，煮沸后加入全部材料，大火开滚后，改用小火煲2小时，加盐调味。

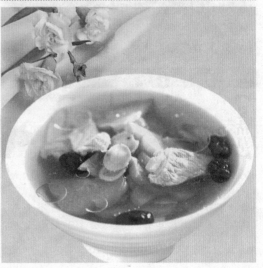

功能效用 此汤可补血养肝，对肝血不足，心神失养的抑郁症患者大有益处。

头晕耳鸣

　　头晕和耳鸣是很常见的症状，由多种疾病引起，如脑部病变、耳源性疾病、心脑血管病、颈椎病、精神病等。除疾病之外，过度疲劳、睡眠不足、情绪过于紧张等因素也容易导致头晕耳鸣的发生。

　　头晕耳鸣不仅会影响患者的生活与工作，也会给患者带来精神上和生理上的巨大痛苦。患上头晕耳鸣症时，要及时前往医院做详细的检查，尽快找出病因，并积极地配合治疗。

典型症状

　　头昏、头痛、恶心呕吐、耳内有嗡嗡声，并且常常伴有耳痛、失眠、听力下降、厌食等症状。

家庭防治

　　定息静坐，咬紧牙关，以两指捏鼻孔，怒睁双目，使气窜入耳窍，至感觉轰轰有声为止。每日数次，连做 2～3 天。

民间小偏方　　　　　壹

【用法用量】取大米50克，蓠栏(中药)25克，带壳鸡蛋1个，洗净煮成稀粥，去蓠栏渣和蛋壳，每日分2次食用药粥和鸡蛋。

【功效】治疗头晕头痛，辅助降低血压。

民间小偏方　　　　　贰

【用法用量】酸枣仁30克洗净，加水研碎，取汁100毫升；生地30克洗净，煎汁100毫升。大米100克洗净煮粥，粥熟后加酸枣仁汁、生地汁，每天服用1次。

【功效】滋阴清热、益气健中，治疗阴虚内热、虚火上扰型头晕耳鸣等。

● 推荐药材食材 ●

【夏枯草】
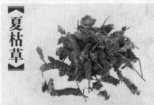
◎清肝火、散郁结，主治头痛、头晕、烦热耳鸣。

【生地黄】
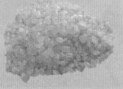
◎滋阴清热、凉血补血，用于阴虚火旺、头晕目眩、化脓性中耳炎。

【鳝鱼】
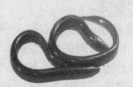
◎补肝肾、益气血、强筋骨，头晕耳鸣、筋骨无力者可长期食用。

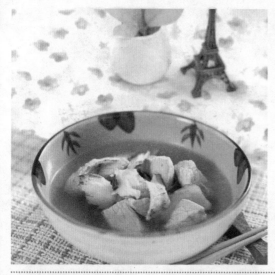

归芪白芍瘦肉汤

材料 当归、黄芪各20克，白芍10克，猪瘦肉60克，盐适量。

做法

①将当归、黄芪、白芍分别用清水洗净，备用；猪瘦肉洗净，切块，备用。②锅洗净，置于火上，注入适量清水，将当归、黄芪、白芍与猪瘦肉一起放入锅内，炖熟。③最后加盐调味即可。

功能效用 此汤可补气活血、疏肝和胃。对体质虚弱、肝炎、月经不调等症有食疗作用。

女贞子首乌鸡汤

材料 何首乌、女贞子各15克，当归、白芍各9克，茯苓8克，川芎6克，鸡1500克，小茴香2克，葱段、盐、姜末各10克，料酒20毫升。

做法

①鸡处理干净。②全部药材洗净，装入纱布袋。③将鸡肉和纱布袋放进炖锅内，加入3000毫升水，置大火上烧沸，改用小火炖1小时后加入小茴香、葱段、盐、姜、料酒即可。

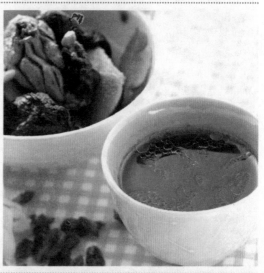

功能效用 此汤可补肝益肾、养血祛风。对眩晕耳鸣、腰膝酸软有食疗作用。

枸杞人参酒

【材料准备】

 枸杞子180克　人参12克　白酒5升

 冰糖200克　熟地黄60克

【功能效用】益气补血，养心安神，活血通络，清热生津。主治肾气不足所致的健忘耳鸣、头晕目眩、腰膝酸痛、贫血、阳痿早泄、食少倦怠、须发早白等。

【使用方法】口服。每日2次，每次15毫升。

【制作过程】

①把人参用湿布润软后切片，与捣碎的枸杞子、熟地黄同入布袋，再入容器，加白酒密封浸泡15日，至药材色淡味薄后去布袋，每日晃1次；
②把冰糖入锅，加适量清水加热融化煮沸，炼至色黄时，趁热用纱布过滤去渣，放在一边使其自然冷却；
③把炼好的冰糖浆加入药酒中搅拌均匀，静置后即可饮用。

龙骨牡蛎炖鱼汤

材料 鲭鱼1条，龙骨、牡蛎各50克，盐2克，葱段适量。

做法

①龙骨、牡蛎冲洗干净，入锅加1500毫升水熬成高汤，熬至约剩3碗，捞弃药渣。②鱼去腮、肚后洗净，切段，拭干，入油锅炸至酥黄，捞起。③将炸好的鱼放入高汤中，熬至汤汁呈乳黄色时，加葱段、盐调味即成。

 功能效用 此汤可平肝潜阳、补虚安神、敛汗固精。

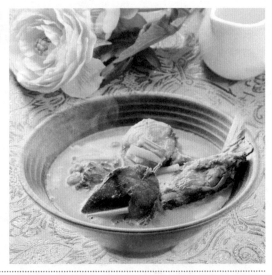

阿胶猪皮汤

材料 阿胶25克，葱白15克，猪皮500克，姜丝、花椒水、绍酒、味精、盐、酱油、蒜末、香油各适量。

做法

①将阿胶加绍酒，上蒸笼蒸化。②猪皮洗净放锅内煮透，捞出用刀将里外刮干净，切成宽条。③锅内加开水，下猪皮、阿胶及所有调味料，用旺火烧开，转慢火熬30分钟即可。

 功能效用 此汤有补血安胎的功效，对气血亏虚引起的妊娠胎动不安有一定作用。

灵芝蒸猪心

材料 猪心1个，灵芝20克，姜片适量，盐5克，麻油少许。

做法

①将猪心剖开洗净切片，灵芝去柄，洗净切碎，同放于大瓷碗中，加入姜片、精盐和清水300毫升，盖好。②隔水蒸至酥烂，下盐，淋麻油即可。

 功能效用 本品具有补虚、安神定惊、养心补血之功效，可改善心悸失眠、头晕目眩、面色无华等症状。

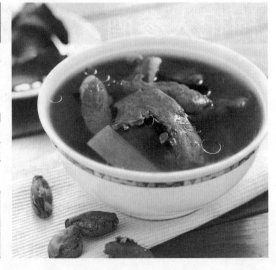

天麻鱼头汤

材料 鱼头1个，天麻15克，茯苓2片，枸杞子10克，葱段适量，米酒1汤匙，姜5片，盐少量。

做法

❶天麻、茯苓洗净，入锅中，加水5碗，熬成3碗。❷鱼头用开水汆烫一下，捞起，备用。❸将鱼头和姜片放入煮开的天麻、茯苓汤中，待鱼煮至快熟，放入枸杞子、米酒，微煮片刻，放入葱段，加盐调味即可。

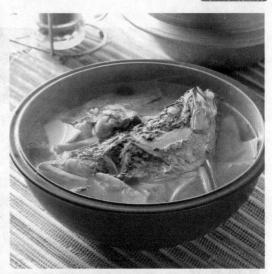

功能效用 此汤可平肝熄风、健脑安神。对偏正头痛、眩晕、肢体麻木有食疗作用。

补益杞圆酒

【材料准备】

 枸杞子60克　 龙眼肉60克　 白酒500毫升

【功能效用】 养肝补肾，补益精血，养心健脾。适用于肾虚血虚所致的头晕目眩、腰膝酸软、乏力倦怠、健忘失眠、神志不宁、目昏多泪、食欲不佳等症。

【制作过程】

❶把枸杞子和龙眼肉捣碎，装入洁净纱布袋中；

❷把装有药材的纱布袋放入合适的容器中，倒入白酒后密封；

❸每日摇动数次；

❹浸泡约10日后拿掉纱布袋即可饮用。

【使用方法】 口服。每日2次，每次10～20毫升。

菊花酒

【材料准备】

 菊花500克　 糯米1千克　 生地黄200克

 枸杞子200克　 当归200克　 酒曲适量

【功能效用】 菊花具有预防心脑血管疾病的功效。此款药酒具有延缓衰老、疏风清热、滋阴健脑、养肝明目的功效。适用于头晕目眩、耳鸣耳聋、头风、手足震颤等。

【制作过程】

❶把上述药材放入锅中，加水煎汁，过滤待用；

❷把糯米用水浸后沥干，放入锅中，熬煮至半熟后凉凉；

❸把药汁倒入冷却后的糯米中，加入酒曲，搅拌均匀后密封；

❹用稻草或棉花围在四周保温使其发酵，约7日后味甜即可饮用。

【使用方法】 口服。每日2次，每次20毫升。

神经衰弱

神经衰弱是由于大脑神经活动长期处于紧张状态，导致大脑神经功能失调而造成的精神和身体活动能力减弱的疾病。

超负荷的体力或脑力劳动引起大脑皮层兴奋和抑制功能紊乱，是引起神经衰弱症的主要原因，因而脑力劳动者多为神经衰弱的高发人群。感染、营养不良、内分泌失调、颅脑创伤、躯体疾病以及长期的心理冲突和精神创伤等也都会诱发神经衰弱。

神经衰弱属中医"郁证"、"心悸"、"不寐"或"多寐"范畴，多因情绪紧张、暴受惊骇或素体虚弱、心虚胆怯引起心神不安所致。

典型症状

精神易兴奋、易疲劳、过度敏感、睡眠障碍、情绪不稳定、多疑焦虑，常伴有头昏、眼花、心悸、心慌、消化不良等症状。

家庭防治

安排有规律的生活、学习和工作，提倡科学用脑，防止大脑过度疲劳；坚持适当的体育锻炼，如打球、游戏、体操等，培养开朗乐观的精神。

民间小偏方　壹

【用法用量】何首乌15～30克，或加络石藤、合欢皮各15克，洗净以水煎服，每天1剂，晚上服。

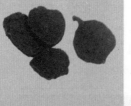

【功效】补肝肾、养脑安神，适用于神经衰弱。

民间小偏方　贰

【用法用量】菊花、炒决明子若干，洗净代茶泡服。

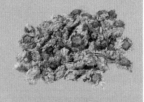

【功效】明目、止眩、止痛，适用于神经衰弱。

· 推荐药材食材

莲子

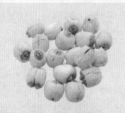

◎健脾补胃、养心安神，主治心烦失眠、脾虚久泻、神志不清。

酸枣仁

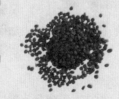

◎宁心安神，主治阴血不足、心悸怔忡、失眠健忘、体虚多汗。

天麻

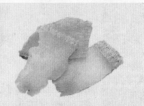

◎平肝潜阳、祛风通络，可用于治疗神经衰弱和神经衰弱综合征。

芹菜素肉蒸饺

材料 芹菜200克，素肉300克，白面800克，食用油、鲜汤适量，盐8克，味精8克，酱油5毫升，香油3毫升，十三香2克。

做法

①将面和成面团，醒5分钟。②芹菜择洗净，和素肉一起剁成泥，调入调味料、食用油、鲜汤拌成馅备用。③将面团擀成面皮，加入适量馅，包成饺子，上笼蒸10分钟即可。

功能效用 芹菜对神经衰弱、高血压、水肿、妇女月经不调有辅助治疗作用。

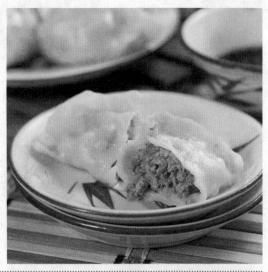

莲子百合汤

材料 莲子50克，百合10克，黑豆300克，陈皮1克，淡奶或鲜椰汁适量，冰糖100克。

做法

①莲子浸泡2小时；百合浸泡、冲净，黑豆洗净，再用滚水浸泡1小时。②水烧滚，放入黑豆，用大火煲半小时，加莲子、百合、陈皮，用中火煲45分钟。③改用慢火煲1小时，放冰糖、待融，加入椰汁或淡奶即可。

功能效用 此汤对神经衰弱引起的失眠健忘、心烦焦躁等症有缓解功效。

炝拌三丝

材料 莴笋500克，胡萝卜250克，红辣椒50克，葱花、姜末各5克，花椒油25毫升，盐15克，醋10毫升。

做法

①将莴笋削去皮洗净，直刀切成细丝；胡萝卜洗净，切丝；辣椒洗净，切丝。②将三种丝放入盘内，上浇花椒油。③加入盐、醋、葱花、姜末，所有材料一起拌匀即可。

功能效用 莴笋具有安神镇静作用，且没有毒性，最适宜神经衰弱失眠者。

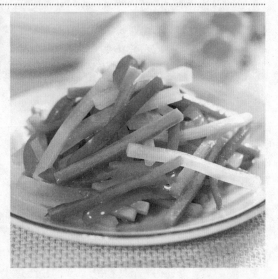

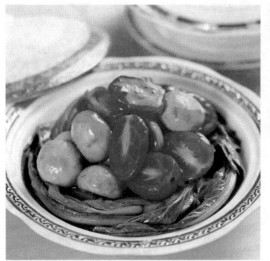

蘑菇菜心炒圣女果

材料 木耳菜200克，蘑菇100克，圣女果100克，盐5克，味精3克，白糖3克。

做法

①蘑菇去蒂洗净；木耳菜择去黄叶，洗净；圣女果洗净，对切。②将木耳菜入沸水中稍烫，捞出。③净锅上火加油，下入蘑菇、圣女果翻炒，再下入木耳菜和所有调味料炒匀即可。

 功能效用 菜心性微寒，常食具有除烦解渴、利尿通便和清热解毒之功效。

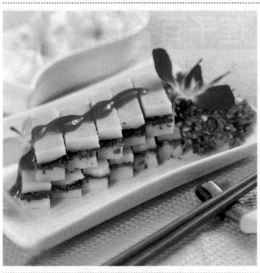

土豆豆沙糕

材料 大米粉125克，土豆100克，豆沙50克，杏仁25克，白糖50克。

做法

①土豆去皮，压成泥；白糖加水融化。②大米粉、土豆泥加糖水搅拌，揉成米团。③案板洗净，抹一层熟植物油，将一半米团平铺在案板上，加豆沙抹平，再铺上杏仁，用余下的米团平铺在上面。放入蒸锅蒸熟即可。

 功能效用 土豆能促进脾胃的消化功能，让肠胃在睡眠时能得到好的休息。

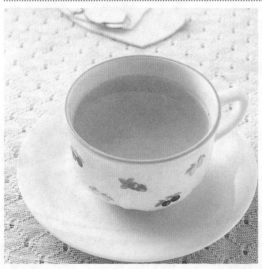

白芷果醋茶

材料 茯苓10克，白芷10克，水果醋10毫升，冰糖少许。

做法

①茯苓、白芷用清水清洗干净。②茯苓、白芷加水500毫升煮至约剩300毫升后，取汁去渣待冷，加入水果醋和适量冰糖即可饮用。

 功能效用 此茶可治疗失眠健忘、心悸不安，具有安神养心、健脾补中的功效，对改善睡眠有一定的作用。

龙眼百合蜜汤

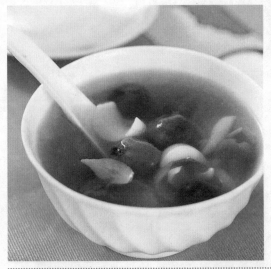

材料 干龙眼250克，蜂蜜250克，百合40克，鲜姜汁2汤匙。

做法

①干龙眼去壳，再将龙眼肉、百合洗净。②龙眼、百合放入锅内，加水适量，煎煮至熟烂。③加入姜汁，文火煮沸，待冷至65℃以下时，放入蜂蜜调匀即可。

功能效用 此汤适宜思虑过度、心神失养引起的神经衰弱、健忘失眠、心慌心跳患者。

杜仲五味子茶

材料 炒杜仲10克，五味子3克，蔗糖30克。

做法

①炒杜仲与五味子加水1000毫升。②水开后小火再煮20分钟，滤渣后加蔗糖调味即可。

功能效用 此茶对神经衰弱引起的失眠、头晕、头痛、眼花等症状有可靠疗效，对中枢神经系统有兴奋与强壮作用，能改善人的智力活力，提高工作效率。

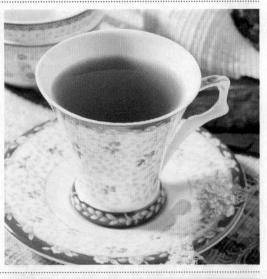

虫草炖甲鱼

材料 冬虫夏草5枚，甲鱼1只，料酒、盐、葱末、姜丝、蒜瓣、鸡汤各适量。

做法

①甲鱼洗净切块；冬虫夏草洗净。②将块状的甲鱼放入锅内煮沸，捞出备用。③甲鱼放入砂锅中，放虫草，加料酒、盐、葱末、姜丝、蒜瓣、鸡汤，炖2小时，取出，拣出葱、姜即成。

功能效用 补虚损、益精气、解肝郁、安心神。

百合汁

材料 鲜百合100克，椰奶30克，姜片15克，冰糖、冰块各适量。

做法
①将百合洗净，用热水煮熟后，以冷水浸泡片刻，沥干备用。②将百合、姜片、椰奶与冰糖倒入搅拌机中，加350毫升冷开水搅打成汁。③将果菜汁倒入杯中，加入适量冰块即可。

功能效用 润肺止咳、宁心安眠，有缓解神经衰弱的功效，能改善睡眠状况。

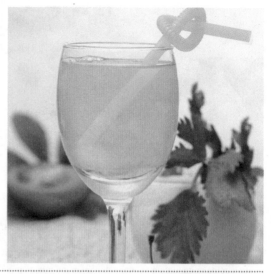

龙眼花生汤

材料 龙眼肉25克，生花生30克，糖适量。
做法
①将龙眼去壳，取肉备用。②生花生洗净，再浸泡20分钟。③锅中加水，将龙眼肉和花生一起下入，煮30分钟后，加糖调味即可。

功能效用 此汤能养血补脾、健脑益智。对失眠心悸、神经衰弱、病后需要调养及体质虚弱的人有良好的食疗作用。对于预防心脏病、高血压和脑出血有食疗作用。

桂圆红枣粥

材料 桂圆6个，红枣3颗，大米60克，清水1800毫升。
做法
①将桂圆剥去果皮，去核取肉。②红枣、大米洗净，入锅，加水适量，放入桂圆肉，一并煮粥。

功能效用 养心安神、健脾补血，适用于心血不足的心悸、神经衰弱、自汗盗汗等症。

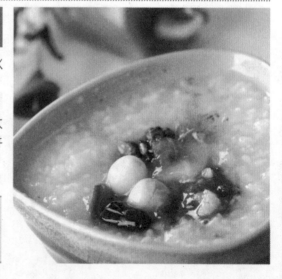

三叉神经痛

三叉神经痛，也称为"脸痛"，指的是局限于三叉神经支配区域内反复发作的短暂的阵发性剧烈神经痛。三叉神经痛分为原发性三叉神经痛和继发性三叉神经痛。原发性三叉神经痛的病机尚不明确，其病变部位可能是在三叉神经半月节感觉根内。继发性三叉神经痛，多由颅内、外各种器质性疾病所引起。三叉神经痛属中医"面痛""头风"或"偏头疼"等范畴，主要是由劳累体虚，风寒、湿热外侵，或肝郁气滞，血瘀、经络阻塞所致。另外，家庭遗传也有一定影响。

典型症状

三叉神经分布区域骤发、骤停，疼痛剧烈如闪电样、刀割样、烧灼样，伴有同侧眼或双眼流泪、流口水、面潮红、面肌抽搐、结膜充血等症。严重者身体虚弱，卧床不起。

家庭防治

注意头、面部保暖，避免局部受冻、受潮，不用太冷、太热的水洗面。患者宜选择质软、易嚼食物，避免咀嚼诱发疼痛。

民间小偏方 壹

【用法用量】取白芍、麦冬、元参、桑白皮各30克，白茅根、双花、生甘草、石斛各10克，桑叶、菊花、竹茹各4克，山豆根5克，洗净以水煎服。每日1剂。

【功效】清热降火，缓解疼痛。

民间小偏方 贰

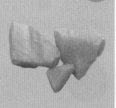

【用法用量】取生石膏15～60克，细辛3克，洗净以水煎服。

【功效】适用于三叉神经痛风寒阻络症。

· 推荐药材食材 ·

白芍

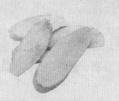

◎养血柔肝、缓中止痛，主治自汗、盗汗、偏头痛、眩晕。

白芷

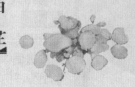

◎祛风散寒、通窍止痛，用于治疗头痛、偏头痛、牙痛、鼻渊、痈疽疮疡。

北沙参

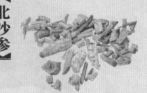

◎养阴清肺、益胃生津，用于治疗肺热燥咳、劳嗽痰血、热病津伤口渴。

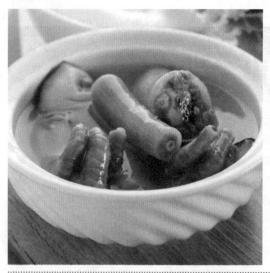

白芍猪尾汤

材料 白芍10克，吴茱萸10克，猪尾1条，鸡爪50克，鸡汤1000克，姜、料酒、白糖、盐适量。

做法

① 将猪尾洗净砍成段；鸡爪洗净切成块；白芍、吴茱萸洗净。② 锅中加水，下入猪尾、鸡爪焯去血水。③ 将鸡汤倒入锅内，煮沸后加入猪尾、生姜片、料酒、鸡爪、白芍、吴茱萸，炖熟后加入白糖、盐调味即可。

功能效用 本方具有行气活血，散寒止痛的功效，可缓解寒凝血瘀型三叉神经痛。

羌活鸡肉汤

材料 羌活15克，红枣5枚，川芎10克，鸡肉150克，盐2小匙。

做法

① 鸡肉洗净，剁块；羌活、川芎洗净，装进干净纱布袋、扎紧；红枣洗净。② 将鸡肉放入沸水中汆烫。③ 将以上材料放入锅中，加7碗水大火煮开，转小火炖30分钟，起锅前取掉纱布袋丢弃，加盐调味即可。

功能效用 本方具有行气活血、祛湿止痛的功效。对三叉神经痛有较好的效果。

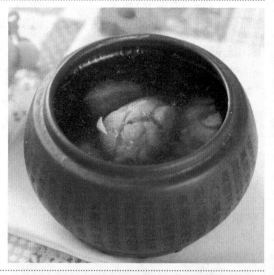

石膏沙参茶

材料 生石膏30克，石斛15克，川牛膝9克，沙参15克，白糖少许。

做法

① 将石斛、沙参、川牛膝洗净。② 再把所有药材放进锅中，加适量水，煎水取汁。③ 最后可加上少许白糖调味。

功能效用 本方可以滋阴、清热，适用于阴虚胃热之三叉神经痛。

阿尔茨海默病

阿尔茨海默病即所谓的老年痴呆症，是一种进行性发展的致死性神经退行性疾病，临床表现为认知和记忆功能不断恶化，日常生活能力进行性减退，并有各种神经精神症状和行为障碍。据中国阿尔茨海默病协会2011年的公布调查结果显示，全球有约3650万人患有阿尔茨海默病，每7秒就有一个人患上此病，平均生存期只有5.9年，是威胁老人健康的"四大杀手"之一。阿尔茨海默病多起病于老年期，潜隐起病，病程缓慢且不可逆，临床上以智能损害为主。

典型症状

记忆力减退：经常丢三落四，特别是对刚刚发生过的事情也没有记忆。日常生活能力下降：病人对日常生活活动愈来愈感到困难。智力低下：学习新东西的能力减退，不能用适当的语言表达，甚至外出经常迷路。

家庭防治

尽量利用各种机会活动手指，如双手转健身球、转核桃以及弹钢琴等；多做益智类题目；常喝绿茶。

民间小偏方　壹

【用法用量】芍药40克，川芎、泽泻各34克，茯苓、白术各22克，当归20克，将上述药材洗净研成粉末，每次服10克，早晚各1次，温开水送服。

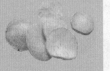

【功效】本方对单纯痴呆型患者疗效最佳。

民间小偏方　贰

【用法用量】桂圆10个，红枣10个，洗净放适量水煎服，每晚睡前服用。

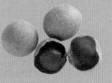

【功效】适用于阿尔茨海默病（老年性痴呆）患者夜间失眠、易惊、烦躁不宁。

• 推荐药材食材 •

【人参】

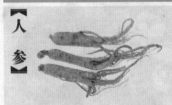

◎补五脏，安精神，止惊悸，除邪气，明目，开心益智。

【刺五加】

◎提取物能改善神经系统的功能，并能延缓衰老、抗炎防癌。

【石菖蒲】

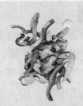

◎舒心气、怡心情、益心志，借以宣心思之结而通神明。

北京炒疙瘩

材料 高筋面粉400克，香菇20克，胡萝卜20克，黄瓜20克，盐5克，味精1克，醋3克，油20克，蒜末10克。

做法

❶高筋面粉加水和匀，制成小丁；胡萝卜、香菇、黄瓜切丁，蒜去皮剁蓉。❷锅中注入水烧开，放入面疙瘩，煮熟后备用。❸锅上火，油烧热，炒香所有食材加入疙瘩，加入调味料炒匀即可。

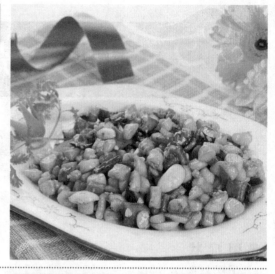

 功能效用 黄瓜所含的维生素 B_1 有利于调节大脑神经，可防止、延缓中老年痴呆。

桑叶清新茶

材料 大青叶5克，桑叶5克，麦门冬10克，蔬果酵素粉1包。

做法

❶青叶、桑叶、麦门冬加水800毫升（约4碗清水）煮成400毫升。❷取汁去渣待冷，加入蔬果酵素粉拌匀即可。

 功能效用 麦门冬是有效的滋养强壮剂，可清肺养阴、益胃生津、除烦宁心、益智补虚。常用于治疗老年痴呆症。

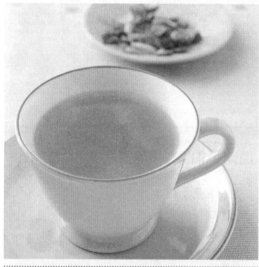

紫菜蛋花汤

材料 紫菜250克，鸡蛋2个，盐5克，味精3克，姜5克，葱2克。

做法

❶将紫菜用清水泡发后，捞出洗净；葱洗净，切花；姜去皮，切碎。❷锅上火，加入水煮沸后，下入紫菜。❸待紫菜再沸时，打入鸡蛋，至鸡蛋成形后，放入姜末、葱花，调入调味料即可。

 功能效用 此汤适用于老年痴呆患者饮食辅助治疗。

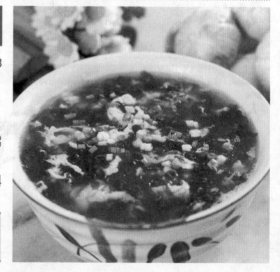

雷沙汤圆

材料 汤圆300克，花生米100克，黄豆100克，白砂糖50克。

做法

① 花生米与黄豆入锅炒熟，研成粉末，加入白砂糖拌匀备用。② 汤圆入沸水锅中煮2~3分钟，捞出。③ 将汤圆裹上花生米与黄豆粉摆盘即可。

| 功能效用 | 花生米中的卵磷脂是神经系统所需要的重要物质，能延缓脑功能衰退。 |

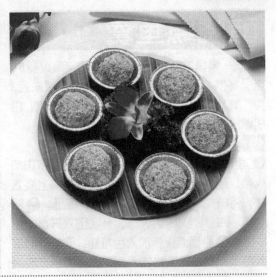

臭豆腐蒸毛豆

材料 臭豆腐6块，毛豆约200克，蒜10克，辣椒酱50克，料酒10克，盐5克，味精2克，麻油少许。

做法

① 将臭豆腐洗净，切小块。② 毛豆洗净，装入碗中，用臭豆腐围边。③ 加入调味料上笼蒸熟即可。

| 功能效用 | 臭豆腐可以预防老年痴呆。 |

女贞子蜂蜜饮

材料 女贞子20克，蜂蜜30克。

做法

① 将女贞子放入锅中，加适量水。② 文火煎煮30分钟，去渣，取汁。③ 依个人口味调入蜂蜜即可。

| 功能效用 | 此茶能滋补肝肾，软化血管。主治肝肾阴虚型动脉硬化、症见头晕目眩、腰酸耳鸣、须发早白、遗精、便秘等。 |

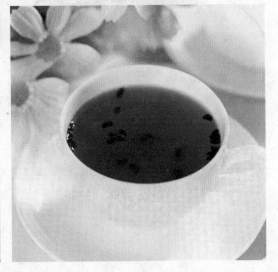

醋烧鳜鱼羹

材料 鳜鱼200克，海参100克，熟火腿50克，冬笋30克，鸡蛋1只，香菜末、葱末各3克，醋4克，料酒10克，盐5克，鸡精1.5克，白胡椒粉1克，淀粉20克，色拉油12克。

做法

① 鸡蛋取蛋清备用。② 鳜鱼去骨去刺，取肉切成条，放入器皿中加入盐、淀粉和蛋清上浆入味，将鱼头、鱼骨放入锅中煮熟，取汤。③ 将冬笋、海参、火腿切成丝，分别倒入开水中焯一下。④ 坐锅点火，放入色拉油，五成热时放入鱼条，捞出沥干油装入盘中，再将鱼汤放入锅中，开锅后加入海参丝、冬笋丝、火腿丝、鱼条，下入料酒、鸡精、白胡椒粉、盐、葱末、香菜末等调味，用水溶淀粉勾芡成羹，出锅后滴入醋即可。

功能效用 本方具有健脾养胃的作用，可促进食欲、提高记忆力。

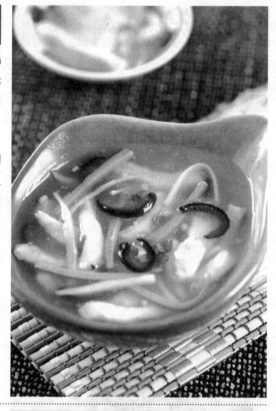

清汤鲈鱼羹

材料 鲈鱼肉150克，莼菜200克，熟鸡丝25克，熟火腿丝10克，陈皮丝2克，料酒15克，味精2.5克，猪油250克，葱段4克，葱丝5克，胡椒粉1克，姜汁水5克，盐4克，湿淀粉25克，熟鸡油10克，鸡蛋清1个，清汤200克。

做法

① 鲈鱼肉洗净，切丝，加入蛋清、盐、料酒、味精、湿淀粉腌渍。② 莼菜入沸水焯一下。③ 炒锅置中火上烧热，下入猪油，四成热时，将鲈鱼丝倒入锅内，滑散，呈玉白色时盛出。④ 原锅留油25克，放入葱段略煸，加入清汤、冷水和剩余料酒、盐，沸后放入剩余味精及姜汁水，勾芡。⑤ 放入鱼丝和莼菜搅匀，加入火腿丝、鸡丝、葱丝拌匀，淋上鸡油，撒上陈皮丝、胡椒粉即可。

功能效用 开胃健脾，补脑健体。

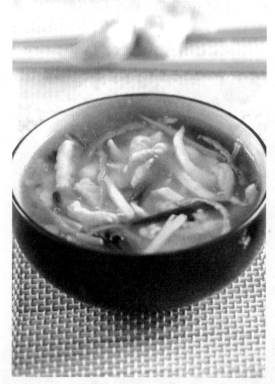

天麻黄精炖乳鸽

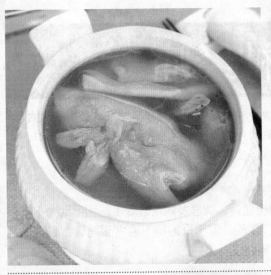

材料 乳鸽1只，天麻、黄精、枸杞子各少许，盐、葱各3克，姜3片。

做法

①乳鸽收拾干净；天麻、黄精洗净稍泡；枸杞子洗净泡发；葱洗净切段。②热锅注水烧沸，下乳鸽滚尽血渍。③炖盅注入水，放入天麻、黄精、姜、枸杞子、乳鸽，大火煲沸后改小火煲3小时，放入葱段，加盐调味即可。

功能效用 本品可平肝养肾、熄风降压。对高血压、中风、老年痴呆有食疗作用。

黄鱼海参羹

材料 黄鱼肉100克，水发海参80克，火腿丁10克，鸡蛋2只，料酒6克，盐3克，油15克，葱末3克，淀粉10克。

做法

①黄鱼肉及海参切小片；鸡蛋打散。②热锅放入色拉油，五成热时，爆香葱末，加料酒、水、海参、黄鱼，烧沸后加盐略煮，倒入鸡蛋，食材熟透时勾芡，撒上火腿即可。

功能效用 本方能够安神醒脑，提高记忆力，还能补肾益气。

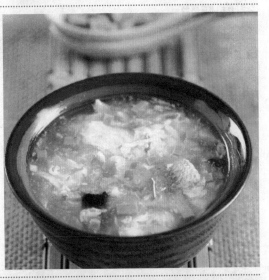

鸡蛋木耳粥

材料 粳米100克，鸡蛋2只，黑木耳30克，菠菜20克，银芽15克，海米10克，姜末5克，盐、味精各1克，高汤500克，冷水适量。

做法

①粳米洗净煮成稀粥，备用。②鸡蛋摊成蛋皮，切丝。③木耳泡发，洗净切丝；银芽、菠菜洗净。④锅中加高汤，上火烧沸，加入盐、味精和姜末，再下入所有食材，煮沸即可。

功能效用 补脑益智，提高记忆力。

99

坐骨神经痛

坐骨神经是支配下肢的主要神经干，坐骨神经痛是指坐骨神经通路及其分布区域内的疼痛，包括臀部、大腿后侧、小腿后外侧和脚的外侧面。若疼痛反复发作，日久会出现患侧下肢肌肉萎缩，或出现跛行。常会出现疼痛、肢体麻木、活动功能障碍等症。

典型症状

主要症状为患者突然感到下背部酸痛和腰部僵直，或者发病前数周走路和运动时下肢有短暂疼痛，渐发展为剧烈疼痛，疼痛由腰部、髋部、臀部开始向下沿大腿后侧、腘窝、足背、小腿外侧扩散，有烧灼样或针刺样持续疼痛，夜间更甚。

家庭防治

注意饮食起居调养，注意保护腰部和患肢，内衣汗湿后要及时换洗，防止潮湿的衣服在身上被焐干。饮食有节，起居有常，戒烟限酒，增强体质，避免或减少感染发病机会。

民间小偏方 【壹】

【用法用量】当归12克，川芎、桃仁、红花、羌活、独活、制没药、香附、川牛膝、秦艽、地龙、伸筋草各9克，甘草6克。水煎2次分服，每天1剂。

【功效】治疗坐骨神经痛有奇效。

民间小偏方 【贰】

【用法用量】熟地、鸡血藤各15～30克，川续断、川独活、威灵仙、鹿衔草、全当归、川牛膝、生甘草各10～15克，金狗脊10～30克，炒白芍15～60克。水煎服，每日1剂，日服2次。

【功效】补益肝肾、祛风除湿、散寒通络。

• 推荐药材食材 •

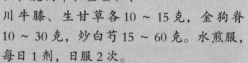

【威灵仙】

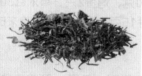

◎具有祛风除湿、通络止痛、消痰水、散癖积等功效，主治风湿痹痛、肢体麻木、腰膝冷痛、筋脉拘挛、屈伸不利等症。

【当归】

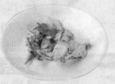

◎具有补血活血、调经止痛、润燥滑肠等功效，可用于治疗风湿痹痛、跌扑损伤、虚萎黄、眩晕心悸等症。

【狗肉】

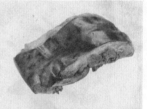

◎具温肾壮阳、助力气、补血脉、强筋壮骨。可增强机体抗病能力，适宜秋冬季进补。

强筋党参牛尾汤

 材料 红枣5颗，黄芪20克，党参、当归各10克，枸杞子15克，牛尾1条，牛肉250克，牛筋100克，盐适量。

做法

❶牛肉洗净，切块；牛筋用清水浸泡一晚上；牛尾洗净斩段；所有药材均洗净。❷将所有的材料放入锅中，加适量水，用武火煮沸，转文火煮2小时，加盐调味即可。

功能效用 补肾养血、强腰壮膝、益气固精。

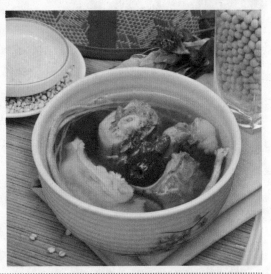

附子蒸羊肉

材料 制附子10克，鲜羊肉1000克，葱段、姜丝、料酒、肉清汤、食盐、熟猪油、味精、胡椒粉各适量。

做法

❶将羊肉洗净，放入锅中，加适量清水将之煮至七成熟，捞出切块。❷取一个大碗倒入所有食材和调料。❸再放入沸水锅中隔水蒸熟即可。

功能效用 散寒除湿、温经通络、止痹痛。

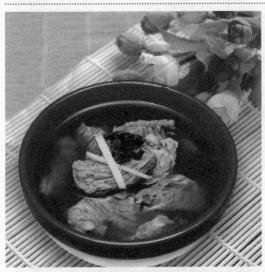

猪腰黑米花生粥

材料 薏苡仁、红豆各30克，猪腰、黑米、花生米、绿豆各50克，盐、葱花各适量。

做法

❶猪腰洗净，去腰臊，切花刀；花生米洗净；黑米、薏苡仁、绿豆、红豆淘净，泡3小时。❷将泡好的材料入锅，加水煮沸，下入花生米，中火熬煮半小时。❸放入猪腰，待猪腰变熟，加入盐调味，撒上葱花即可。

功能效用 此品可补肾强腰、益气养血。

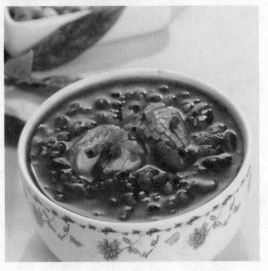

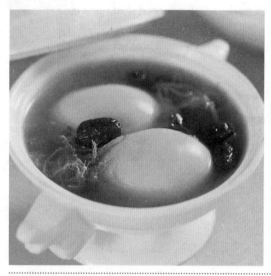

桑寄生竹茹汤

材料 桑寄生40克，竹茹10克，红枣8颗，鸡蛋2个，冰糖适量。

做法
① 桑寄生、竹茹洗净；红枣洗净去核备用。② 将鸡蛋用水煮熟，去壳备用。③ 桑寄生、竹茹、红枣加水以文火煲约90分钟，加入鸡蛋，再加入冰糖煮沸即可。

功能效用 舒筋活络、强腰膝、止痹痛。用于辅助治疗坐骨神经痛、腰痛等症。

威灵仙牛膝茶

材料 威灵仙、牛膝各10克，黑芝麻500克，茶适量，白糖适量。

做法
① 将威灵仙和牛膝洗净，拍碎，备用。② 往杯中注入茶和开水，再将黑芝麻、威灵仙和牛膝一起放进茶水里，加盖闷15分钟左右。③ 去渣留汁，加入白糖调味即可。

功能效用 本品具有祛风湿、通经络、强筋骨之功效。

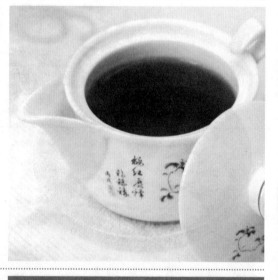

胡萝卜煲牛肉

材料 牛肉250克，胡萝卜100克，高汤、葱花适量。

做法
① 将牛肉洗净，切块；胡萝卜去皮，洗净，切块备用。② 净锅上火倒入高汤，下入牛肉、胡萝卜煲至成熟，撒上葱花即可。

功能效用 胡萝卜有补肝明目，清热解毒的作用；牛肉可补中益气、滋养脾胃、强健筋骨、化痰熄风、止渴止涎。此汤具有补脾益胃、补肝明目的功效。

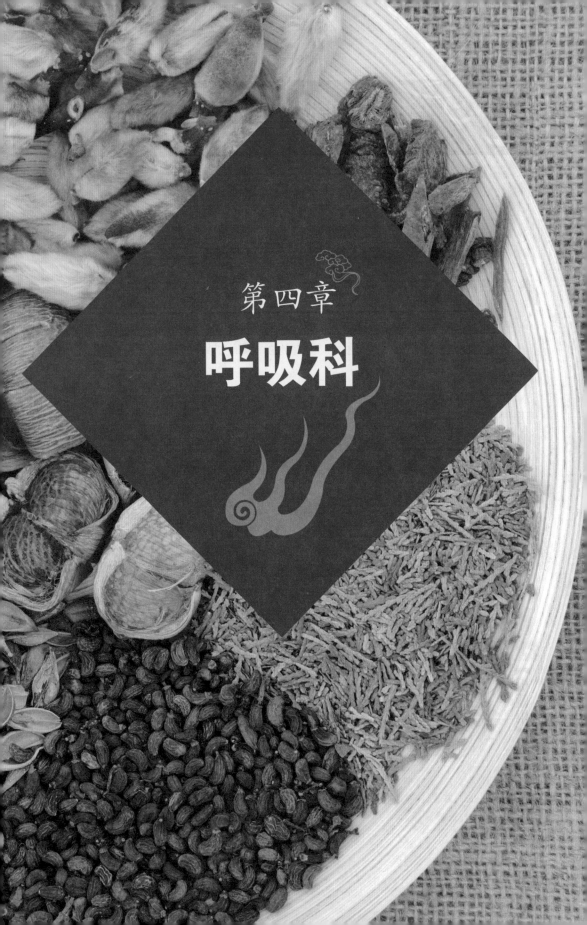

第四章

呼吸科

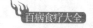

感 冒

感冒是一种自愈性疾病，总体上分为普通感冒和流行性感冒。普通感冒，中医称"伤风"，是由多种病毒引起的一种呼吸道常见病，其中30%～50%是由某种血清型的鼻病毒引起。虽多发于初冬，但任何季节，如春天、夏天也可发生，不同季节感冒的致病病毒并非完全一样。流行性感冒是由流感病毒引起的急性呼吸道传染病。从中医角度来讲，感冒通常分为风寒感冒、风热感冒、暑湿感冒。

典型症状

风寒感冒为恶寒重，鼻痒喷嚏，鼻塞声重，咳嗽，痰白或者清稀，流清涕等。
风热感冒为微恶风寒，发热重，有汗，鼻塞，流浊涕，痰稠或黄，咽喉肿等。
暑湿感冒为身热不扬，头身困重，头痛如裹，胸闷纳呆，汗出不解等。

家庭防治

在大口茶杯中，装入开水一杯，面部俯于其上，对着袅袅上升的热蒸气，深呼吸，直到杯中水变凉为止，每日数次。此法治疗感冒，特别是初发感冒效果较好。

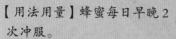

民间小偏方　　　　壹

【用法用量】蜂蜜每日早晚2次冲服。
【功效】可有效地防治感冒及其他病毒性疾病。

民间小偏方　　　　贰

【用法用量】将30克金银花，10克山楂洗净放入锅内，加水适量，大火烧沸，3分钟后取药液1次，再加水煎熬1次，将2次药液合并，放入蜂蜜拌匀。
【功效】辛凉解表、清热解毒。

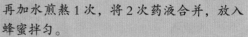

·推荐药材食材·

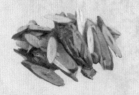

【板蓝根】

◎清热解毒、凉血利咽，主治温毒发斑、高热头痛、大头瘟疫、流行性感冒等。

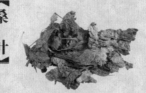

【桑叶】

◎疏散风热、清肺润燥、清肝明目，主治风热感冒、肺热燥咳、目赤昏花等。

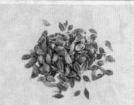

【连翘】

◎清热解毒、消肿散结，主治痈疽、瘰疬、乳痈、丹毒、风热感冒等。

竹叶菜饭

材料 干竹叶3叶，白米1杯，油菜2株，胡萝卜1小段，海藻干1匙。

做法

①竹叶洗净，入沸水中烫一下，捞起，铺于电子锅内锅底层。②油菜去头，洗净切细；胡萝卜削皮，洗净，切丝。③白米淘净，与油菜、胡萝卜和海藻干混合，倒入电子锅中，加1杯半水，入锅煮饭，至开关跳起即成。

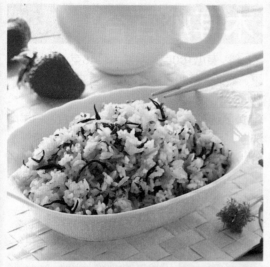

> **功能效用** 油菜富含维生素C，维生素C又称抗坏血酸，有预防感冒的作用。

荷叶冬瓜粥

材料 粳米100克，荷叶1张，冬瓜500克，盐3克，味精1克，麻油3毫升。

做法

①冬瓜去皮，洗净，切块；米淘洗干净，同放于砂锅中。②注入清水1000毫升，大火烧开，再将荷叶洗净，切碎放入。③转用小火慢熬至粥成时，加入盐、味精，淋麻油调匀。

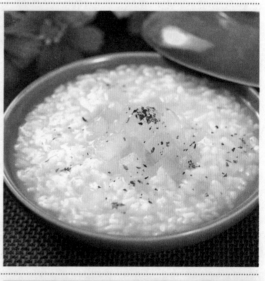

> **功能效用** 这个主食最适合暑湿感冒患者食用，能缓解头痛发热、困倦无力、不思饮食、脉濡滑等症状。

降火酱拌菠菜

材料 菠菜250克，油面筋2片，蒜头1粒，辣椒面少许，酱油1大匙。

做法

①菠菜洗净，入薄盐沸水中烫熟，捞起，挤干水分，切段。②油面筋烫过、捞起、压干水分，切薄片。③蒜头去膜、拍裂、切碎；炒锅加油，下蒜末、辣椒面用中火爆香，淋入酱油即熄火。④将酱料淋在菜上拌匀即成。

> **功能效用** 此菜有助于改善感冒引起的消化系统失调。

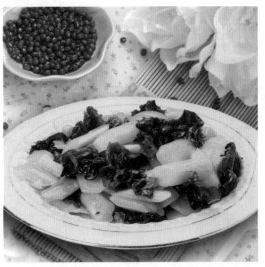

木耳炒百合

材料 黄瓜100克，水发木耳45克，百合、白果、熟红豆各20克，盐、醋、香油各适量。

做法

1 黄瓜洗净，去皮切段；木耳、百合、白果均洗净，与黄瓜同入开水中焯水后，捞出沥干水分。2 油锅烧热，下黄瓜、木耳、百合、白果、红豆翻炒，放入盐、醋炒匀，起锅装盘，淋上香油即可。

功能效用 这道菜能缓解风热感冒及流行性感冒引起的高热、头痛、口苦等症状。

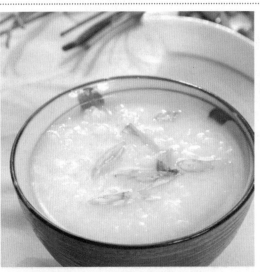

空心菜粥

材料 空心菜15克，大米100克，盐2克。

做法

1 大米洗净，泡发；空心菜洗净，斜刀切小段。2 锅置火上，注水后，放入大米，用旺火煮至米粒开花。3 放入空心菜，用文火煮至粥成，加入盐入味，即可食用。

功能效用 空心菜，有清热凉血、利尿、解毒、利湿止血等功效。大米与空心菜合熬为粥，有驱痛解毒的功效。

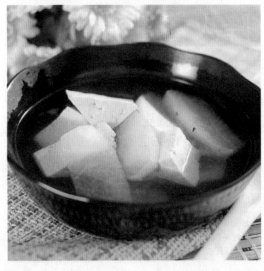

冬瓜汤

材料 冬瓜肉150克，冬瓜皮50克，豆腐100克，老姜2片，老玉米须25克，盐2克。

做法

1 冬瓜肉切块；冬瓜皮洗净；豆腐洗净切块。2 老玉米须洗净后装入小布袋。3 将所有材料加水约750毫升，滚后小火再煮20分钟便可滤汤取饮，冬瓜肉可进食。

功能效用 此汤对外感风热、发热畏寒、食欲减退、头痛身痛等有缓解功效，可清热祛暑、润肺生津、化痰止咳。

生菜芦笋沙拉

 材 料 生菜150克，陈皮50克，西红柿、白芦笋各80克，盐4克，葱白、沙拉酱各适量。

做 法

❶生菜洗净，放入盘底；葱白洗净，切丝；西红柿洗净切块；白芦笋洗净，对切。❷白芦笋、陈皮放清水锅中，加盐煮好，捞出。❸将上述备好的原材料放入盘中，淋上沙拉酱即可。

功能效用 这道点心富含膳食纤维，能改善感冒引起的肠胃不适。

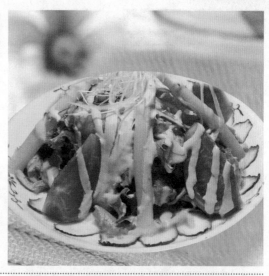

韭菜盒子

材 料 精面粉200克，韭菜100克，鸡蛋50克，清油1毫升，香麻油1毫升，盐3克，鸡精、味精各1克。

做 法

❶面粉用沸水烫熟和成面团，做成小剂，擀成面皮；韭菜洗净切碎，鸡蛋煎熟切碎，加调味料做成馅，再做成韭菜盒子。❷锅中油烧热，放入韭菜盒子，煎熟即可。

 功能效用 这个点心皮薄馅厚，韧柔劲足，馅鲜味美，尤其能促进感冒患者的食欲。

板蓝根茶叶汤

材 料 板蓝根20克，绿茶5克，冰糖15克。

做 法

❶板蓝根捣碎，倒入砂锅。❷加水500毫升煮至只剩250毫升，再加入茶叶煮5分钟。❸倒入冰糖拌匀即可。

 功能效用 板蓝根含有多种活性成分，不但可以抑制病毒和各种细菌，还具有清热解毒、凉血利咽的功效，对感冒、流感、流脑、腮腺炎、肺炎等疾病都有良好的预防和治疗效果。

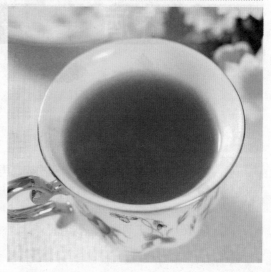

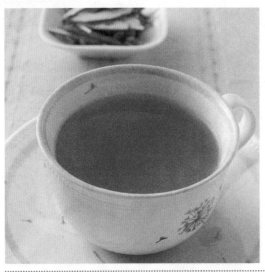

金银花薄荷茶

材料 金银花10克，甘草5克，薄荷5克，冰糖少许。

做法

❶金银花、甘草放入锅中，加水600毫升（约3碗清水）转大火煮沸，再转小火煮10分钟。

❷薄荷装入棉布袋，放入锅中再焖10分钟，取汁去渣即可饮用。

功能效用 金银花有清热解毒、善散肺经热邪功效，可预防流行性感冒、各型肝炎。

山药扁豆粥

材料 鲜山药30克，白扁豆15克，粳米30克，清水1000毫升。

做法

❶粳米、扁豆和水共煮至八成熟。❷山药捣成泥状加入煮成稀。❸加入适量白糖。

功能效用 山药有促进白细胞吞噬的功效。扁豆有刺激骨髓造血、提升白细胞数的功效。几物合熬为粥，有增强人体免疫力和补益脾胃的功效，适宜风寒引起的感冒患者服用。

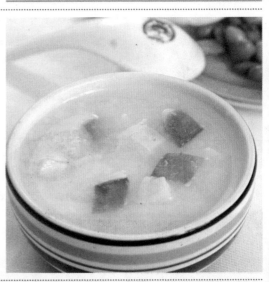

葱白荆芥酒

【材料准备】

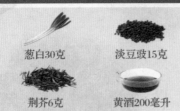

葱白30克　　淡豆豉15克

荆芥6克　　黄酒200毫升

【功能效用】 葱白具有发表通阳、杀虫消毒的功效。此款药酒具有辛温解表、疏风散寒的功效。主治外感风寒、发热头痛、腹痛吐泻、虚烦无汗等。

【制作过程】

❶把葱白、淡豆豉、荆芥分别捣碎，再放入砂锅中；

❷加入黄酒和200毫升清水；

❸用小火煎煮10分钟；

❹取出过滤去渣后趁热饮用。

【使用方法】 口服。每日2～3次，每次20～30毫升。

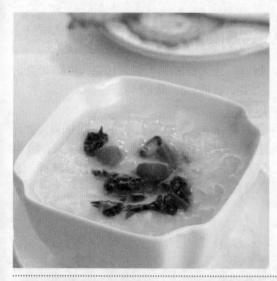

小白菜萝卜粥

材料 小白菜30克，胡萝卜、大米、盐、味精、香油各适量。

做法

❶小白菜洗净，切丝；胡萝卜洗净，切小块；大米泡发洗净。❷锅置火上，注水后，放入大米，用大火煮至米粒绽开。❸放入胡萝卜、小白菜，用小火煮至粥成，放入盐、味精，滴入香油即可食用。

 功能效用 此粥能治疗风寒引起的鼻塞、咳嗽等症。

南瓜蔬菜浓汤

材料 南瓜250克，包菜叶1片，鲜奶300毫升，盐1小匙。

做法

❶南瓜去子，削皮，洗净切块，入滚水中煮至熟烂，捞起。❷倒入果汁机中加鲜奶打匀。❸包菜叶洗净切小块，加入牛奶南瓜汁中，以中小火边煮边搅至熟软，之后加盐调味。

 功能效用 此汤能够保护呼吸道以及上呼吸道的黏膜。

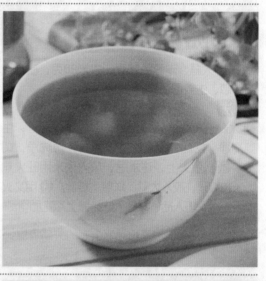

南瓜红豆粥

材料 红豆、南瓜各适量，大米100克，白糖6克。

做法

❶大米泡发洗净；红豆泡发洗净；南瓜去皮洗净，切小块。❷锅置火上，注入清水，放入大米、红豆、南瓜，用大火煮至米粒绽开。❸再改用小火煮至粥成后，加入白糖即可。

 功能效用 此粥香甜可口，能散寒，增强抵抗力。

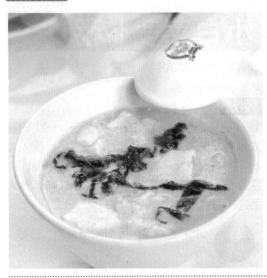

豆腐菠菜玉米粥

材料 玉米粉90克，菠菜10克，豆腐30克，盐2克，味精1克，麻油5克。

做法

❶菠菜洗净；豆腐洗净，切块。❷锅置火上，注水烧沸后，放入玉米粉，用筷子搅匀。❸再放入菠菜、豆腐煮至粥成，加入盐、味精，滴入麻油即可食用。

 功能效用 此粥可治疗风寒引起的头痛等症。

大蒜洋葱粥

材料 大蒜、洋葱各15克，大米90克，盐、味精、葱、生姜各适量。

做法

❶大蒜去皮洗净，切块；洋葱洗净，切丝；生姜洗净，切丝；大米洗净，泡发；葱洗净，切花。❷锅置火上，注水后，放入大米用旺火煮至米粒绽开，放入大蒜、洋葱、姜丝。❸用文火煮至粥成，加入盐、味精入味，撒上葱花即可。

 功能效用 此粥能治疗由风寒引起的头痛等症。

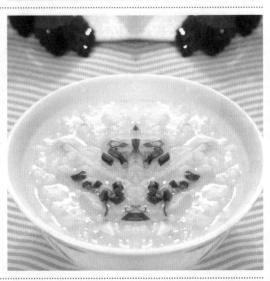

党参生鱼汤

材料 党参20克，生鱼1条，料酒、酱油各10毫升，姜片、葱段各10克，盐5克，高汤适量。

做法

❶将党参洗净泡透，切段。❷生鱼宰杀洗净，切段，放入六成熟的油中煎至两面金黄捞出备用。❸锅置火上，下油烧热，下入姜片、葱段爆香，再下入生鱼、料酒、党参及剩余调料，烧煮至熟，盛盘。

 功能效用 此汤具有补中益气、补脾利水的功效。

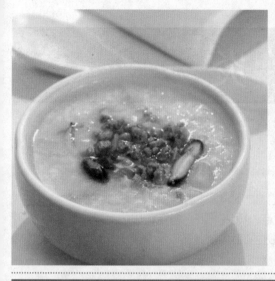

芋头香菇粥

材料 芋头35克，猪绞肉、香菇、虾米、盐、鸡精、芹菜、米各适量。

做法

① 香菇洗净，切片；芋头洗净，去皮，切小块；虾米用水稍泡洗净，捞出。大米淘净，泡好。② 锅中注水，放入大米烧开，改中火，下入其余备好的原材料。③ 将粥熬好，加盐、鸡精调味，撒入芹菜粒即可。

功能效用 此粥能治疗风寒引起的感冒等症。

附子杜仲酒

【材料准备】

附子60克　杜仲100克　淫羊藿30克

独活50克　牛膝50克　白酒2升

【功能效用】 附子具有回阳降逆，下火助阳，散寒止痛的功效。此款药酒具有补肝益肾，强筋健骨，祛风除湿，强健腰膝的功效。主治感冒后身体虚弱、腰腿疼痛、行走无力等。

【制作过程】

① 把附子、杜仲、淫羊藿、独活、牛膝捣碎，装入洁净纱布袋中；
② 把装有药材的纱布袋放入合适的容器中；
③ 加入白酒后密封；
④ 浸泡约7日后拿掉纱布袋即可饮用。

【使用方法】 口服。每日3次，每次10～20毫升。

葱姜盐酒

【材料准备】

鲜葱头60克　　生姜60克

食用盐100克　　白酒100克

【功能效用】 鲜葱头具有健胃宽中、理气进食的功效；生姜具有和胃止呕、发汗解表的功效。此款药酒具有辛温解表、驱寒散邪的功效。适用于风寒感冒、恶寒发热。

【制作过程】

① 把鲜葱头和生姜洗净；
② 把洗净的鲜葱头、生姜和食用盐一起捣烂成泥状；
③ 加入白酒搅拌调匀；
④ 用纱布把调匀的药材包好即可使用。

【使用方法】 外用。每日涂擦1次，每次20分钟。

肺 炎

肺炎是指包括终末气道、肺泡和肺间质等在内的肺实质炎症，是最常见的感染性疾病之一。可由病原微生物、理化因素、免疫损伤、过敏及药物所致。肺炎通常发病急，变化快，并发症多，是内、儿科的常见病之一。

典型症状

寒战，高热，呼吸急促，严重者伴呼吸困难，持久干咳，可能有单边胸痛，深呼吸和咳嗽时胸痛剧烈，痰或多或少，可能痰内含有铁锈色血丝。

家庭防治

日常要注意多吃新鲜蔬菜和水果，但不宜吃温热性的水果，如榴梿、荔枝、桃子、杏等，以免助热生痰。注意每天保持适当的运动量，比如跑步、爬山、打球，锻炼可以增强体质，增强肺功能，有助于预防肺炎的发生。

民间小偏方 壹

【用法用量】大梨3个，藕1节，荷梗1米，橘络3克，甘草2.5克，生姜3片，莲子心2克，玄参6克。梨、藕及姜分别去皮捣汁，荷梗切碎，玄参切片，与橘络、甘草、莲心一起加水共煎半小时，放温，滤过药汁，与梨、藕、姜汁混合即可饮用。

【功效】主治肺炎。

民间小偏方 贰

【用法用量】金银花30克，鲜芦根60克，薄荷10克，白糖适量。将金银花、芦根入锅，加水500毫升，煮15分钟后下薄荷煎3分钟，滤汁加白糖温服。

【功效】本方具有清肺散热之功效，主治肺炎，症见发热，寒战，头痛，咳嗽等。

· 推荐药材食材 ·

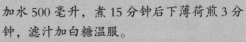

【杏仁】

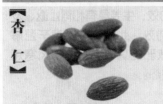

◎功专降气，气降则痰消嗽止。主治外感咳嗽、喘满、伤燥咳嗽。

【百合】

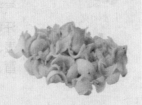

◎润肺止咳、清心安神。用于肺热久嗽、咳唾痰血、虚烦惊悸、脚气水肿。

【桔梗】

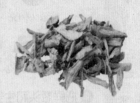

◎可治咳嗽痰多、咽喉肿痛、胸满胁痛、痢疾腹痛、口舌生疮。

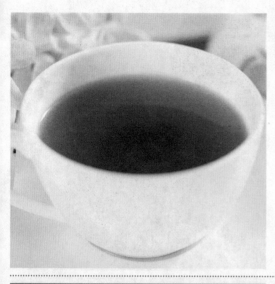

桑白杏仁茶

材料 桑白皮10克，南杏仁10克，绿茶12克，冰糖20克。

做法

❶将杏仁洗净打碎。❷桑白皮、绿茶洗净加水与南杏仁煎汁，去渣。❸加入冰糖融化，即可饮服。

功能效用 泻肺平喘、止咳化痰，可用于肺炎、咳嗽咳痰、喘息气促者的辅助治疗。

蜜饯胡萝卜粥

材料 粳米100克，蜜饯50克，胡萝卜2根，冰糖15克，冷水1000毫升。

做法

❶粳米洗净；胡萝卜洗净，加冷水用榨汁机制成蓉、汁备用。❷锅中加水，将粳米放入，先用旺火烧沸，转小火熬煮成粥。❸粥中加胡萝卜蓉、汁，用旺火烧沸，再加入蜜饯及冰糖，转小火煮20分钟至粥黏稠即可。

功能效用 增强机体的特异性及非特异性免疫功能。

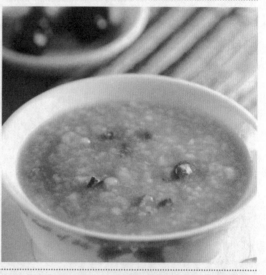

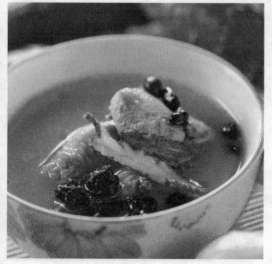

归精黑豆煲鸡汤

材料 当归50克，黄精50克，黑豆50克，红枣4颗，生姜2片，嫩鸡1只，盐少许，冷水适量。

做法

❶将鸡斩件，汆水待用。❷将黑豆放入炒锅中，不加油，炒至豆衣裂开。❸当归、黄精洗净，当归切片；红枣洗净。❹瓦煲内加水，用文火煲至水滚，放入用料，待水再滚时用中火煲3小时，以少许盐调味，即可。

功能效用 净化排毒，补气血，调节免疫功能。

白果蒸鸡蛋

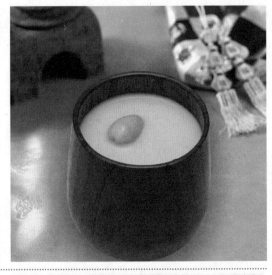

材料 白果10颗，鸡蛋2只，盐1小匙。

做法

① 白果洗净剥皮；鸡蛋磕破盛入碗内，加盐打匀，加温水调匀成蛋汁，滤去浮末，加入白果。② 锅中加水，待水滚后转中小火隔水蒸蛋，每隔3分钟左右掀一次锅盖，让蒸气溢出，保持蛋面不起气泡，约蒸15分钟即可。

 功能效用 补气养肺、润燥止咳、祛痰利便。

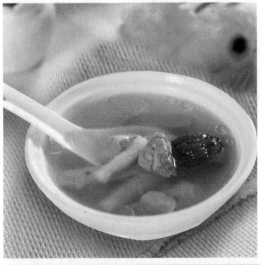

沙参玉竹煲猪肺

材料 沙参15克，玉竹10克，蜜枣2粒，猪肺1个，猪腱肉180克，姜2片，盐适量。

做法

① 沙参、玉竹洗净，切段；猪腱肉洗净切块；蜜枣洗净。② 猪腱肉飞水，将猪肺洗净后切成块。③ 把沙参、玉竹、蜜枣、猪肺、猪腱肉、姜片放入锅中，加入适量清水煲沸，改中小火煲至汤浓，加盐调味即可。

 功能效用 此品可润燥止咳、补肺养阴。

陈皮牛肉蓉粥

材料 粳米150克，牛肉200克，陈皮1片，大头菜2片，香菜5克，葱末3克，盐2克，白糖5克，淀粉10克，色拉油3克，冷水适量。

做法

① 粳米洗净，与陈皮煮粥。② 牛肉洗净切碎、剁成蓉，并用淀粉、盐、白糖、色拉油拌匀。③ 粥煮25分钟后，牛肉蓉下锅，煮沸时加入香菜、葱末、大头菜粒即可。

 功能效用 益气止渴、强筋壮骨、滋养脾胃，提高免疫力。

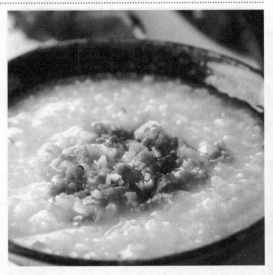

菊花桔梗雪梨汤

 材料 甘菊5朵，桔梗10克，雪梨1个，冰糖5克。

做法

①甘菊、桔梗洗净加1200毫升水煮开，转小火继续煮10分钟，去渣留汁，加入冰糖搅匀后，盛出待凉。②雪梨洗净削皮，梨肉切丁备用。③将切丁的梨肉加入已凉的甘菊水即可。

功能效用 此品可开宣肺气、清热解毒、润燥止咳。

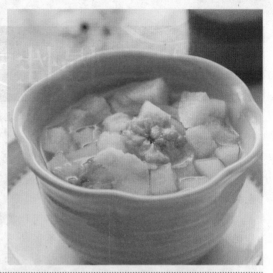

山药蛋黄粥

 材料 糯米粉100克，山药150克，鸡蛋3只。

做法

①糯米粉用温水搅拌成浆。②山药去皮，洗净，剁细过筛。③鸡蛋打入碗内，捞出蛋黄，用冷水调匀。④锅中加入约1000毫升冷水，放入山药末，煮沸两三次后将鸡蛋黄均匀加入，等待再次煮沸，加入糯米粉浆调匀煮熟，然后加入白糖，搅拌均匀，即可盛起食用。

功能效用 具有较高的抗菌免疫活性，能增强机体防病抗病能力。

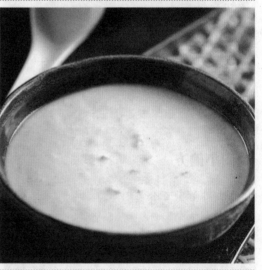

罗汉果杏仁猪蹄汤

 材料 猪蹄100克，杏仁、罗汉果各适量，姜片5克，盐3克。

做法

①猪蹄洗净，切块；杏仁、罗汉果均洗净。②锅里加水烧开，将猪蹄放入煲尽血渍，捞出洗净。③把姜片放进砂锅中，注入清水烧开，放入杏仁、罗汉果、猪蹄，大火烧沸后转用小火煲炖3小时，加盐调味即可。

功能效用 此品具有清热润肺、止咳化痰的功效。

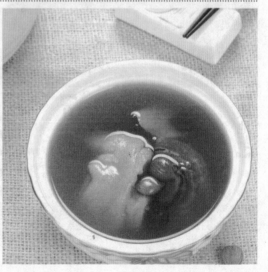

慢性支气管炎

　　慢性支气管炎是气管、支气管黏膜及其周围组织的慢性非特异性炎症。临床上以咳嗽、咳痰或伴有气喘等反复发作为主要症状，每年持续3个月，连续2年以上。早期症状轻微，多于冬季发作，春夏缓解。晚期因炎症加重，症状可常年存在。其病理学特点为支气管腺体增生和黏膜分泌增多。病情呈缓慢进行性进展，常并发阻塞性肺气肿，严重者常发生肺动脉高压，甚至肺源性心脏病。

　　当机体抵抗力减弱时，气道在不同程度敏感性（易感性）的基础上，有一种或多种外因的存在，长期反复作用，可发展成为慢性支气管炎。如长期吸烟损害呼吸道黏膜，加上微生物的反复感染，可发生慢性支气管炎。本病流行与吸烟、地区和环境卫生等有密切关系。

典型症状

　　晨间咳嗽，咳白色黏液或浆液泡沫性痰，偶可带血、喘息或气急。

家庭防治

　　戒烟，注意保暖，加强锻炼，预防感冒。

民间小偏方　　　　壹

【用法用量】百合9克，梨1个，洗净，加白糖9克，混合蒸1小时，冷后顿服。
【功效】清热润肺，对于慢性支气管炎的系列伴随症状有较好的缓解作用。

民间小偏方　　　　贰

【用法用量】冬虫夏草适量洗净，水煎代茶饮。
【功效】补肺益肾，止血化痰，连续服用1个月大部分患者的症状均有一定程度的改善。

• 推荐药材食材 •

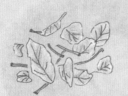

【矮地茶】

◎化痰止咳、利湿，用于治疗咳嗽、慢性支气管炎、湿热黄疸。

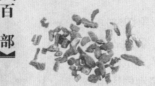

【百部】

◎清润益肺，主治肺热、上气、咳嗽，用于治疗百日咳、支气管炎、皮炎。

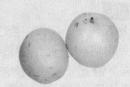

【雪梨】

◎具有辅助治风热的功效，并有润肺、凉心、消痰、降火、解毒之功。

菠菜洋葱牛肋骨汤

材料 牛筋125克，带肉牛肋骨500克，菠菜50克，洋葱20克，盐、胡椒粉少许。

做法

❶牛筋、牛肋骨洗净，将牛筋切成长条备用。❷洋葱对切成4大瓣；菠菜洗净后切段备用。❸以汤锅烧开水，滚沸后放进牛肋骨、牛筋和洋葱，待再次滚沸将炉火调成文火，再煮40分钟，放进菠菜，加适量盐调味，菠菜烫熟即可熄火，撒上少许胡椒粉来提增香气。

小贴士

菠菜中草酸含量很高，为避免影响人体对钙质的吸收，可先将菠菜用水焯一下，再进行后续烹饪，可以去除菠菜中的大部分草酸。可炒食、凉拌、熬粥、煲汤、入馅等。

 功能效用 清热抗感，增强自身免疫功能，改善微循环及新陈代谢。

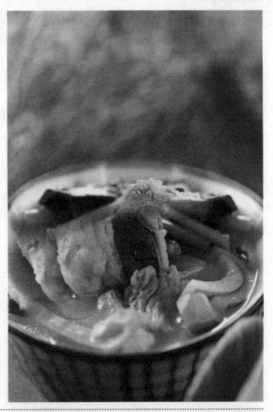

椰子黄豆牛肉汤

材料 椰子1个，黄豆150克，牛腱子肉225克，红枣4颗，姜2片，盐适量，冷水适量。

做法

❶将椰子肉切块；洗干净黄豆；红枣去核，洗净；把牛腱子肉洗净，汆烫后再冲洗干净。❷煲滚适量水，放入椰子肉、黄豆、牛腱子肉、红枣和姜片，水滚后改文火煲约2小时，加盐调味即成。

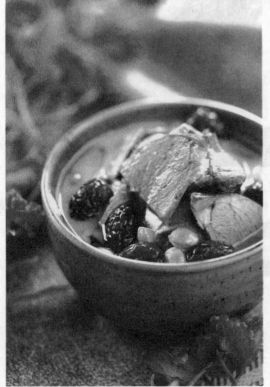

专家点评

因为黄豆易导致腹胀，所以消化功能不良、胃脘胀痛、腹胀等有慢性消化道疾病的人应尽量少食此菜。

功能效用 益气止渴，强筋壮骨，滋养脾胃，提高免疫力。

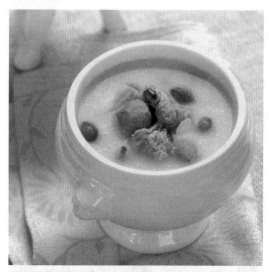

南北杏无花果煲排骨

材料 排骨200克，南、北杏各10克，无花果适量，盐3克，鸡精4克。

做法

①排骨洗净，斩块；南、北杏与无花果均洗净。②排骨放沸水中汆去血渍，捞出洗净。③适量水烧沸，放入排骨、无花果和南、北杏，用大火煲沸后改小火煲2小时，加盐、鸡精调味即可。

 功能效用 止咳化痰、益气补虚、润肠通便。

杏仁菜胆猪肺汤

材料 菜胆50克，杏仁20克，猪肺750克，盐适量。

做法

①全部材料洗净，猪肺注水、挤压多次，直至变白，切块，汆烫。②起油锅，将猪肺爆炒5分钟左右。③将2000毫升水煮沸后加入所有材料，大火煲开后，改小火煲3小时，加盐调味即可。

 功能效用 此汤具有益气补肺、止咳化痰的功效。

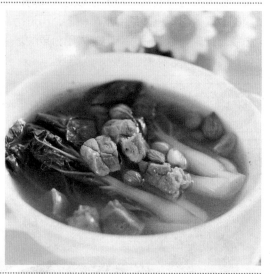

寒凉咳嗽酒

【材料准备】

 全紫苏200克　 陈皮120克　瓜蒌皮60克　半夏60克　枳壳60克　浙贝母60克

杏仁60克　桑白皮60克　枇杷叶60克　百部60克　桔梗60克　茯苓60克

干姜60克　五味子30克　甘草30克　细辛30克　白酒10升

【使用方法】 口服。每日早晚各1次，每次30～50毫升。

【制作过程】

①把诸药材捣碎入纱布袋中；
②把纱布袋入容器，加白酒；
③每2日摇动1次，密封浸泡约15日后拿掉纱布袋即可饮用。

【功能效用】 祛风除湿，清热散寒，降气清痰，止咳平喘。主治寒凉咳嗽、肺热咳嗽、鼻塞流涕、咳嗽气喘、痰稀色白、发热头痛、恶寒等。

首乌生地绿茶

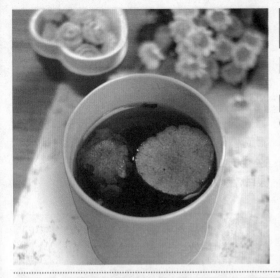

材料 绿茶、何首乌（切片蒸后晒干）、大生地（酒洗）各等份，冷水适量。

做法

① 将绿茶、何首乌、大生地分别用清水洗净，沥干水分，备用。② 砂锅（忌沾铁器，以免降低药性）置火上，注入适量清水，加入洗好的材料，文火煎煮25分钟。③ 滤去残渣，取汁即可饮用。

功能效用 滋肾养血，祛风化斑，提高机体免疫力。

山药酒

【材料准备】

 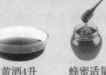 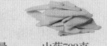

黄酒4升　　蜂蜜适量　　山药700克

【功能效用】 山药具有补脾养胃、生津益肺的功效。此款药酒具有补脾养胃、益气生津的功效。主治肺虚喘咳、痰湿咳嗽、脾虚食少、泄泻便溏、虚热消渴、小便频数等。

【制作过程】

① 把山药洗净，去皮切片；
② 把黄酒1升倒入砂锅内煮沸，放入山药；
③ 煮沸后将剩下的黄酒慢慢倒进砂锅；
④ 煮至山药熟透，过滤取汁，加入蜂蜜混匀即可饮用。

【使用方法】 口服。不拘时，视个人身体情况适量饮用。

丹参川芎酒

【材料准备】

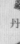   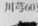   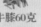 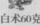

丹参75克　　川芎60克　　石斛60克　　牛膝60克　　白术60克

黄芪60克　　肉苁蓉60克　　附子45克　　防风45克　　独活45克

秦艽45克　　桂心45克　　干地黄75克　　干姜45克　　白酒10升

【使用方法】 口服。每日2次，每次10～20毫升。

【制作过程】

① 将附子进行炮制；
② 把诸药材捣碎入纱布袋中；
③ 把纱布袋入容器，加白酒；
④ 密封浸泡约7日后拿掉纱布袋即可饮用。

【功能效用】 丹参具有凉血消肿，清心除烦的功效；川芎具有理气活血的功效。此款药酒具有扶正祛邪的功效。主治阳虚咳嗽。

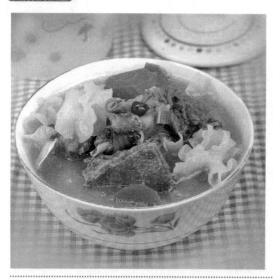

鸽子银耳胡萝卜汤

材料 鸽子1只，水发银耳20克，胡萝卜20克，精盐5克，葱花适量。

做法

①将鸽子洗净，剁块，汆水；水发银耳洗净，撕成小朵；胡萝卜去皮，洗净，切块备用。

②汤锅上火倒入水，下入鸽子、胡萝卜、水发银耳，加入精盐煲至熟撒入葱花即可。

功能效用 此品具有滋养和血、滋补温和的功效。

雪梨酒

【材料准备】

雪梨2000克　　白酒4升

【功能效用】 雪梨具有生津润燥、清热化痰的功效。此款药酒具有清热生津、润肺清燥、止咳化痰的功效。主治热病口渴、咽喉干痒、大便干结、痰热痰稠、风热咳嗽等。

【制作过程】

①把雪梨洗净切成小块；

②把切好的雪梨放入合适的容器中；

③加入白酒后密封；

④每3天搅拌1次，浸泡约7日后即可饮用。

【使用方法】 口服。不拘时，视个人身体情况适量饮用。

陈皮酒

【材料准备】

陈皮500克　　白酒5升

【功能效用】 陈皮具有理气健脾、燥湿化痰的功效。此款药酒具有理气止咳、燥湿化痰的功效。主治风寒咳嗽、痰多清稀、脾胃气滞等症。

【制作过程】

①把陈皮洗净晾干后撕碎入纱布袋；

②把纱布袋放入合适的容器中；

③加入白酒后密封；

④浸泡约7日后拿掉纱布袋即可饮用。

【使用方法】 口服。每日3次，每次20～30毫升。

哮 喘

　　哮喘病多因患者接触香水、油漆、灰尘、宠物、花粉等刺激性气体或变应原之后发作。发作前有鼻咽痒、打喷嚏、咳嗽、胸闷等先兆症状。发作时病人突感胸闷窒息，咳嗽，迅即呼吸气促困难，呼气延长，伴有哮鸣，为减轻气喘，病人被迫坐位，双手前撑，张口抬肩，烦躁汗出，甚则面青肢冷。发作可持续数分钟、几小时或更长。

典型症状

　　典型的支气管哮喘，发作前有先兆症状如打喷嚏，流涕，咳嗽伴哮鸣音，胸闷，呼吸困难等。

家庭防治

　　平时要注意一些生活细节，比如衣领、床上用品最好不要用羽绒或蚕丝制品，因为一些哮喘病人对于动物羽毛、蚕丝过敏；注意哮喘发作与食物有关，如虾蟹、牛奶、桃子等，慎用或忌用易引发哮喘的药物，如阿司匹林、吲哚美辛（消炎痛）等；减少花粉吸入，日间或午后少外出，不用地毯，室内湿度保持在 50% 左右。

民间小偏方　　壹

【用法用量】茶叶6克，荞麦面120克，蜂蜜60克。茶叶研细末，和入荞麦面、蜂蜜拌匀。每次取20克，沸水冲泡，代茶饮之。
【功效】本方补肾敛肺定喘，主治肾虚引起的哮喘。

民间小偏方　　贰

【用法用量】乌贼骨500克，红糖1000克。将乌贼骨放砂锅内焙干，研细末，加入红糖调匀。每次服20克，温开水送下，早、中、晚各1次，连服半月。
【功效】主治哮喘发作。

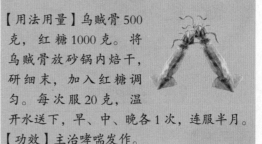

· 推荐药材食材 ·

【麻黄】
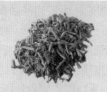
◎具有发汗散寒、宣肺平喘、利水消肿等功效，用于风寒感冒、胸闷喘咳、支气管哮喘、浮肿等症。

【花生】
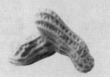
◎具有健脾益胃、益气养血、润肺止咳、通便滑肠、止血生乳、清咽止疟等功效，可治久咳。

【橘子】
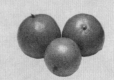
◎具有开胃理气、生津润肺、化痰止咳等功效。

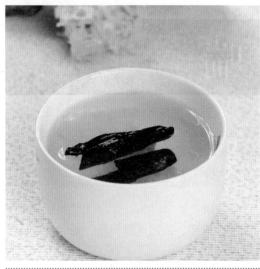

灵芝银耳茶

材料 灵芝10克，银耳40克，冰糖15克。

做法

①将灵芝用清水漂洗干净；银耳泡发洗净。②然后将二者切成碎片，置于热水瓶中，冲入适量沸水。③加盖闷一夜，次晨加入冰糖，融化后即可。

功能效用 补肺气，滋肺阴。用于哮喘日久，肺脏气阴两虚者。见于平常疲乏少气，口干咽燥，喘息气促等症者。

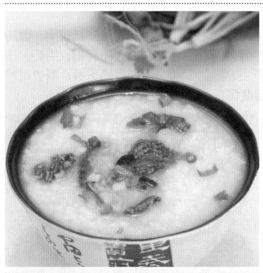

核桃乌鸡粥

材料 乌鸡肉200克，核桃、大米、枸杞子、姜末、鲜汤、盐、葱花各适量。

做法

①核桃去壳，取肉；大米淘净；枸杞子洗净；乌鸡肉洗净，切块。②油锅烧热，爆香姜末，下入乌鸡肉过油，倒入鲜汤，放入大米烧沸，下核桃肉和枸杞子，熬煮。③文火将粥焖煮好，加入盐调味，撒上葱花即可。

功能效用 乌鸡、核桃、大米合熬为粥，有润肺平喘的功效。

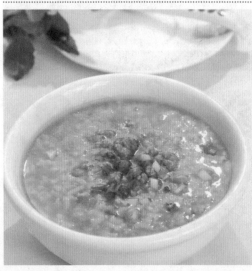

瘦肉豌豆粥

材料 瘦肉、豌豆、大米、盐、鸡精、葱花、姜末、料酒、酱油、色拉油各适量。

做法

①豌豆洗净；瘦肉洗净，剁成末；大米淘净。②大米入锅，加清水烧开，改中火，放姜末、豌豆煮至米粒开花。③再放入猪肉，改小火熬至粥浓稠，加入色拉油、盐、鸡精、料酒、酱油调味，撒上葱花即可。

功能效用 豌豆有补中益气、利小便的功效。此粥可治疗咳嗽等症。

山药冬菇瘦肉粥

材料 山药、冬菇、猪肉各100克，大米80克，盐3克，味精1克，葱花5克。

做法

冬菇用温水泡发，切片；山药洗净，去皮，切块；猪肉洗净，切碎；大米淘净。②锅中注水，下入大米、山药，武火烧开，下入猪肉、冬菇煮至猪肉变熟。③再改文火将粥熬好，加入盐、味精调味，撒上葱花即可。

功能效用 此粥补肾养血、滋阴润燥，对热病伤津、咳嗽等病有食疗作用。

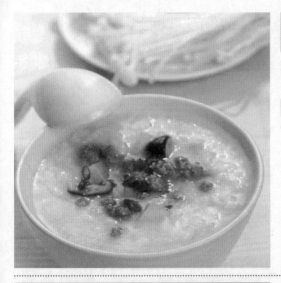

白果瘦肉粥

材料 白果20克，瘦肉50克，玉米粒、红枣、大米、盐、葱花各少许。

做法

玉米粒洗净；瘦肉洗净，切丝；红枣洗净，切碎；大米淘净；白果去外壳，取心。②锅中注水，下入大米、玉米、白果、红枣，旺火烧开，下入猪肉煮至熟。③改小火熬煮成粥，加盐调味，撒上葱花即可。

功能效用 白果具有敛肺气、定咳喘的功效。此粥有润肺平喘的功效。

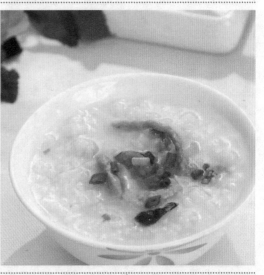

麻黄陈皮瘦肉汤

材料 瘦猪肉200克，麻黄10克，射干15克，陈皮3克，盐、葱段适量。

做法

陈皮、猪肉洗净切片；射干、麻黄洗净，煎汁去渣备用。②在锅内放少许食用油，烧热后，放入葱段、猪肉片，煸炒片刻。③加入陈皮、药汁，加少量清水煮熟，再放入盐调味即可。

功能效用 泻肺平喘、理气化痰。

瘦肉西红柿粥

材料 西红柿100克，瘦肉100克，大米80克，盐、味精、葱花、香油各少许。

做法

❶西红柿洗净，切块；猪瘦肉洗净切丝；大米淘净。❷锅中放入大米，加清水，大火烧开，改用中火，下入猪肉，煮至猪肉变熟。❸改小火，放入西红柿，慢煮成粥，加入盐、味精调味，淋上香油，撒上葱花即可。

| 功能效用 | 西红柿、瘦肉、大米合熬为粥，有止咳、润肺平喘的功效。 |

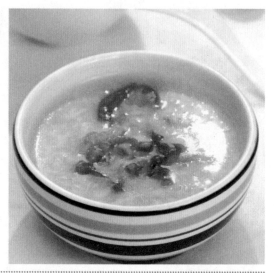

香菇白菜肉粥

材料 香菇20克，白菜、猪绞肉、枸杞子、米、盐、味精、色拉油各适量。

做法

❶香菇洗净，切碎；白菜洗净，切碎；大米淘净；枸杞子洗净。❷锅中注水，下入大米，大火烧开，改中火，下入猪肉、香菇、白菜、枸杞子煮至猪肉变熟。❸小火将粥熬好，加入盐、味精及色拉油调味即可。

| 功能效用 | 白菜能润肠、排毒、预防肠癌。经常食用此粥能润肺平喘。 |

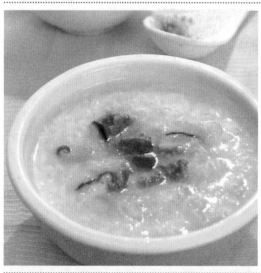

白菜鸡肉粥

材料 鸡肉120克，白菜50克，大米粥、料酒、鸡高汤、盐、葱花各适量。

做法

❶鸡肉洗净，切丁，用料酒腌渍；白菜洗净，切丝。❷锅中加油烧热，下入鸡肉丁炒至发白后，再加入白菜炒熟，加盐调味。❸将大米粥倒入锅中，再加入鸡汤一起煮沸，下入炒好的鸡肉和白菜，加盐搅匀，撒上葱花即可食用。

| 功能效用 | 此粥可温中益气、益五脏、补虚损、清热解毒、止咳化痰、利尿养胃。 |

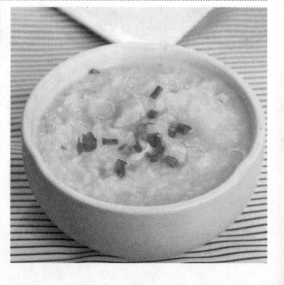

莲子葡萄萝卜粥

材料 莲子、葡萄各25克，胡萝卜丁少许，大米100克，白糖5克，葱花少许。

做法

① 大米、莲子洗干净，放入清水中浸泡；胡萝卜丁洗净；葡萄去皮，去核，洗净。② 锅置火上，放入大米、莲子煮至七成熟。③ 放入葡萄、胡萝卜丁煮至粥将成，加白糖调匀，撒上葱花便可。

功能效用 此粥能健脾、化滞，可治消化不良、久痢、咳嗽、眼疾等症。

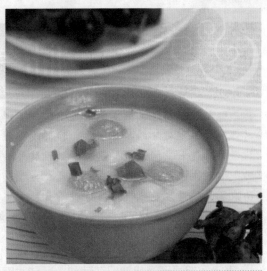

太子参炖瘦肉

材料 太子参、桑白皮各10克，无花果60克，猪瘦肉25克，盐、味精各适量。

做法

① 将太子参、桑白皮略洗；无花果洗净备用。② 猪瘦肉洗干净，切片。③ 把太子参、桑白皮、无花果、猪瘦肉放入炖盅内，加入适量开水，盖好，炖约2小时，加入盐、味精调味即可食用。

功能效用 补肺气，清肺热，定喘息。适用于素体肺气虚弱、咳嗽气短、喘息无力者。

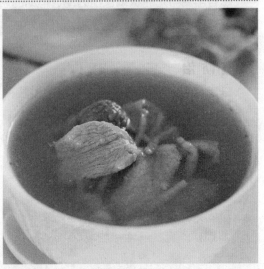

黑豆瘦肉粥

材料 大米、黑豆、猪瘦肉、皮蛋、盐、味精、胡椒粉、香油、葱花各适量。

做法

① 大米、黑豆洗净，放入清水中浸泡；猪瘦肉洗净切片。皮蛋去壳，洗净切丁。② 锅置火上，注入清水，放入大米、黑豆煮至五成熟。③ 再放入猪肉、皮蛋煮至粥将成，加盐、味精、胡椒粉、香油调匀，撒上葱花即可。

功能效用 此粥可以滋阴，润燥，对热病伤津、咳嗽等病有食疗作用。

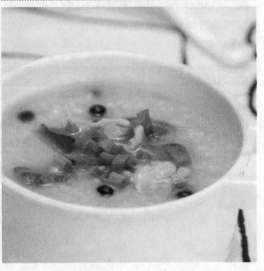

肺气肿

　　肺气肿是指终末细支气管远端的气道弹性减退、过度膨胀、充气和肺容积增大或同时伴有气道壁破坏的病理状态。按其发病原因肺气肿有如下几种类型：老年性肺气肿、代偿性肺气肿、间质性肺气肿、灶性肺气肿、旁间隔性肺气肿、阻塞性肺气肿等。引起肺气肿的主要原因是慢性支气管炎。典型肺气肿者胸廓前后径增大，呈桶状胸，呼吸运动减弱，语音震颤减弱，叩诊过清音，心脏浊音界缩小，肝浊音界下移，呼吸音减低，有时可听到干、湿啰音，心率增快，心音低远，肺动脉第二心音亢进。

典型症状

　　患者早期可无症状或仅在劳动、运动时感到气短，逐渐难以胜任原来的工作。随着肺气肿进展，呼吸困难程度随之加重，以至稍一活动甚或完全休息时仍感气短。此外，尚可感到乏力、体重下降、食欲减退、上腹胀满等症。

家庭防治

　　忌食辣椒、葱、蒜、酒等辛辣刺激性食物；避免食用产气食物，如红薯、韭菜等。

民间小偏方　　壹

【用法用量】生石膏30克，杏仁泥10克，冬瓜仁20克，鲜竹叶10克，竹沥20克，将生石膏、杏仁泥、冬瓜仁、鲜竹叶共入砂锅煎汁，去渣，再分数次调入竹沥水，每日分2次饮用。

【功效】宣泄肺热，化痰降逆。

民间小偏方　　贰

【用法用量】党参、茯苓各10克，白术、白芥子各12克，甘草、半夏各6克，陈皮12克，苏子、黄芪、莱菔子各9克，红枣10枚。诸药熬汤，红枣、陈皮后下，开锅后去陈皮、喝汤。

【功效】适用于脾虚所致肺气肿。

• 推荐药材食材 •

【桑白皮】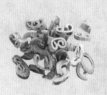
◎味甘、辛，甘以固元气之不足而补虚，辛以泻肺气之有余而止嗽。

【葶苈子】
◎泻肺降气、祛痰平喘、利水消肿，疗肺壅上气咳嗽、除胸中痰饮。

【猪肺】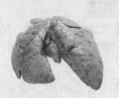
◎具有补虚、止咳之功效，用于辅助治疗肺虚咳嗽、久咳咯血等症。

百合参汤

材料 水发百合15克，水发莲子30克，沙参1条，冰糖、枸杞子、香菜末适量。

做法
❶将水发百合、水发莲子、枸杞子均洗净备用。❷沙参用温水清洗备用。❸净锅上火，倒入矿泉水，调入冰糖，下入沙参、水发莲子、水发百合煲至熟，撒上香菜末即可。

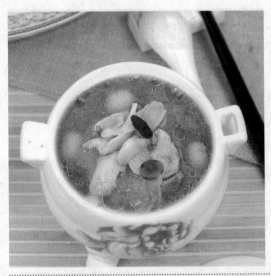

功能效用 此品具有养阴润肺、滋阴补血、清火润肺的功效。

枇杷叶桑白皮茶

材 料 枇杷叶10克，桑白皮15克，葶苈子、瓜蒌各10克，梅子醋30毫升。

做法
❶把枇杷叶、桑白皮、葶苈子、瓜蒌洗净放锅里，加水600毫升。❷用文火将600毫升水煮至约剩300毫升。❸取汁去渣，待冷却后加上梅子醋即可食用。

功能效用 此品具有化痰止咳、泻肺平喘的功效。可用于肺热咳喘、小便不利等症。

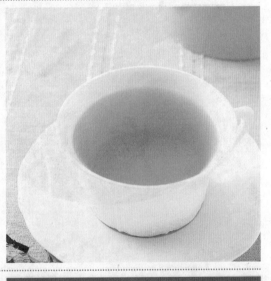

桑白润肺汤

材 料 排骨500克，桑白皮20克，杏仁10克，红枣少许，姜、盐各适量。

做法
❶排骨洗净，斩件，放入沸水中汆水。❷桑白皮洗净；红枣洗净；姜洗净，切丝，备用。❸把排骨、桑白皮、杏仁、红枣放入开水锅内，大火煮沸后改小火煲2小时，加入姜、盐调味即可

功能效用 此汤具有泻肺止咳、清热化痰的功效。

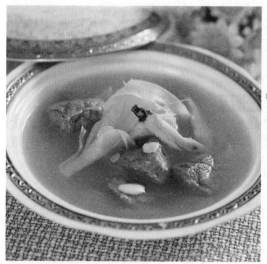

款冬花猪肺汤

材料 款冬花20克，猪肺750克，瘦肉300克，红枣3枚，南、北杏仁各10克，盐5克，姜2片。

做法

❶款冬花、红枣浸泡，洗净；猪肺洗净，切片；瘦肉洗净，切块。❷烧热油锅，放入姜片，将猪肺爆炒5分钟左右。❸将清水煮沸后加入所有原材料，用小火煲3小时，加盐调味即可。

功能效用 清热化痰、益气补虚。

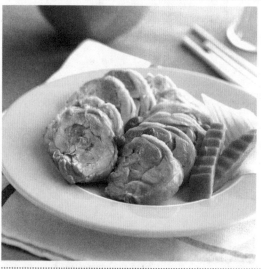

晶莹醉鸡

材料 川芎、当归、高丽参、红枣各5克，枸杞子10克，鸡腿100克，西洋芹片、胡萝卜片各10克，姜片、黄酒、米酒各适量。

做法

❶全部药材煎取汤汁；鸡腿去骨洗净，用棉线捆紧。❷姜片入锅，加水煮沸，放入鸡腿，焖煮5分钟，加汤汁、米酒、黄酒稍煮。❸西洋芹、胡萝卜用开水烫熟；鸡腿切片装盘即可。

功能效用 行气活血、化瘀止痛、温经通脉。

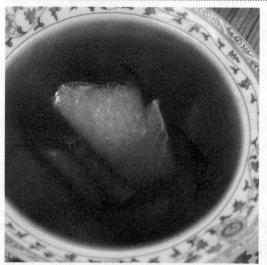

清肺润燥汤

材料 枇杷叶15克，雪梨300克，生薏苡仁100克，生姜2片，陈皮5克，冰糖适量，水500毫升。

做法

❶将所有食材洗净，雪梨去皮，切块。❷加水以小火炖煮约90分钟。❸加冰糖调味即可。

功能效用 枇杷具有清肺化痰、止咳的作用；雪梨可润肺清燥、止咳化痰。此汤具有滋阴润肺、清热排毒之功效。

肺结核

肺结核是由结核杆菌引起的肺部复杂慢性肉芽肿性传染病。排菌的肺结核患者是主要传染源。人体感染结核菌后不一定发病，仅于抵抗力低落时方始发病。除少数可急起发病外，临床上多呈慢性过程，常有低热、乏力等全身症状和咳嗽、咯血等呼吸系统表现。结核杆菌主要通过呼吸道传播，传染源主要是排菌的肺结核病人（尤其是痰涂片阳性、未经治疗者）的痰。

典型症状

常见的症状包括：咳嗽、咳痰、发热（多为午后低热）、咯血（自少量至大量咯血）、胸痛、乏力、食欲不振、盗汗，病程长的可有消瘦，病变广泛而严重的可有呼吸困难，女性患者可有月经不调。

家庭防治

发现有低热、盗汗、干咳或咳嗽时痰中带血、乏力、饮食减少等症状时，要及时到医院检查。确诊结核病以后，要立即在医生指导下进行治疗，同时还要注意增加营养，以增强体质。

民间小偏方　　　　　壹

【用法用量】干木瓜、刺五加各10克，臭参6克，草果5克，上述药加炮姜、小枣适量为引，洗净以水煎服，每日1剂，分3次服完，30天为1个疗程。
【功效】温中散寒、健脾补肺，用于结核病的辅助治疗。

民间小偏方　　　　　贰

【用法用量】麦门冬12克，野韭菜9克，药用干品，洗净以水煎服，每日1剂，日服3次。
【功效】用于肺结核的阴虚体质患者，有辅助的治疗作用。

· 推荐药材食材

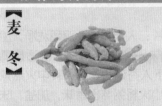
【麦冬】
◎清心润肺，主治心气不足、惊悸怔忡、肺热肺燥。

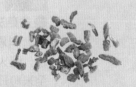
【百部】
◎润肺、下气、止咳、杀虫，用于治疗新久咳嗽、肺痨咳嗽、百日咳。

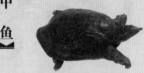
【甲鱼】
◎滋阴补肾、清退虚热，可防治身虚体弱、肝脾肿大、肺结核等症。

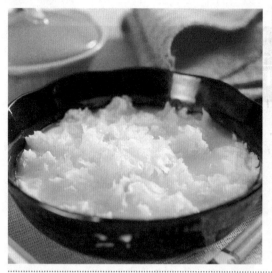

鸡蛋银耳浆

材料 玉竹10克，鸡蛋1个，银耳50克，豆浆500毫升，白糖适量。

做法

①鸡蛋打在碗内搅拌均匀；银耳泡开；玉竹洗净备用。②将银耳、玉竹与豆浆入锅加水适量同煮。③煮好后冲入鸡蛋液，再加白糖即可。

功能效用 此品具有滋阴润肺、美容润肤的功效。

木瓜白果姜粥

材料 木瓜50克，白果30克，大米100克，姜末少许，盐2克，胡椒粉3克，葱少许。

做法

①白果去壳皮，洗净；木瓜去皮洗净切块；大米洗净；葱洗净，切成花。②锅注水置火上，放入大米、白果，用旺火煮至米粒开花。③放入木瓜、姜末、高汤，改用小火煮至粥成，加入盐、胡椒粉，撒上葱花即可。

功能效用 敛肺止咳、化痰利水。

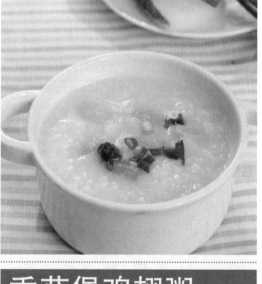

香菇煲鸡翅粥

材料 香菇60克，鸡翅150克，大米80克，盐3克，葱花少许。

做法

①香菇洗净，切片；大米淘净；鸡翅洗净，加盐、料酒腌渍入味。②大米入锅，放适量清水，旺火煮沸，下入香菇和鸡翅，转中火熬煮至米粒开花。③小火将粥熬出香味，加盐、味精、胡椒粉调味，撒上葱花即可。

功能效用 用于高血压、糖尿病、血虚等症，有补血、益气之功效。

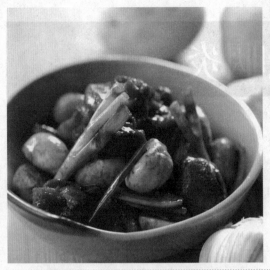

栗子炖猪肉

材料 猪瘦肉500克，栗子300克，葱、姜少许，植物油、料酒、砂糖、酱油适量。

做法
❶将猪肉切成小方块；栗子剥皮。❷锅中放油与砂糖炒成橙红色，倒入酱油，放入猪肉、栗子、葱、姜、料酒同煮。❸肉软时即可食用。

功能效用 润肺化痰、补肾健脾。

海带鱼头汤

材料 海带200克，鱼头1个，料酒、姜、葱、盐、味精、胡椒粉、香油各少许，冷水适量。

做法
❶将海带泡发洗净，切成细丝；姜切片，葱切段。❷将鱼头去鳃，剁成小块。❸将海带、料酒、鱼头、姜、葱一同放入炖锅内，加水适量，用武火烧沸。❹改文火煮35分钟，加盐、味精、胡椒粉、香油调味即成。

功能效用 补益虚亏，开胃生津，理气化痰，适用于脾胃虚弱、咳嗽痰多等症。

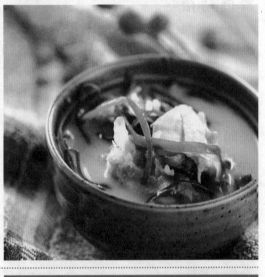

金橘银耳羹

材料 金橘6颗，银耳2朵，莲子、冰糖少许。

做法
❶银耳水发后清洗干净，并撕成小朵；莲子清洗干净，浸泡30分钟；金橘洗净后切成六瓣儿，使一端相连。❷凉水里放冰糖、银耳、莲子，上大火煮，水开后小火煮10分钟，放入金橘再煮15分钟后关火，接着再闷10分钟即可。

功能效用 润肺生津，提神醒脑。

慢性咽炎

慢性咽炎是指慢性感染所引起的弥漫性咽部病变，多见于成年人，儿童也可出现。患者全身症状均不明显，以局部症状为主。各型慢性咽炎症状大致相似且多种多样，如咽部不适感、异物感、咽部分泌物不易咳出、咽部痒感、烧灼感、干燥感或刺激感，还可有微痛感。由于咽后壁通常因咽部慢性炎症造成较黏稠分泌物黏附，以及由于鼻、鼻窦、鼻咽部病变造成夜间张口呼吸，常在晨起时出现刺激性咳嗽及恶心。

典型症状

咽部不适、发干、有异物感或轻度疼痛、干咳、恶心，咽部充血呈暗红色。

家庭防治

静坐，两手轻放于两大腿上，两眼微闭，舌抵上腭，安神入静，自然呼吸，意守咽部，口中蓄津，待津液满口，缓缓下咽，如此15～20分钟，然后慢慢睁开两眼，以一手拇指与其余四指轻轻揉喉部，自然呼吸，意守手下，津液满口后，缓缓下咽，如此按揉5～7分钟。每日练2～3次，每次15～30分钟。可以有效缓解咽喉炎。

民间小偏方 壹

【用法用量】取橄榄2枚，绿茶1克。将橄榄连核切成两半，与绿茶同放入杯中，冲入开水，加盖闷5分钟后饮用。

【功效】适用于慢性咽炎患者、有咽部异物感者。

民间小偏方 贰

【用法用量】取1个罗汉果洗净切碎，用沸水冲泡10分钟后，不拘时饮服。每日1～2次，每次1个。

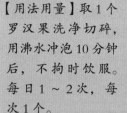

【功效】清肺化痰、止渴润喉。主治慢性咽喉炎、喉痛失音或咳嗽口干等。

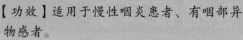

• 推荐药材食材 •

【麦冬】

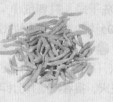

◎主治心肺虚热、咽喉肿痛、烦渴等症，对急、慢性咽喉疾病有一定缓解作用。

【胖大海】

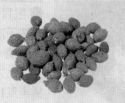

◎清热润肺、利咽解毒。主治干咳无痰、咽喉疼痛、声音嘶哑、慢性咽炎等症。

【白菜】

◎清热除烦、利尿通便、养胃生津，主治肺胃有热、心烦口渴、小便不利、咽部不适等症。

罗汉果瘦肉汤

 材 料 罗汉果1只，枇杷叶15克，猪瘦肉500克，盐5克。

做 法
①罗汉果洗净，打成碎块。②枇杷叶洗净，浸泡30分钟；猪瘦肉洗净，切块。③将清水2000毫升放入瓦煲内，煮沸后加入以上罗汉果、枇杷叶、猪瘦肉，武火煲开后，改用文火煲3小时，加盐调味。

功能效用 清热利咽，止渴润燥。对治疗扁桃体炎、咽喉炎都有很好的疗效。

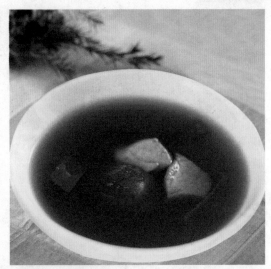

厚朴蔬果汁

 材 料 厚朴15克，陈皮10克，西洋芹30克，苜蓿芽10克，菠萝35克，苹果35克，水梨35克。

做 法
①厚朴、陈皮洗净与清水置入锅中。②以小火煮沸约2分钟，滤取药汁降温备用。③西洋芹、苜蓿芽、菠萝、苹果、水梨洗净，切成小丁状，放入果汁机内搅打均匀，倒入杯中，加入药汁混合即可饮用。

功能效用 降气化痰、健脾祛湿。

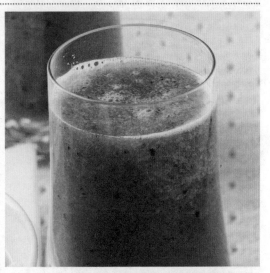

乌梅竹叶绿茶

 材 料 淡竹叶10克，玄参8克，乌梅5颗，绿茶1包。

做 法
①将玄参、淡竹叶和绿茶、乌梅洗净一起放进杯内。②往杯内加入600毫升左右的沸水。③盖上杯盖闷20分钟，滤去渣后即可饮用。

功能效用 滋阴润燥，生津止渴，利尿通淋。用于咽喉干燥、灼痛、口渴喜饮、小便短赤等症的辅助治疗。

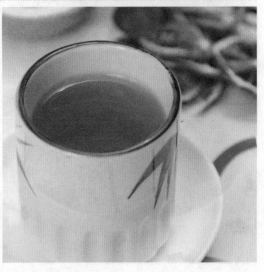

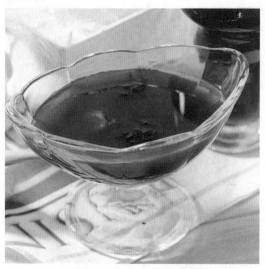

罗汉果银花玄参饮

材料 罗汉果半个，金银花6克，玄参8克，薄荷3克，蜂蜜适量。

做法

① 将罗汉果、金银花、玄参、薄荷均洗净备用。② 锅中加水600毫升，大火煮开，放入罗汉果、玄参煎煮2分钟，再加入薄荷、金银花煮沸即可。③ 滤去药渣，加入适量蜂蜜即可饮用。

 功能效用 此品具有清热润肺、泻火解毒、止咳利咽的功效。

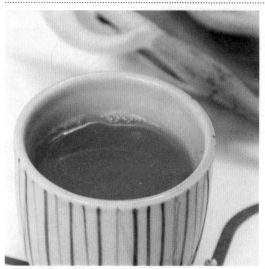

川贝母杏仁枇杷茶

材料 川贝母10克，杏仁20克，枇杷叶10克，麦芽糖2大匙，水适量。

做法

① 将川贝母、杏仁、枇杷叶洗净，盛入煮锅。② 加600毫升水以大火煮开，转小火续熬至约剩350毫升水。③ 捞弃药渣，加麦芽糖拌匀即成。

 功能效用 此品具有清热泻肺、止咳化痰的功效。

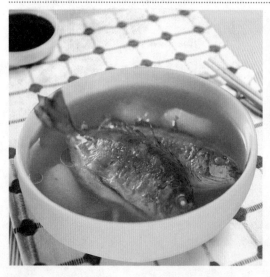

百合无花果鲴鱼汤

材料 鲴鱼500克，马蹄100克，无花果30克，百合15克，姜2片，花生油10毫升，盐5克。

做法

① 百合、无花果洗净，浸泡1小时，马蹄洗净。② 鱼去鳞、腮、内脏，洗净；烧锅下花生油、姜片，将鱼煎至两面金黄色。③ 将2000毫升清水放入瓦煲内，煮沸后加入全部原料，大火煲开后，改用小火煲3小时，加盐调味即可。

 功能效用 本品可清热润肺、滋阴润燥、益气补虚，适合肺阴亏虚的人群食用。

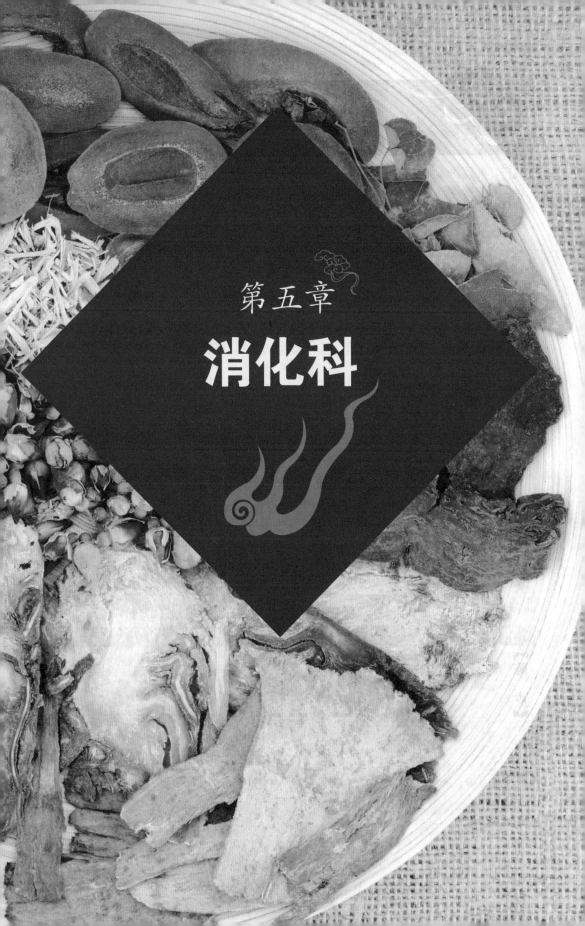

第五章

消化科

胃 炎

胃炎是指由各种因素引起胃黏膜发生炎症性改变，在饮食不规律、作息不规律的人群中尤为高发。根据病程分急性和慢性两种，慢性比较常见。胃炎包括急性胃炎（急性化脓性胃炎、急性糜烂性胃炎、急性单纯性胃炎、急性腐蚀性胃炎）、慢性胃炎（慢性浅表性胃炎、萎缩性胃炎、慢性糜烂性胃炎）、手术后反流性胃炎、胆汁反流性胃炎、电冰箱胃炎、巨大肥厚性胃炎等。本病常见于成人，许多病因可刺激胃，如饮食不当、病毒和细菌感染、药物刺激等均可能引发本病。

典型症状

急性胃炎表现为上腹不适、疼痛、厌食、恶心、呕吐和黑便。慢性胃炎病程迁延，大多无明显症状和体征，一般仅见饭后饱胀、泛酸、嗳气、无规律性腹痛等消化不良症状。可能还伴有并发症，如胃下垂、消化溃疡、胃穿孔等。

家庭防治

用手掌或掌根鱼际部在剑突与脐连线之中点（中脘穴）部位做环形按摩，节律中等，轻重适度。每次 10 ~ 15 分钟，每日 1 ~ 2 次。能促进胃肠蠕动和排空，使胃肠分泌腺功能增强，消化能力提高，并有解痉止痛作用

民间小偏方 壹

【用法用量】甘蔗汁、葡萄酒各一盅合服，早晚各服用 1 次。
【功效】治疗慢性胃炎。

民间小偏方 贰

【用法用量】生姜 200 克，醋 250 毫升，密封浸泡，空腹服 10 毫升。
【功效】主治慢性胃炎。

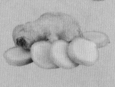

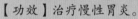
● 推荐药材食材 ●

【陈皮】

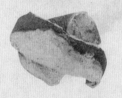

◎理气健脾、燥湿化痰。主治胸脘胀满、食少吐泻、咳嗽痰多。

【丁香】

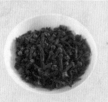

◎暖胃温肾。可治胃寒痛胀、呃逆、吐泻、痹痛、疝痛、口臭、牙痛。

【白豆蔻】

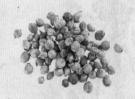

◎主治脾胃气不和、脾虚湿盛，也可用于胃炎等肠胃疾病的辅助治疗。

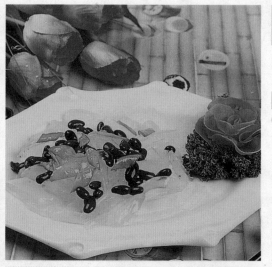

红豆炒芦荟

材料 芦荟250克，红豆100克，青尖椒50克，香油20克，盐5克，醋10克。

做法

① 芦荟洗净，去皮，取肉，切薄片；红豆洗净；青椒洗净切丁。② 红豆入锅中煮熟后，捞起沥干水。③ 油锅烧热，加青尖椒爆香，放入芦荟肉、红豆同炒至熟，放盐、醋，淋上香油装盘即可。

功能效用 红豆中所含的石碱成分可增加肠胃蠕动，消除心脏或肾病引起的浮肿。

党参鳝鱼汤

材料 鳝鱼200克，党参20克，红枣10克，佛手、半夏各5克，盐适量。

做法

① 将鳝鱼去鳞及内脏，洗净后切段。② 党参、红枣、佛手、半夏洗净，备用。③ 把党参、红枣、佛手、半夏、鳝鱼加适量清水，大火煮沸后，小火煮1小时，加入盐即可。

功能效用 此汤具有温中健脾、行气止痛的功效。

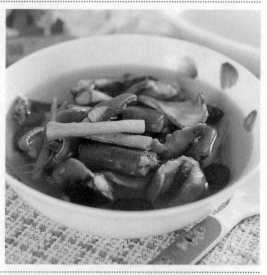

酱拌面

材料 西红柿2个，黄瓜1根，葱1根，香菜2根，面150克，素炸酱100克，盐3克，味精1克，生抽15毫升。

做法

① 西红柿切片；黄瓜切丝；葱切花；香菜留叶，备用。② 将面煮熟，盛入碗中，将素炸酱用油炒熟，加入盐、味精、生抽。③ 将素炸酱放在面上，加入其他食材即可。

功能效用 西红柿具有消除胃部不适、缓解胃痛和胃炎的功效。

白菜豆腐汤

材料 小白菜100克，豆腐50克，盐5克，香油5克调味。

做法

①小白菜洗净，切段；豆腐切成小块。②锅中注适量水烧开，放入小白菜、豆腐煮开。③加入盐，淋入香油即可出锅。

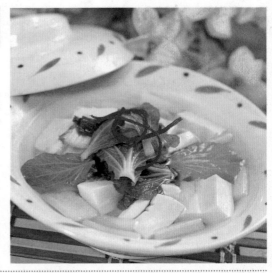

功能效用 此汤口味清淡，适合急性胃肠炎引起的腹泻、恶心、腹痛和呕吐等症状，可清洁肠胃、润肠通便、清热润燥。

蜜饯萝卜

材料 鲜胡萝卜500克，蜂蜜200毫升，生姜片5克。

做法

①胡萝卜洗净，切成丁。②放入沸水内煮沸后即刻捞出，沥干水分，晾晒半日。③再放入砂锅内，加蜂蜜调匀，以小火煮沸，待凉。可装瓶存放。

功能效用 此小吃适用于腹胀、呕吐、饮食不消者食用，但需注意要在饭后食用。

干姜绿茶

材料 绿茶10克，干姜末5克，冰糖适量，清水600毫升。

做法

①绿茶、干姜末冲洗干净。②二者用沸水600毫升，冲泡15分钟，滤渣，依据个人口味加入冰糖，搅匀即可饮用。

功能效用 此茶可促进食欲、止吐止泻、温中祛寒。适用于急性胃肠炎引起的呕吐、腹泻、腹痛、畏寒发热等症状。

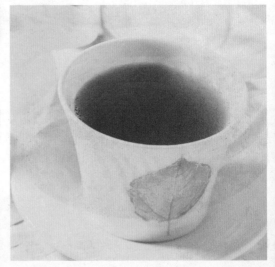

白果煲猪小肚

材料 猪小肚100克，扁豆15克，白术10克，白果5颗，盐适量。

做法

❶猪小肚洗净，切丝；白果炒熟，去壳。❷扁豆、白术洗净，装入纱布袋，扎紧袋口。❸将猪小肚、白果、药袋一起放入砂锅，加适量水，煮沸后改小火炖煮1小时，捞出药袋丢弃，加盐调味即可。

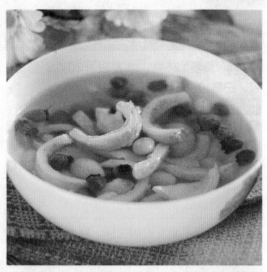

功能效用 此汤具有补气健脾、化湿止泻的功效。

西蓝花四宝蒸南瓜

材料 白果、百合、银耳各100克，枸杞50克，南瓜200克，西蓝花250克，盐、淀粉各适量。

做法

❶原材料均洗净，南瓜切条；西蓝花切块；银耳、百合切片，与白果一起泡发。❷锅上火添入清汤，烧开后放入全部材料，加入盐一起装盘，上笼蒸3分钟。❸以淀粉勾芡，即可取出食用。

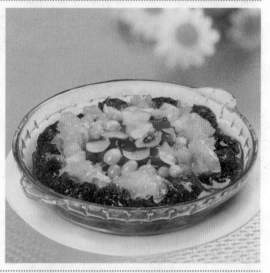

功能效用 西蓝花有助于保护肠胃免受细菌的侵袭。

淡盐水

材料 自然海盐5克。

做法

将准备好的自然海盐5克，溶解于200毫升开水中，等水温凉时即可饮用。患者可以每日早晚分两次饮用。

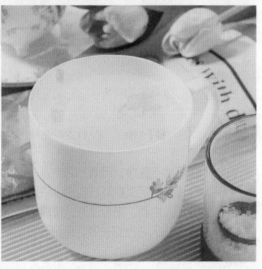

功能效用 淡盐水能有效补充因急性肠胃炎引起的呕吐、腹泻及胃出血停止吐血后体内流失的大量生理盐水。

菠萝银耳红枣甜汤

材料 菠萝125克，水发银耳20克，红枣8枚，白糖10克。

做法

 菠萝去皮，洗净，切块；水发银耳洗净，摘成小朵；红枣洗净备用。❷汤锅上火倒入水，下入菠萝、水发银耳、红枣煲至熟，加入白糖搅匀即可食用。

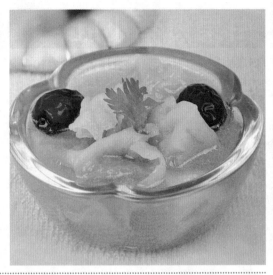

功能效用 此品具有滋阴去燥、补血润肺、消食止泻的功效。

大蒜银花茶

材料 金银花30克，甘草3克，大蒜20克，白糖适量。

做法

 将大蒜去皮，洗净捣烂。❷金银花、甘草洗净，一起放入锅中，加水600毫升，用大火煮沸即可关火。❸最后加入白糖即可服用。

功能效用 此茶可辅助治疗宫颈炎、阴道炎以及急性细菌性痢疾、急性肠炎、腮腺炎、流感等感染性疾病。

佛手酒

【材料准备】

佛手15克　　白酒500毫升

【功能效用】 此款药酒具有理气养肝、和脾温胃、消食祛痰的功效。主治胃气虚寒、胃脘冷痛、两胁嗳气、痰多常嗽、恶心干呕、食欲不佳、大便不畅、情志不舒、苔多薄白等症。

【制作过程】

❶将佛手洗净，用清水泡软；

❷将佛手切成规则正方形小块，晾干后放入容器中；

❸加入白酒，密封浸泡，每隔5天，适当摇动；

❹约15天后过滤去渣，取药液服用。

【使用方法】 口服。每天2次，每次15毫升，不善服者每次5毫升。

胃溃疡

胃溃疡，是位于贲门至幽门之间的慢性溃疡，为消化系统常见疾病，是消化性溃疡的一种。消化性溃疡指胃肠黏膜被胃消化液自身消化而造成的超过黏膜肌层的组织损伤，可发生于消化道的任何部位，其中以胃及十二指肠最为常见，即胃溃疡和十二指肠溃疡，其病因、临床症状及治疗方法基本相似，明确诊断主要靠胃镜检查。胃溃疡是消化性溃疡中最常见的一种，主要是指胃黏膜被胃消化液自身消化而造成的超过黏膜肌层的组织损伤。胃溃疡是一种多因素疾病，病因复杂，迄今不完全清楚，为综合因素——遗传因素、化学因素、生活因素、精神因素、感染因素等所致。

典型症状

最典型的表现为餐后痛（灼烧样痛），常伴恶心、呕吐、反酸、呕吐等，严重时可有黑便与呕血。

家庭防治

注意休息，避免过度焦虑与劳累；尤其要注意饮食规律。

民间小偏方 壹

【用法用量】鸡蛋壳2份，乌贼骨1份，洗净，微火烘干研细，过细粉筛，装瓶备用。每次服1匙，每日服2次，以温开水送服。

【功效】收敛止血，对溃疡病有制酸、止血、止痛等作用。

民间小偏方 贰

【用法用量】鲜土豆500克，洗净后捣烂，滤出土豆汁。将土豆汁放在锅中以大火烧开，然后用文火熬至黏稠如蜜状，置于土罐中，放凉后装入瓶中备食。每次1汤匙，1日2次，空腹服用。

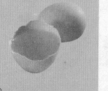

【功效】暖胃，保护胃黏膜。

• 推荐药材食材 •

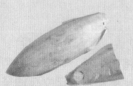

【海螵蛸】

◎收敛止血、涩精止带、制酸、敛疮，用于治疗胃痛吞酸、溃疡病等。

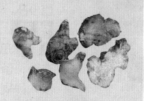

【白及】

◎收敛止血、消肿生肌，用于治疗咯血吐血、外伤出血、溃疡病出血等。

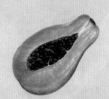

【木瓜】

◎平肝舒筋、和胃化湿，用于湿痹拘挛、消化性溃疡等的辅助治疗。

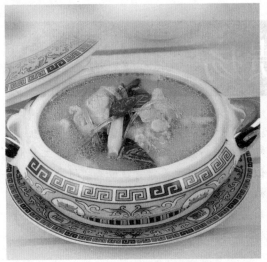

白芍椰子鸡汤

材料 白芍10克，椰子100克，母鸡肉150克，菜心30克，盐5克。

做法

①将椰子洗净，切块；白芍、枸杞子洗净备用。②母鸡肉洗净斩块，氽水备用；菜心洗净，粉丝洗净泡软。③煲锅上火倒入水，下入椰子、鸡块、白芍，煲至快熟时，加入盐，下入菜心煮熟即可。

功能效用 此汤具有益气生津、清热补虚、补脾益气的功效。

白术猪肚粥

材料 白术20克，升麻10克，猪肚100克，大米80克，盐3克，鸡精2克，葱花5克。

做法

①大米淘净；猪肚洗净，切成细条；白术、升麻洗净。②大米入锅，加入适量清水，以旺火烧沸，下入猪肚、白术、升麻，转中火熬煮。③待米粒开花，改小火熬煮至粥浓稠，加盐、鸡精调味，撒上葱花即可。

功能效用 此品可补脾益气，渗湿止痛。

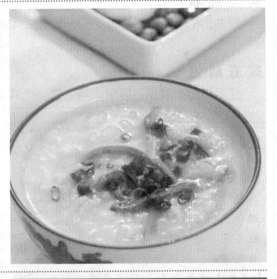

生姜米醋炖木瓜

材料 生姜5克，白芍5克，青木瓜100克，米醋少许。

做法

①青木瓜洗净，切块；生姜洗净，切片；白芍洗净，备用。②将青木瓜、生姜、白芍一同放入砂锅。③加米醋和水，用文火炖至木瓜熟即可。

功能效用 补气益血、解郁调中、消积止痛。可辅助治疗上消化道溃疡、抑郁症、厌食等症。

麦芽乌梅饮

材料 炒麦芽15克，乌梅2粒，寡糖30克，清水1000毫升。

做法

① 将乌梅、麦芽洗净，备用。② 加水放入乌梅、麦芽，煮沸后小火续煮20分钟。③ 滤渣加入寡糖调味。

功能效用 行气除胀，滋阴养胃。可用于上消化道溃疡，症见胃肠胀气、反胃呕酸等症的辅助治疗。

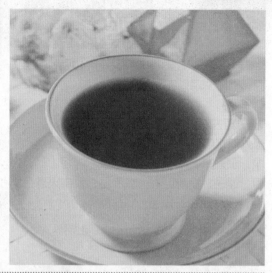

佛手延胡索猪肝汤

材料 佛手10克，延胡索10克，制香附6克，猪肝100克，盐、姜丝、葱花各适量。

做法

① 将佛手、延胡索、制香附洗净，备用。② 放入锅内，加适量水煮沸，再用文火煮15分钟左右。③ 加入已洗净切好的猪肝片，放适量盐、姜丝、葱花，熟后即可食用。

功能效用 疏肝和胃，行气止痛。用于肝气郁结、胸闷腹胀、胃脘疼痛等症。

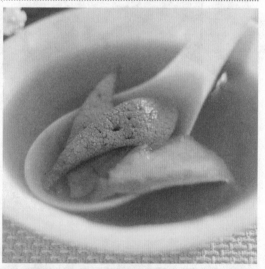

柴胡枸杞子羊肉汤

材料 柴胡3克，枸杞子10克，羊肉片200克，油菜200克，盐5克。

做法

① 柴胡冲净，放入煮锅中加4碗水熬高汤，熬到约剩3碗，去渣留汁。② 油菜洗净切段；枸杞子放入高汤中煮软；羊肉片入锅，并加入油菜。③ 待肉片熟，加入盐调味即可。

功能效用 此汤可疏肝和胃、升托内脏。对中老年体质虚弱、反胃、胃痛有食疗作用。

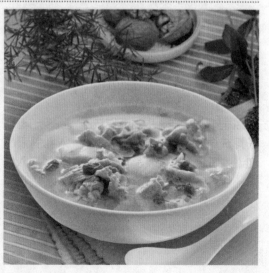

白芍山药鸡汤

材料 莲子、山药各50克，鸡肉40克，白芍10克，枸杞子5克，盐适量。

做法

1. 山药去皮，洗净，切块；莲子洗净，与山药放入热水中稍煮；白芍及枸杞洗净。2. 鸡肉洗净，汆去血水。3. 锅中加适量水，将山药、白芍、莲子、鸡肉放入；水沸后，转中火煮至鸡肉熟烂，加枸杞子，调入盐即可。

功能效用 补气健脾、敛阴止痛、滋阴养胃。

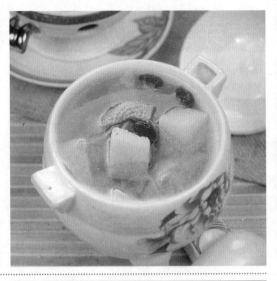

黑豆甘草茶

材料 黑豆150克，甘草15克，糖少许。

做法

1. 黑豆洗净，和甘草一起盛入锅中。2. 加600毫升水以大火煮开，转小火续煮20分钟，加适量糖即成。

功能效用 此茶能清热解毒、利尿泻火，清除细菌毒素、药物、食物中毒及体内代谢产物，并消水肿，祛风湿痹痛，改善十二指肠溃疡症状。

椰子肉银耳煲老鸽

材料 乳鸽1只，银耳10克，椰子肉100克，红枣、枸杞子各适量，盐少许。

做法

1. 乳鸽收拾干净；银耳泡发洗净；红枣、枸杞子均洗净。2. 热锅注水烧开，下入乳鸽滚尽血渍，捞起。3. 将乳鸽、红枣、枸杞子放入炖盅，注水后以大火煲沸，放入椰子肉、银耳，小火煲煮2小时，加盐调味即可。

功能效用 银耳可滋阴养胃、润肺生津。此汤能补益滋润、健脑益智。

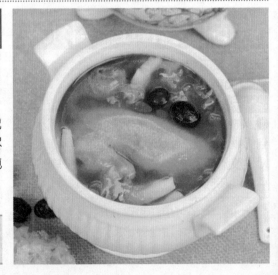

胃下垂

胃下垂是指站立时，胃下缘达盆腔，胃小弯弧线最低点降至髂嵴连线以下。临床表现为：腹胀及上腹不适、腹痛、恶心、呕吐等。胃下垂患者大多脾胃气虚，无力升举内脏，造成内脏下垂，所以宜吃具有健脾、益气、升提作用的药材和食物。

典型症状

临床表现轻度胃下垂多无症状，中度以上者常出现胃肠动力差，消化不良的症状。

家庭防治

体形消瘦者的胃下垂治疗，运动锻炼是最好的方法。但注意不宜做过分剧烈的运动，如跳高、跑步等。因为胃下垂的人大多食量较小，所以选择的食物应富有营养，容易消化而体积又小。食物搭配上应注意动物蛋白和脂肪酌量多一些，蔬菜和米面类食物少一些，并可采用少吃多餐的方法，增加次数，减轻胃的负担。

民间小偏方 壹

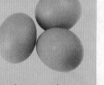

【用法用量】鸡蛋1只，打入碗内，不要搅散，隔水蒸至蛋白凝固、蛋黄未熟时（一般用2 3分钟）放入桂圆肉10余片，再蒸10分钟，即可食用。每日1次，连续服至病愈。

【功效】调理脾胃寒气，减轻症状。

民间小偏方 贰

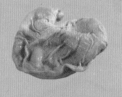

【用法用量】猪肚250克，白胡椒15克。将猪肚洗净切片，加水与白胡椒同煮熟，当日分2次食用。

【功效】适用于胃下垂及胃寒疼痛。

• 推荐药材食材 •

 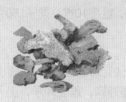
【白术】

◎健脾益气、燥湿利水、止汗安胎。用于脾胃气弱、食少倦怠、少气无力、虚胀腹泻、水肿、黄疸。

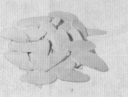
【山药】

◎补脾养胃、生津益肺、补肾涩精。用于脾虚食少、久泻不止、肺虚喘咳等。

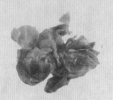
【鸡内金】

◎消食积，止泻痢、遗溺、滋养、收敛。主治食积胀满、呕吐反胃等症。

补胃牛肚汤

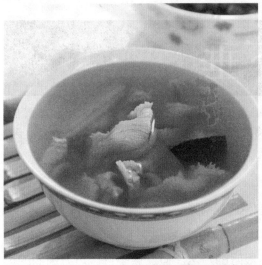

材料 牛肚1000克，鲜荷叶半张，白术、黄芪、升麻、神曲各10克，生姜3片，桂皮2片，茴香、胡椒粉、黄酒、盐、醋各适量。

做法

①将鲜荷叶垫于锅底，放入洗净的牛肚和药材。加水烧沸后中火炖30分钟，取出切小块后复入砂锅，加黄酒、茴香和桂皮，小火煨2小时。

②加调料继续煨2~3小时，直至肚烂即可。

功能效用 升阳举陷、健脾补胃。

枣参茯苓粥

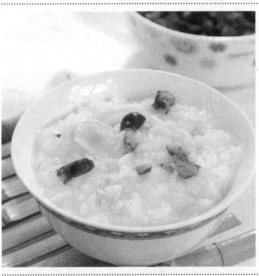

材料 红枣、白茯苓、人参各适量，大米100克，白糖8克。

做法

①大米泡发，洗净；人参洗净，切小片；白茯苓洗净；红枣去核洗净，切开。②锅置火上，注入清水后，放入大米，用大火煮至米粒开花，放入人参、白茯苓、红枣同煮。③改用小火煮至粥浓稠闻见香味时，放入白糖调味，即可食用。

功能效用 益脾和胃、益气补虚。

莲子红枣糯米粥

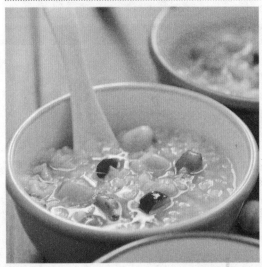

材料 糯米150克，红枣10枚，莲子150克，冰糖3大匙。

做法

①糯米洗净，加水后以大火煮开，再转小火慢煮20分钟。②红枣泡软，莲子冲净，加入煮开的糯米中续煮20分钟。③待莲子熟软，米粒呈花糜状时，加冰糖调味即可。

功能效用 糯米有补中益气、健脾养胃、止虚汗、安神益心、调理消化和吸收的作用。

胃　癌

胃癌是常见的恶性肿瘤，也是最常见的消化道恶性肿瘤，分为肠型胃癌、胃型胃癌。每年约有17万人死于胃癌，几乎接近全部恶性肿瘤死亡人数的1/4，且每年还有2万以上新的胃癌病人产生出来，胃癌确实是一种严重威胁人民身体健康的疾病。胃癌可发生于任何年龄，但以40～60岁多见，男多于女，约为2：1。胃癌可发生于胃的任何部位，但多见于胃窦部，尤其是胃小弯侧。未经治疗者平均寿命约为13个月。在我国，其发病率居各类肿瘤的首位。

典型症状

胃脘疼痛是胃癌最早出现的症状，早期不明显，仅有上腹部不适、饱胀感或重压感。到晚期，还有恶心、呕吐、呕血、便血、食欲减退、腹泻等症状。

家庭防治

避免暴饮暴食，少吃刺激性食物及熏制品，禁食霉变或腐烂变质的食物，禁高盐饮食，以减少胃炎及胃溃疡的发生。手术以后的病人忌进牛奶、糖和高碳水化合物饮食，以防发生倾倒综合征。

民间小偏方　　壹

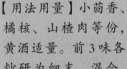

【用法用量】小茴香、橘核、山楂肉等份，黄酒适量。前3味各炒研为细末，混合。每次6克，每日2　3次，以温黄酒送下。
【功效】主治胃痛。

民间小偏方　　贰

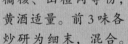

【用法用量】鱼鳔30克，猪瘦肉60克，冰糖15克。鱼鳔、猪瘦肉、冰糖同放锅中，加适量水，煮熟后食用。
【功效】主治胃痛。

推荐药材食材

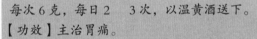

 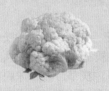

【菜花】
◎具有爽喉、开声、润肺、止咳、抗癌、润肠等功效。

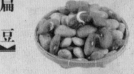

【扁豆】
◎能健脾和中、消暑清热、解毒消肿，适用于脾胃虚弱、便溏、体倦乏力、水肿等病症。

 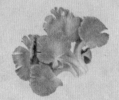

【平菇】
◎平菇中的蛋白多糖体对癌细胞有很强的抑制作用，能增强机体免疫功能。

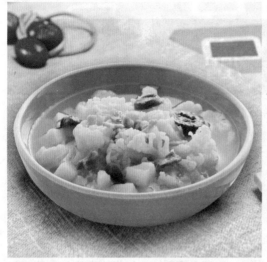

山楂消食汤

材料 花菜200克，土豆150克，瘦肉100克，山楂、桂枝、白芍各10克，盐适量，黑胡椒粉少许。

做法

❶将药材煎汁备用，花菜掰小朵；土豆切小块；瘦肉切小丁。❷放入锅中，倒入药汁煮至土豆变软，加盐、黑胡椒粉，再次煮沸后关火即可食用。

功能效用 此汤具有健胃消食、温胃止痛的功效。

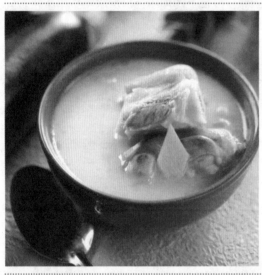

牡蛎猪蹄汤

材料 牡蛎壳10克，猪蹄1只，料酒10克，姜3克，葱6克，盐3克，味精2克，胡椒粉2克。

做法

❶牡蛎壳煅后，研成细粉；猪蹄去毛，洗净，剁成4块；姜切片，葱切段。❷将猪蹄、牡蛎粉、料酒、姜、葱同放炖锅内，加水1800毫升，置武火上烧沸，再用文火炖煮50分钟，加入盐、味精、胡椒粉即成。

功能效用 补气、健脾、固肾。适合脾胃弱、食欲不振者日常食用。

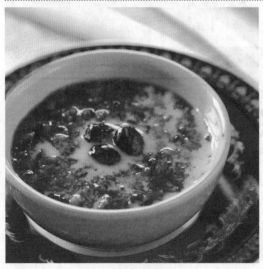

参枣茯姜黑米粥

材料 黑米150克，红枣6颗，党参15克，白茯苓15克，姜10克，冰糖50克。

做法

❶将红枣洗净，去核；党参、姜、白茯苓洗净切片；黑米洗净去杂质；冰糖打碎备用。❷将黑米、红枣、党参、白茯苓、姜、冰糖放入锅内，加水1000毫升。❸将锅置武火上烧沸，再用文火煮1小时即成。

功能效用 补气血、益脾胃、生津液，适用于气血亏损、脾胃虚弱、食少腹泻等症。

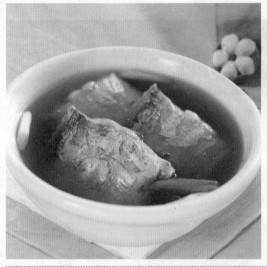

带鱼黄芪汤

材料 带鱼500克，黄芪30克，炒枳壳10克，料酒、盐、葱段、姜片各适量。

做法

 将黄芪、枳壳洗净，装入纱布袋。❷ 将带鱼去头，斩成段，洗净。❸ 锅上火放入油，将鱼段下锅内稍煎，加入清水，放入药包、料酒、盐、葱段、姜片，煮至鱼肉熟。

功能效用 带鱼对辅助治疗各种良、恶性肿瘤大有益处。此汤能行气散结、益气补虚、防癌抗癌。

佛手娃娃菜

材料 娃娃菜350克，佛手10克，红甜椒10克，盐3克，生抽8毫升，味精2克，香油10毫升。

做法

 娃娃菜洗净切细条，入水汆熟，捞出沥干水分，装盘；红甜椒洗净，切末；佛手洗净，放进锅里加水煎汁，取汁备用。❷ 用盐、生抽、味精、香油、佛手汁调成味汁，淋在娃娃菜上即可。

功能效用 防癌抗癌、开胃消食。

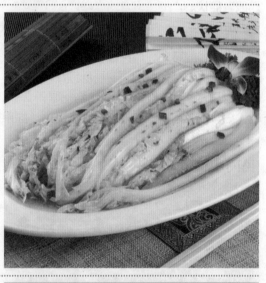

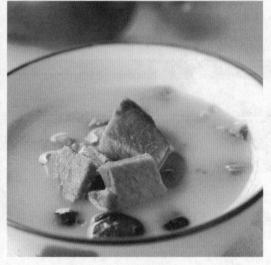

芡实羊肉汤

材料 芡实100克，羊肉100克，味精、盐少许。

做法

 将芡实、羊肉洗净，切块。❷ 入锅加水，用文火共煮2～3小时。❸ 汤飘香后，加盐、味精调味即可。

功能效用 滋养强壮、补中益气、开胃健脾、固肾养精，适用于脾胃虚弱并具有食欲不振、胃脘满闷、大便溏稀等症状者。

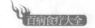

腹 泻

腹泻一般是指每天排便次数明显增加或频繁，粪质稀薄，水分增加，或含未消化的食物或脓血、黏液。腹泻常伴有排便急迫感、肛门不适、失禁等症状。腹泻分急性和慢性两类。急性腹泻发病急剧，病程在2～3周内。慢性腹泻指病程在两个月以上或间歇期在2～4周内的复发性腹泻。

典型症状

大便次数明显增多，便变稀，形态、颜色、气味改变，含有脓血、黏液、不消化的食物、脂肪，或变为黄色稀水、绿色稀糊，气味酸臭。大便时有腹痛、下坠、里急后重、肛门灼痛等症状。

家庭防治

成人轻度腹泻，可控制饮食，禁食牛奶、肥腻或渣多的食物，给予清淡、易消化的半流质食物。而小儿轻度腹泻，可继续母乳喂养。若非母乳喂养，年龄在6个月以内的，用等量的米汤或水稀释牛奶或其他代乳品喂养2天，以后恢复正常饮食。患儿年龄在6个月以上的，给其已经习惯的平常饮食，选用粥、面条或烂饭，加些蔬菜、鱼或肉末等。

民间小偏方　　壹

【用法用量】取乌梅20克洗净入锅，加水适量，煎煮至汁浓时，去渣取汁，加入淘净的粳米100克煮粥，至米烂熟时，加入冰糖稍煮，每日2次，趁热服食。

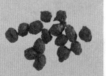

【功效】能泻肝补脾、涩肠止泻。

民间小偏方　　贰

【用法用量】藿香、马齿苋、苏叶、苍术各12克，洗净，加水1500毫升，煎汁。将煎好的药汁平均分为3碗，早、中、晚各服用1碗。

【功效】健胃、补脾、温肾。

推荐药材食材

【五味子】

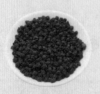

◎敛气生津、固涩收敛，对于腹泻不止有很好的食疗作用。

【五倍子】

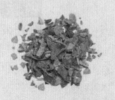

◎敛肺、止汗、涩肠、固精、止血、解毒。主治肺虚久咳、自汗盗汗、久痢久泻。

【糯米】

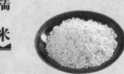

◎补中益气、健脾养胃、止虚汗，对食欲不佳、腹胀腹泻有一定缓解作用。

糙米豌豆饭

材料 糙米200克，新鲜豌豆100克，香油15毫升，清水少许。

做法

① 糙米洗净，用温水浸泡2小时；豌豆洗净备用。② 糙米、豌豆加适量水和15毫升的香油后一起入蒸锅。③ 蒸30分钟至豌豆、米饭熟烂即可。

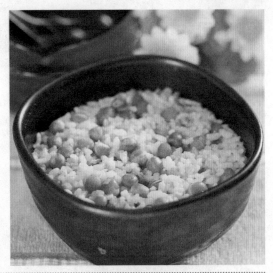

 功能效用 此饭可防止痢疾、便秘、脾虚气弱或吐泻、脾胃不和等。

黄花菜马齿苋汤

材料 白术10克，黄柏、黄连各8克，黄花菜、马齿苋各50克。

做法

① 将黄花菜、马齿苋洗净，备用。② 白术、黄柏、黄连洗净，备用。③ 将所有材料放入锅中，加适量水煮成汤即可。

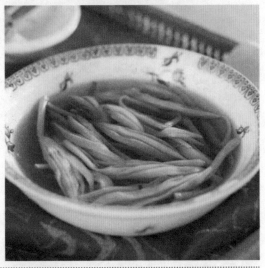

 功能效用 本品能清热解毒、祛湿止痢，对湿热型痢疾，症状见腹痛、泻下脓便、腥臭、里急后重、黏腻不爽、肛门灼痛等有食疗作用。

海带姜汤

材料 海带（干）1条，老姜5片，盐适量。

做法

① 海带泡发，洗净后切段，老姜切片。② 锅中加水2000毫升，置火上，水开后小火再煮60分钟，滤渣即可。

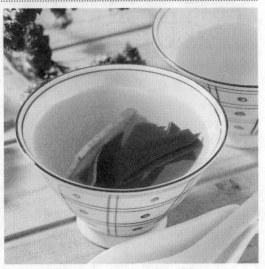

 功能效用 此汤可清火止痢，对痢疾引起的腹痛腹泻、排脓血便等症状有缓解功效。此汤应温热饮用，勿喝冷汤，剩余海带可留日后使用。

豌豆包

材料 面团500克，罐装豌豆1罐，白糖适量。

做法

① 将豌豆放入榨汁机中榨成泥状，捞出，加入白糖和匀成馅。② 将面团揪成大小均匀的面剂，再擀成面皮，取一面皮，内放豌豆馅，将面皮向中间捏拢，将包住馅的面皮揉光滑，封住馅口，即成生胚。③ 将生胚放置案板上醒发1小时左右，再上笼蒸熟即可。

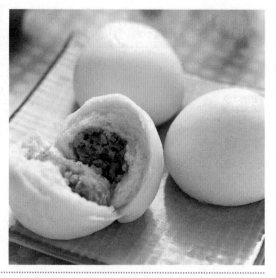

功能效用 此点心以豌豆为主，有助于止泻痢、益中气、利小便等。

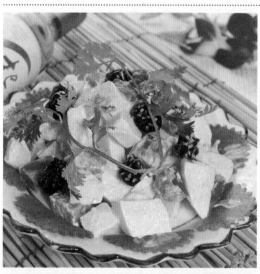

水果沙拉

材料 苹果、梨、香蕉、西瓜各100克，蜜枣20克，沙拉酱适量。

做法

① 将所有原料洗净后去皮，切成丁。② 装入盘中，依据个人的口味调入沙拉酱，拌匀即可食用。

功能效用 此沙拉香甜可口，可清理肠胃、帮助消化、补充维生素，适合痢疾引起的肠胃功能不佳。

赤芍菊花茶

材料 赤芍12克，黄菊花15克，秦皮10克，冬瓜皮20克，蜂蜜适量。

做法

① 将所有的药材和冬瓜皮清洗干净后备用。② 将赤芍、黄菊花、秦皮、冬瓜皮一起放入锅中煎煮成药汁。③ 去除药渣后，加入蜂蜜即可。

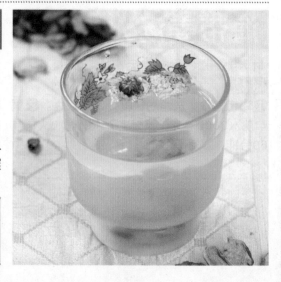

功能效用 本品能清热解毒、活血凉血，对痢疾、荨麻疹、带状疱疹、急性肠炎等均有食疗作用。

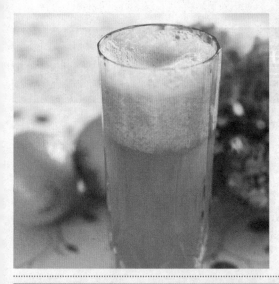

马齿苋荠菜汁

材 料 萆薢10克，鲜马齿苋、鲜荠菜各50克许。

做 法

❶萆薢洗净；马齿苋、荠菜洗净，温水浸泡30分钟，连根切碎，榨汁。❷把榨后的马齿苋、荠菜渣用适量温水浸泡10分钟，重复绞榨汁，合并两次汁，用纱布过滤。❸过滤后的汁液入锅，加入萆薢，小火煮沸即可。

功能效用 本品能泻火解毒、利湿止痢。

蒜糖止泻酒

【材料准备】

红糖20克　　大蒜2个　　烧酒100毫升

【功能效用】 大蒜具有消炎解毒、祛寒健胃的功效。此款药酒具有散风驱寒、清热解毒、强身止泻的功效。主治突发疾病、感冒风邪、泄泻恶呕、自然汗出、头痛发热等症。

【制作过程】

❶将大蒜剥去外皮后捣烂，放入容器中；
❷将红糖、烧酒倒入容器中，与大蒜充分混匀；
❸将药材熬煮至沸腾；
❹过滤去渣后取药液服用。

【使用方法】
口服。每天1～2剂，每次顿服。

地榆附子浸酒方

【材料准备】

地榆250克　　制附子25克　　白酒5升

【功能效用】 地榆具有凉血止血、清热解毒、消肿敛疮的功效；制附子具有回阳救逆、下火助阳的功效。此款药酒具有强身健体、祛湿止泻的功效。主治泄泻痢疾、腹胀腹痛。

【制作过程】

❶将地榆、制附子放入容器中；
❷将白酒倒入容器中，与地榆、制附子充分混合；
❸密封浸泡5天；
❹过滤去渣后取药液服用。

【使用方法】
口服。每天3次，酌量。

急性胃肠炎

急性胃肠炎是由细菌及病毒等微生物感染所引起的人体疾病，是常见病、多发病。其表现主要为腹痛、腹泻、恶心、呕吐、发热等，严重者可致脱水、电解质紊乱、休克等。本病多发于夏秋季节。

典型症状

腹泻多在进食后数小时突然出现，每日数次至十余次。腹痛多位于脐周，呈阵发性钝痛或绞痛；病变累及胃，出现恶心呕吐、上腹不适等，伴有发热、头痛、周身不适、四肢无力等全身症状。

家庭防治

预防夏季急性胃肠炎除了注意饮食卫生、勤洗手外，家庭用品的消毒也很重要。餐具、毛巾、衣物固然要严格消毒，马桶、厕所、水龙头开关也要消毒，不能忽略，因为马桶在患者排便时很容易受到飞溅出带菌分泌物的污染，同时患者在便后洗手时也很容易污染水龙头开关。

民间小偏方　　壹

【用法用量】枣树皮20克，红糖15克。枣树皮洗净，水煎去渣，加红糖调服，每日1次。

【功效】消炎、止泻、固肠。用于治疗肠胃炎、下痢腹痛、胃痛。

民间小偏方　　贰

【用法用量】乌梅15克，秦皮30克，黄连、苍术、厚朴、陈皮、炙甘草、生姜各10克，红枣5枚。上述用料洗净，煎2遍和匀，每天1剂，每日3次分服。

【功效】理气健脾、收敛涩肠。

● 推荐药材食材 ●

【藿香】

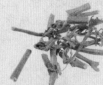

◎其气芳香，多用于寒湿困脾所致的脘腹痞闷、少食作呕、神疲体倦等症。

【大腹皮】

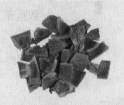

◎性微温，味辛。下一切气，止霍乱，通大小肠，健脾开胃，调中。

【山药】

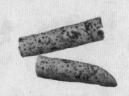

◎归肺、脾、肾经。能健脾补虚，对胃肠疾病有一定食疗作用。

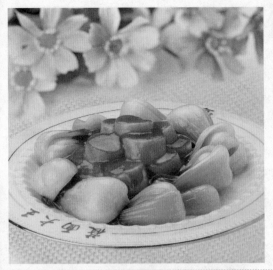

菜心扒豆腐

材料 小白菜100克，豆腐50克。盐5克，香油5克调味。

做法

①小白菜洗净、切段，豆腐切成小块。②锅中注适量水烧开，放入小白菜、豆腐煮开。③加入盐，淋入香油即可出锅。

 功能效用 此汤口味清淡，适合急性胃肠炎引起的腹泻、恶心、腹痛和呕吐等症状，可清洁肠胃、润肠通便、清热润燥。

蘑菇蛋卷

材料 鸡蛋3个，蘑菇20克，胡萝卜1根，牛奶25克，盐少许。

做法

①鸡蛋打散，放入牛奶和盐调匀，蘑菇洗净后切成薄片，胡萝卜切丁。②锅置旺火上，下油烧热，再放入鸡蛋液，制成饼，折成卷，煎至呈深黄色时出锅装盘。③将蘑菇、胡萝卜包入蛋卷内，移至蒸锅蒸熟即可。

 功能效用 此点心具有润肺益气、清痰祛火之功效。

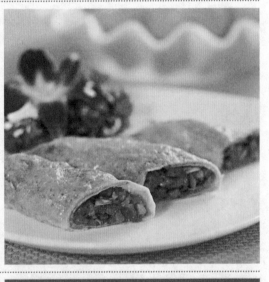

黄连白头翁粥

材料 川黄连10克，白头翁50克，粳米30克。

做法

①将川黄连、白头翁洗净，入砂锅，加水600毫升，大火煎煮10分钟，去渣取汁。②另起锅，加清水400毫升，入淘洗过的粳米煮至米开花。③加入药汁，煮成粥，待食。每日3次，温热服食。

 功能效用 清热燥湿、泻火解毒。

苹果番荔枝汁

材料 苹果1个，番荔枝2个，圣女果2个，蜂蜜20毫升。

做法

①将苹果洗净，去皮，去核，切成块备用。②番荔枝去壳，去子。③圣女果洗净，对切。④将苹果、番荔枝、圣女果放入搅拌机中，再加入蜂蜜，搅拌30秒即可。

 功能效用 此品具有涩肠止泻、健胃生津的功效。

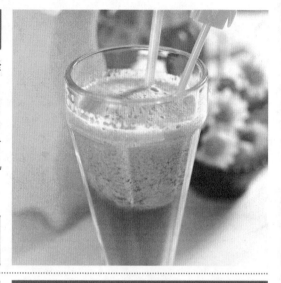

藕姜蜜饮

材料 鲜藕500克，鲜姜50克，蜂蜜适量，清水400毫升。

做法

①将藕去皮和藕节，切成小块；姜去皮，洗净，切碎。②将藕块和将一同放入榨汁机中，榨取汁液。③将藕姜汁同放入锅中煮沸即可，待温凉时加入蜂蜜即成饮用。

 功能效用 本品能清热解毒，对痢疾、急性肠炎等均有食疗作用。

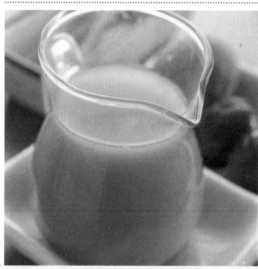

山药鲑鱼

材料 鲑鱼80克，山药20克，胡萝卜10克，海带10克，芹菜末15克。

做法

①鲑鱼洗净，切块；山药、胡萝卜削皮，洗净，切丁；海带洗净，切小片。②山药、胡萝卜、海带放入锅中，加3碗水煮成1碗。③加入鲑鱼煮熟，撒上芹菜末即可。

 功能效用 本品既健脾胃，又能美容养颜，还可减肥瘦身，对产后体虚、肥胖等均有改善作用。

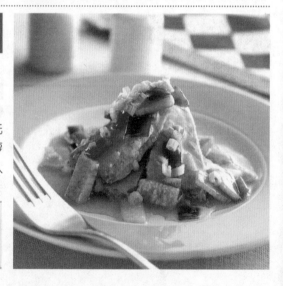

慢性肠炎

　　慢性肠炎泛指肠道的慢性炎症性疾病，其病因可为细菌、病毒、原虫等微生物感染，亦可为变态反应等原因所致。一般情况下，慢性肠炎病程会在两个月以上，临床上常见的有慢性细菌性痢疾、慢性阿米巴痢疾、血吸虫病、非特异性溃疡性结肠炎和局限性肠炎等。中医学认为，其发病原因可见脾胃虚弱、肾阳虚衰、和肝气乘脾、瘀阻肠络等。

典型症状

　　临床表现为长期慢性反复发作的腹痛、腹泻、完谷不化、面色无华、精神不振、少气懒言、四肢乏力及消化不良等症，重者可有黏液便或水样便。

家庭防治

　　生活中要放松精神，消除顾虑，注意生活规律、保证睡眠。可适当增加运动、增强体质、可调节与加速胃肠神经功能的恢复。饮食要低脂、少纤维。多油及含脂肪太多的食物，除不易消化外，其滑肠作用又会使腹泻症状加重。

民间小偏方　　　　壹

【用法用量】鲜嫩藕1500克。藕洗净，捣烂取汁，分2次用沸水冲服。

【功效】清热凉血，开胃止泻。适用于肠炎泄泻伴食欲不振、发热者。

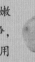

民间小偏方　　　　贰

【用法用量】韭菜（连根）250克。韭菜洗净，捣汁，温开水冲服，每日3次。

【功效】本方补中止泻，主治急性胃肠炎之上吐下泻。

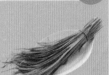

● 推荐药材食材 ●

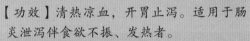

【大蒜】

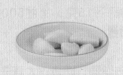

◎温中健胃、消食理气、解毒杀虫、止泻止痢。可用于脘腹冷痛、饮食积滞、呕吐腹泻、肠胃不和、肠炎等症。

【马齿苋】

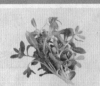

◎清热解毒、消肿止痛。主治痢疾、肠炎、肾炎、产后子宫出血、便血、乳腺炎等病症。

【莲子】

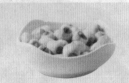

◎清心安神、补脾止泻、益肾涩精止带。可用于心烦失眠、脾虚久泻、大便溏泄、久痢等症。

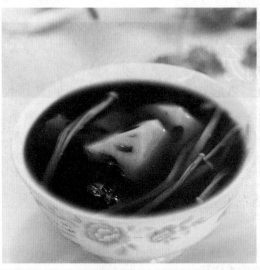

金针生地鲜藕汤

材料 金针菇150克，生地10克，鲜莲藕200克，盐1小匙。

做法

 金针菇用清水洗净，泡发后捞起沥干；生地洗净备用。② 莲藕削皮，洗净，切块，放入锅中，加4碗水，再放入生地，以大火煮开，转小火续煮20分钟。③ 加入金针菇，续煮3分钟，起锅前加盐调味即可。

功能效用 此汤疏肝解郁、健脾和胃、滋阴益胃、凉血止血。

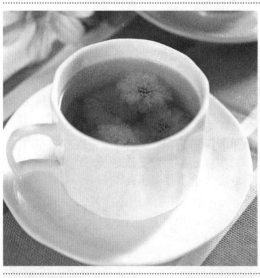

双花饮

材料 金银花30克，白菊花20克，冰糖适量。

做法

 将金银花、白菊花洗净。② 将以上材料放入净锅内，加水600毫升，水开再煎煮3分钟即可关火。③ 最后加入冰糖，搅拌溶化即可饮用。可分2次服用。

功能效用 此饮具有解暑散热、润肠排毒的功效。

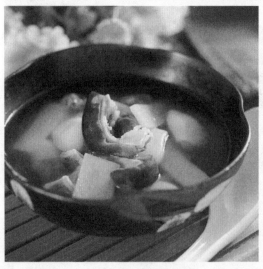

蒜肚汤

材料 芡实、山药各15克，猪肚500克，大蒜、生姜、盐各适量。

做法

 将猪肚洗净，去脂膜，切块；大蒜洗净，生姜洗净切片。② 芡实洗净，备用；山药去皮，洗净切片。③ 将所有材料放入锅内，加水煮2小时，至大蒜被煮烂、猪肚熟，加入盐即可。

功能效用 此汤具有健脾益胃、清肠排毒的功效。

便 秘

便秘，从现代医学角度来看，它不是一种具体的疾病，而是多种疾病的一个症状。便秘主要是指排便次数减少、粪便量减少、粪便干结、排便费力等。便秘在程度上有轻有重，在时间上可以是暂时的，也可以是长久的。中医认为，便秘主要由燥热内结、气机郁滞、津液不足和脾肾虚寒所引起。

典型症状

便秘是指排便不顺利的状态，包括粪便干燥排出不畅和粪便不干亦难排出两种情况。一般每周排便少于 2 ~ 3 次（所进食物的残渣在 48 小时内未能排出）即可称为便秘。

家庭防治

仰卧于床上，用右手或双手叠加按于腹部，按顺时针做环形而有节律的抚摸，力量适度，动作流畅，按 3 ~ 5 分钟，即可有效缓解便秘症状。因为便秘多是由长期的不良生活习惯引起的，所以要注意日常生活中的小细节，如避免进食过少或食品过于精细、缺乏残渣、对结肠运动的刺激减少。建议患者每天至少喝 6 杯 250 毫升的水，进行中等强度的锻炼，并养成定时排便的习惯（每天 2 次）。

民间小偏方 壹

【用法用量】大黄6克，麻油20毫升。先将大黄研末，与麻油合匀，以温开水冲服。每日1剂。

【功效】可顺气行滞。

民间小偏方 贰

【用法用量】何首乌、核桃仁、黑芝麻各60克，共为细末，每次服10克，每日3次。

【功效】可温通开秘。

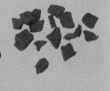

• 推荐药材食材 •

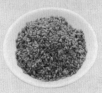

【柏子仁】

◎含脂肪油、挥发油、皂苷等物质，适用于长期便秘或老年性便秘。

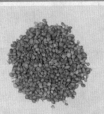

【火麻仁】

◎润燥、滑肠、通淋、活血。可治肠燥便秘、消渴、热淋、风痹、痢疾。

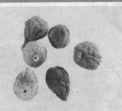

【无花果】

◎健胃清肠、消肿解毒。适用于肠炎、痢疾、便秘、痔疮等症。

核桃仁粥

材料 核桃仁100克，米50克，糖5克。

做法

① 将核桃拍碎，取肉备用。② 再将核桃肉洗净，米洗净泡发。③ 核桃仁与米加水，用旺火烧开，再转用小火熬煮成稀粥，加入糖即可。

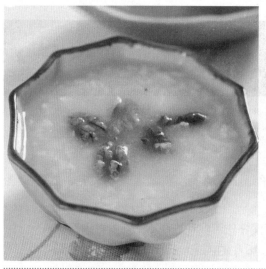

功能效用 此粥中核桃仁含有脂肪油、蛋白质、碳水化合物、磷、铁、胡萝卜素、核黄素等成分，可润肠通便，疗效佳且无副作用。

米粉蒸茼蒿

材料 茼蒿300克，米粉20克，盐3克，食用油适量。

做法

① 茼蒿洗净，切成2厘米长的段。② 将茼蒿盛入钵内，加入米粉、盐一起拌匀。③ 蒸笼底部垫上纱布，放入茼蒿蒸5分钟，取出，淋上明油即可。

功能效用 此菜清香、色泽翠绿，营养美味，可促进食欲，帮助排便，缓解便秘。

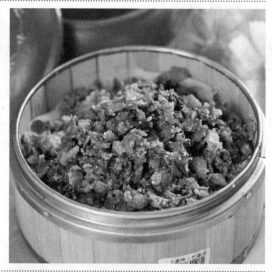

沙姜菠菜

材料 菠菜300克，沙姜20克，蒜5克，盐3克，香油6毫升。

做法

① 菠菜洗净，只取茎；蒜、沙姜去皮剁蓉。② 净锅上火，注入水，沸后下菠菜茎焯一下，挤干水分。③ 锅上火，注入油烧热，下沙姜和蒜蓉爆香，浇在菠菜上，调味即可。

功能效用 此菜可有效缓解便秘、腹痛腹泻、便血，可润肠通便、补血止血，助消化。

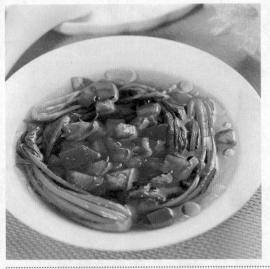

菠菜西红柿汤

材料 菠菜150克，西红柿150克，盐适量。

做法

西红柿洗净，再表面轻划数刀，入滚水烫至外皮翻开，捞起撕去外皮后切丁；菠菜去根后洗净。❷锅中加水煮开，加入西红柿煮沸，续放入菠菜稍煮，加盐入味即可。

功能效用 此汤含有大量的植物粗纤维，能促进肠道蠕动，利于排便。还可健胃消食、生津止渴，有效缓解便秘。

海带黄豆汤

材料 水发海带150克，黄豆50克，葱15克，盐5克，味精2克。

做法

将海带洗净切成丝；黄豆用温水泡8小时捞出，葱择洗干净切花。❷锅中注入适量水烧沸，放入黄豆煮至熟烂，加入盐。❸加入海带丝煮入味，撒上葱花，加味精入味即可。

功能效用 此汤利水泻热，能很好地缓解便秘，适合有便秘习惯的人。它所含的蛋白质能给肠道以动力，有利于粪便排出。

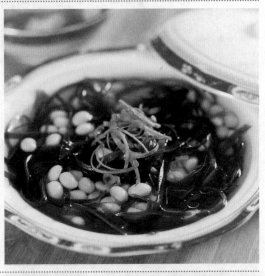

凉拌苹果花豆

材料 苹果100克，花豆120克，红砂糖15克，柠檬汁3克。

做法

花豆泡水8小时，放入滚水煮熟，捞起，沥干备用。❷苹果削皮，洗净，切丁，放入500毫升水，倒入柠檬汁备用。❸苹果丁捞起放入锅，加入花豆、红砂糖，拌匀即可。

功能效用 花豆富含膳食纤维，可预防和改善便秘，减少肠癌发病概率。还有助预防心血管疾病。

酵素糖醋水

材料 酵素15毫升，菠萝醋5毫升，蜂蜜10毫升，寡糖10毫升。

做法

❶将原材料放入杯中，用温水冲开。❷搅拌均匀即可。

功能效用 此茶可无刺激性地治愈便秘，调理胃肠功能、润肠通便，恢复肠道正常功能，也可排除体内毒素、提高自身免疫力，具有美容养颜的神奇功效。

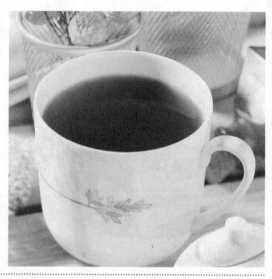

山楂苹果大米粥

材料 山楂干20克，苹果50克，大米100克，冰糖5克，葱花少许。

做法

❶大米淘洗干净，用清水浸泡；苹果洗净切小块；山楂干用温水稍泡后洗净。❷锅置火上，放入大米，加适量清水煮至八成熟。❸再放入苹果、山楂干煮至米烂，放入冰糖熬融后调匀，撒上葱花便可。

功能效用 此粥有补心润肺、益气和胃、消食化积、润肠通便的功效。

大肠枸杞子核桃汤

材料 核桃仁35克，枸杞子10克，猪大肠175克，盐6克，葱末、姜末各2克。

做法

❶猪大肠洗净切块汆水。❷核桃仁、枸杞子用温水洗净备用。❸净锅上火倒入油，将葱、姜爆香，下入猪大肠煸炒，倒入水，加入盐烧沸，再放入核桃仁、枸杞子，小火煲至熟即可。

功能效用 补脾固肾，润肠通便。可用于脾肾气虚所致的习惯性便秘。

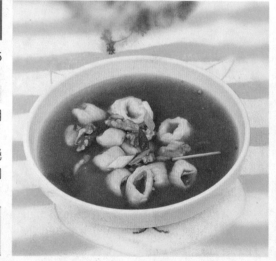

黑芝麻核桃汤

 材料 核桃仁50克，蜂蜜50克，黑芝麻100克，清水1000毫升。

做法
❶将黑芝麻、核桃仁洗净，沥干水分。❷锅置火上，注入清水，加入核桃仁、黑芝麻，大火烧开后改小火煮30分钟即可。❸待汤温凉时，加入蜂蜜调匀即可食用。

功能效用 具有润肠通便，下气散结的功效。可治疗肠蠕动功能较弱所致的便秘、头发早白等症。

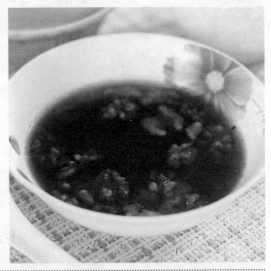

芹菜玉米粥

材料 大米100克，芹菜、玉米各30克，盐2克，味精1克。

做法
❶芹菜洗净；玉米洗净；大米泡发洗净。❷锅置火上，注水后，放入大米用旺火煮至米粒绽开。❸放入芹菜、玉米，改用小火焖煮至粥成，加入盐、味精入味即可食用。

 功能效用 玉米有降血压、降血脂和胆固醇等功效。此粥能治疗大便秘结等症。

春砂仁花生猪骨汤

材料 春砂仁8克，猪骨250克，花生30克，盐适量。

做法
❶花生、春砂仁均洗净，入水稍泡；猪骨洗净，斩块。❷锅中注水烧沸，下猪骨，滚尽猪骨上的血水，捞起洗净备用。❸将猪骨、花生、春砂仁放入瓦煲内，注入清水，以大火烧沸，改小火煲2小时，加盐调味即可。

 功能效用 此汤具有健脾益胃、益气养血的功效。

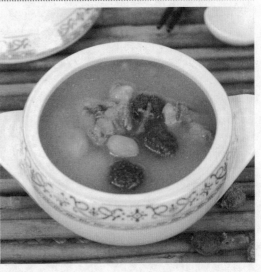

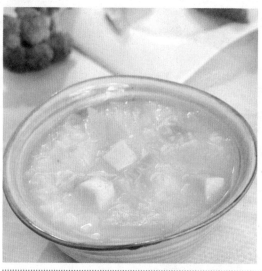

山药莴笋粥

材料 山药30克，莴笋20克，白菜15克，大米、盐、香油各适量。

做法

❶山药去皮，切块；白菜洗净，撕成片；莴笋去皮洗净，切片；大米洗净。❷锅内注水，放入大米，用旺火煮至米粒开花，放入山药、莴笋同煮。❸待煮至粥成时，放入白菜再煮3分钟，加盐、香油搅匀即可。

 功能效用 莴笋有刺激消化液分泌、促进胃肠蠕动等功能。此粥能润肠通便。

大黄绿茶

材料 大黄5克，淡竹叶10克，绿茶3克，沸水适量。

做法

❶将大黄、淡竹叶和绿茶三者洗净混合放进杯内。❷往杯内加入600毫升左右的沸水。❸盖上杯盖闷20分钟，滤去渣后即可饮用。

 功能效用 清热泻火，峻下热结。可用来治疗体内热甚，便秘燥结，腹胀腹痛不能按者。

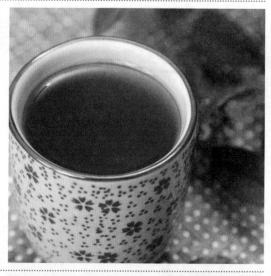

绿豆玉米粥

材料 大米、绿豆各40克，玉米粒、胡萝卜、百合各适量，白糖4克。

做法

❶大米、绿豆均泡发洗净；胡萝卜洗净，切丁；玉米粒洗净；百合洗净，切片。❷锅置火上，倒入清水，放入大米、绿豆煮至开花。❸加入胡萝卜、玉米、百合同煮至浓稠状，加入白糖拌匀即可。

 功能效用 此粥有清热解毒、润肠通便、利尿的功效。

萝卜洋葱菠菜粥

 材料 胡萝卜、洋葱、菠菜各20克，大米100克，盐3克，味精1克。

做法

❶胡萝卜洗净，切丁；洋葱洗净，切条；菠菜洗净，切成小段；大米洗净。❷锅置火上，注入适量清水后，放入大米用大火煮至米粒开花，放入胡萝卜、洋葱。❸用小火煮至粥成，再下入菠菜稍煮，放入盐、味精调味即可。

功能效用 此粥有润肠通便、利膈宽肠的功效。

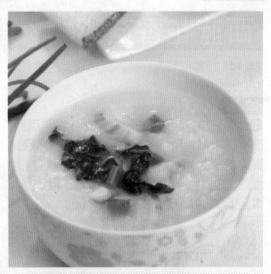

香菇绿豆粥

 材料 大米100克，香菇、绿豆、核桃各适量。

做法

❶大米、绿豆一起洗净后下入冷水中浸泡半小时后捞出沥干水分；核桃去皮洗净，切成小块备用；香菇泡发洗净，切小块。❷锅置火上，倒入适量清水，放入大米、绿豆，以大火煮开。❸加入核桃、香菇同煮至粥成浓稠状，加入盐、鸡精、胡椒粉拌匀即可。

功能效用 此粥具有润肠通便、生津开胃的功效。

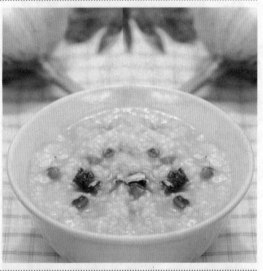

菜心螺片猪瘦肉汤

 材料 菜心300克，螺片225克，猪瘦肉225克，胡萝卜188克，姜4片，葱2段，盐适量。

做法

❶洗干净菜心、螺片；洗净猪瘦肉，汆烫后再冲洗干净；胡萝卜去皮，洗净后切块。❷煲滚适量水，放入菜心、螺片、猪瘦肉、胡萝卜和姜片，水滚后改文火煲约90分钟，加盐调味即成。

功能效用 养心安神，润肠通便。适用于心悸、肠燥便秘、面色无华等症。

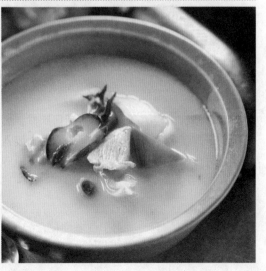

西蓝花香菇粥

材料 西蓝花35克，鲜香菇25克，胡萝卜20克，大米100克。

做法

❶大米洗净；西蓝花洗净，撕成小朵；胡萝卜洗净，切成小丁；香菇泡发洗净，切条。❷锅置火上，注入清水，放入大米用大火煮至米粒绽开，放入西蓝花、胡萝卜、香菇。❸改小火煮至粥成，加入盐、味精调味。

功能效用 此粥能益肝明目、利膈宽肠。长期食用可减少直肠癌及胃癌发病概率。

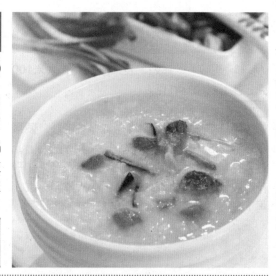

菠菜鱼片汤

材料 鲤鱼肉250克，火腿片25克，菠菜100克，色拉油100克，味精、盐、料酒、葱段、姜片各适量。

做法

❶鲤鱼肉切片，用盐、料酒腌半小时；菠菜洗净切段。❷锅置火上，加色拉油烧热，爆香葱姜片，放入鱼片略煎后加水煮沸，再加入菠菜、火腿、盐、味精、料酒调味即可。

功能效用 清热，润肠，降血压。

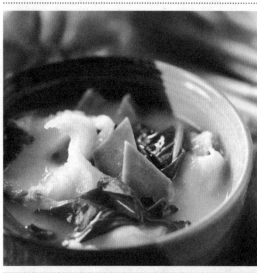

红薯粥

材料 红薯50克，大米150克，黑芝麻、白糖适量。

做法

❶红薯削皮，切成小丁，加清水适量煎煮；大米淘洗干净。❷大米放入锅内煮开，再放入红薯，待红薯熟透变软后，加入白糖，再煮片刻，撒上黑芝麻即可。

功能效用 益气润肠，适用于气虚便秘，症见无力排便、便后疲乏等。

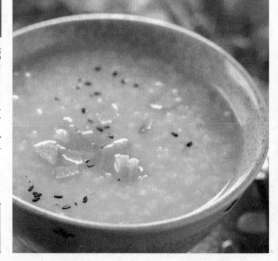

香蕉鱼卷

 材料 香蕉500克，春卷皮4张，三文鱼肉4块，盐、胡椒粉、植物油各适量。

做法
① 将香蕉去皮，压成蓉；鱼块用盐及胡椒粉腌过。② 将每张春卷内涂上植物油，分别先铺上一层香蕉蓉，再放上一个鱼块，包成卷，放入烤箱内，用中火烤7~10分钟，取出装盘即可。

功能效用 健脾养胃、益智通便，适宜消化不良、胃溃疡患者食用。

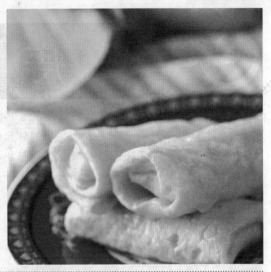

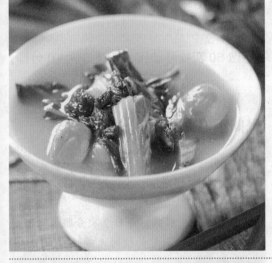

栗子白菜枸杞汤

材料 小白菜250克，板栗50克，枸杞10克，高汤150克，植物油15克，葱末、盐、味精、白糖适量。

做法
① 将小白菜切段，焯水。② 锅中倒入植物油，烧至五成热时用葱末炝锅，倒入高汤烧开，放入板栗、枸杞，加入调料同煮，2分钟后放入小白菜段即可。

功能效用 补益肝肾，养血安神，润肠通便。尤宜防治老年性肠燥便秘。

当归红枣煲鸭汤

材料 鸭肉750克，当归25克，红枣12颗，淮山药25克，枸杞25克，冷水3000毫升。

做法
① 将鸭洗净，斩块，氽水。② 当归用温水稍浸后切成厚片；红枣、淮山药、枸杞分别洗干净，红枣去核。③ 煲内注入冷水烧开，放入以上用料。待煲内水再开后，用小火煲3小时调味即可。

 功能效用 滋养胃脾，润肠通便。

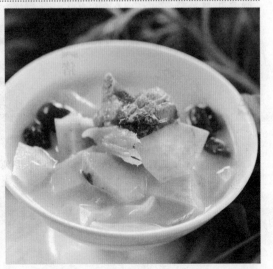

痔 疮

医学所指痔疮包括内痔、外痔、混合痔三类，是一种肛门直肠底部及肛门黏膜的静脉丛发生曲张而形成一个或多个柔软静脉团的慢性疾病。治疗痔疮的中药大都具清热解毒、凉血止痛、疏风润燥的功效，但须根据症状选择。大便干燥、出血者需润肠通便、活血止血；出血较多者可配合止血药物，如三七粉、云南白药等。口苦、大便秘结者可适当地清热泻火。

典型症状

便时出血，血色鲜红。一般出血量不大，但有时也可较大量出血。便后出血自行停止。便秘粪便干硬、饮酒及进食刺激性食物等是出血的诱因。痔疮发展到一定程度即能脱出肛门外，痔块由小变大，由可以自行恢复变为须用手推回肛门内。

家庭防治

司机、孕妇和坐班人员在每天上午和下午各做 50 次提肛动作，持续 5 ~ 10 分钟，可以有效预防痔疮。

民间小偏方　　壹

【用法用量】木耳 10 克，贝母 15 克，苦参 15 克，洗净，水煎，每日 2 次分服。
【功效】治内痔，便时无痛性出血。

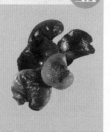

民间小偏方　　贰

【用法用量】槐花 15 克，地榆 15 克，苦参 15 克，赤芍 10 克，洗净，水煎，每日 2 次分服。
【功效】治内痔引起的便时无痛性出血，肛门灼热。

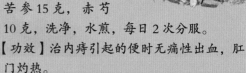

·推荐药材食材·

【槐花】

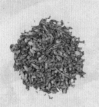

◎凉血止血、清肝泻火。主治便血、痔血、血痢、崩漏、吐血、衄血、肝热目赤。

【猪肠】

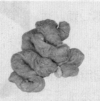

◎清热、祛风、止血。主治肠风便血、血痢、痔漏、脱肛等。

【蛤蜊】

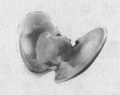

◎滋阴、利水、化痰软坚。主治消渴、水肿、痰积、瘿瘤、崩漏、痔疮等。

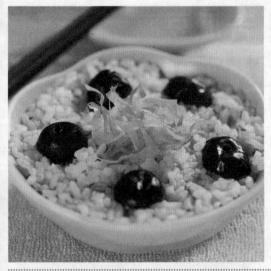

爽口粳米饭

材料 粳米100克，糙米100克，红枣50克，生菜适量。

做法

① 粳米、糙米一起泡发洗净，浸泡2小时。② 红枣洗净，去核，切成小块，生菜洗净，切细丝。③ 再将粳米、糙米与红枣一起上锅蒸半个小时至熟，点缀上生菜丝即可。

 功能效用 此饭营养健康，可有效防止痔疮便秘、改善胃肠功能障碍、贫血症等。

香蕉粥

材料 香蕉250克，大米50克，白糖适量，清水1800毫升。

做法

① 香蕉去皮；大米洗净。② 将香蕉、大米一同放入锅中，加适量水，煮成粥即可。

 功能效用 此粥可清热解毒、促进肠胃蠕动、润肠通便。香蕉可用于痔疮便血、肠燥便秘、胃阴不足、咽干口渴、大便干结等。痔疮出血者、因燥热而致胎动不安的孕妇都可生吃香蕉。

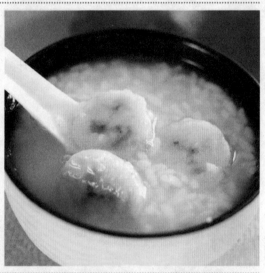

莴笋炒木耳

材料 新鲜莴笋200克，水发木耳80克，盐2克，味精1克，生抽8克。

做法

① 莴笋去皮，洗净切片；木耳洗净，与莴笋同焯水后，晾干。② 油锅烧热，放入莴笋、木耳翻炒，加入盐、生抽炒入味后，加入味精调味，起锅放于盘中即可。

 功能效用 这道菜有清热功效，开通疏利、消积下气、宽肠通便。

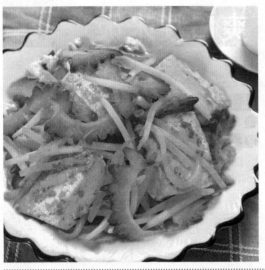

苦瓜豆腐

材料 豆腐300克，苦瓜50克，豆芽50克，精炼油10毫升，盐3克，淀粉适量。

做法

①苦瓜洗净切片，用沸水烫后沥干水分。②锅中放油，将豆腐煎至两面金黄后放入味精、盐。③加入苦瓜、豆芽煸炒数分钟后再放入适量淀粉水起锅。

功能效用 这道菜有清热、润肠、解毒的作用，可预防痔疮、肛瘘等疾病复发。

芦荟苹果汁

材料 芦荟20克，苹果1个，凉开水50毫升，冰块4块。

做法

①芦荟洗净后切成小块；苹果洗净，去皮去核，切成小块。②将芦荟块和苹果块倒入榨汁机中，加入凉开水，搅打成汁。③杯中放入冰块，将芦荟苹果汁倒入其中即可。

功能效用 消炎除螨，祛除青春痘。

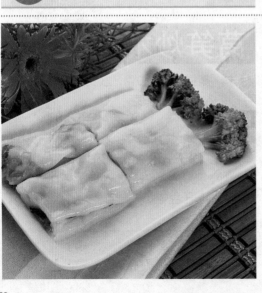

罗汉斋肠粉

材料 生粉20克，鹰粟粉20克，米粉10克，笋粒10克，木耳10克，胡萝卜丝10克，生抽2毫升，鸡精、糖、味精各2克。

做法

①先将鹰粟粉、生粉、米粉加水，搅拌成浆。②倒入蒸锅中，加入调好的笋粒、木耳、胡萝卜丝。③蒸熟出锅即可。

功能效用 此点心清淡可口，适合痔疮患者的饮食要求，也可促进肠胃蠕动、预防便秘。

开封凉皮

材料 凉皮150克，黄瓜适量，绿豆芽、香菜各少许，盐、醋、味精、香油各3克。

做法

① 将凉皮切成1.5厘米宽的长条形，盛入碗中。② 各种调味料倒入碗中与凉皮搅匀。③ 黄瓜切丝，与绿豆芽、香菜盖在凉皮上即可。

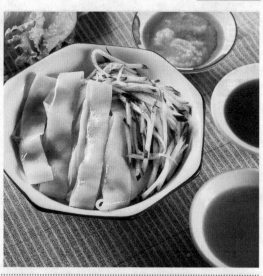

功能效用 此点心口味清淡，养脾补心，易吸收消化。

芝麻姜奶

材料 芝麻酱1大匙，姜汁1小匙，鲜奶240毫升，蜂蜜、果糖等适量。

做法

① 芝麻酱、姜汁放入搅拌机中搅打2分钟。② 加入鲜奶、蜂蜜或果糖拌匀即可。

功能效用 此茶对于痔疮、疥疮患者兼有便秘者有治疗功效，可减轻痔疮出血、预防脱肛、增加胃肠蠕动、润肠通便。可排出肠道的有害物质，预防便秘。

淮山土茯苓煲瘦肉

材料 淮山30克，土茯苓20克，瘦猪肉450克，盐5克。

做法

① 将淮山、土茯苓洗净，沥干水。② 先将猪瘦肉氽烫去血水，再切成小块备用。③ 锅内加入2000毫升清水，放入淮山、土茯苓、猪瘦肉，待大火煮开后改用小火煲3小时，煲出药材的药性，即可加盐调味起锅。

功能效用 本品能清热解毒、除湿通络。

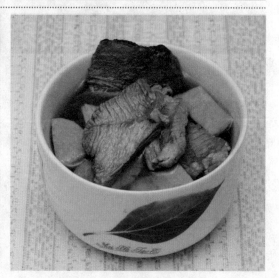

鱼腥草茶

材料 鱼腥草（干）50克，红枣5颗，水适量。

做法

1. 先将鱼腥草洗净；红枣洗净，切开去核。
2. 将鱼腥草、红枣放入锅中，加水3000毫升，煮沸后转小火再煮20分钟。3. 最后滤渣即可。

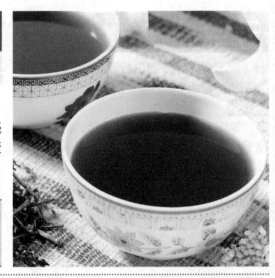

| 功能效用 | 本品能清热解毒、排脓消肿，对痔疮日久化脓、肛周脓肿、肺热痰稠等症有食疗作用。 |

笋菇菜心

材料 冬笋500克，水发香菇50克，青菜12颗，盐3克，味精1克，湿淀粉15克。

做法

1. 冬笋洗净切片；香菇洗净切片；青菜洗净。
2. 青菜放入沸水中稍焯。3. 锅置旺火上，放油烧热，加菇片稍炒后放入青菜心，加盐、味精略烧片刻，用淀粉勾芡即可。

| 功能效用 | 此汤味道清新、和中润肠、利尿通便，有清热益气、补肾益精、降低血压、血脂之功效。 |

益母草黑豆鸡蛋汤

材料 益母草30克，黑豆50克，鸡蛋3只，蜜枣3颗，冷水1200毫升。

做法

1. 益母草、黑豆洗净，浸泡；蜜枣、鸡蛋洗净。2. 将冷水1200毫升与以上原料一同放入瓦煲内，待鸡蛋煮熟后，取出去壳，再放回煲内，文火煲1小时即可。

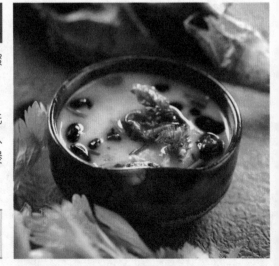

| 功能效用 | 活血行瘀，润泽肌肤，治青春痘。 |

直肠癌

直肠癌是由于直肠组织的细胞发生恶变而成，它是大肠癌中最常见的病症，是胃肠道中常见的恶性肿瘤发病率仅次于胃和食管癌，是大肠癌最常见的发病部分（占60%左右）。直肠癌是一种生活方式病。目前，它已在癌症排行榜中跃居第二位，所以饮食不当、生活方式不良，是癌症的祸根。

典型症状

患者早期多无症状，当发展到一定程度，可出现脓血、黏液血便等便血症状，有不同程度的便不尽感、肛门下坠感、排便前腹痛等。随着肿瘤的生长，可导致肠腔狭窄，此时患者可出现腹痛、腹胀、排便困难等肠梗阻的症状。

家庭防治

保持良好心态，养成良好的饮食习惯，不要长期食用高脂肪、高蛋白饮食，防止便秘，保持大便通畅。

民间小偏方 壹

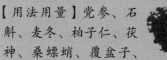

【用法用量】党参、石斛、麦冬、柏子仁、茯神、桑螵蛸、覆盆子、菟丝子、补骨脂各9克，黄芪、夜交藤各15克，陈皮、姜半夏各6克，砂仁1.5克。水煎服，每日1剂。

【功效】便血，胸闷泛恶，腹胀纳呆，大便溏薄，盗汗，口渴多饮，喉间多黏痰，消瘦乏力，低热。

民间小偏方 贰

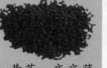

【用法用量】太子参、石斛、蟑螂、谷芽、麦芽各12克，焦白术、茯苓各9克，炙甘草、川连各3克，煨木香4.5克，白花蛇舌草30克，龙葵18克，佛手6克。水煎服，每日1剂。

【功效】便多，便溏，纳呆神疲，苔白腻，脉虚细。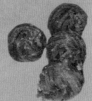

• 推荐药材食材 •

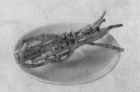

【白茅根】

◎凉血止血、清热生津、利尿通淋。主治血热吐血、鼻出血、咯血、尿血。

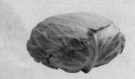

【包菜】

◎有补骨髓、润脏腑、益心力、壮筋骨、祛结气、清热止痛、增强食欲、促进消化、预防便秘的功效。

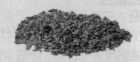

【麦芽】

◎疏肝醒脾、退乳、消食、和中、下气。主治食积不消、脘腹胀满、食欲不振。

银花茅根猪蹄汤

材料 猪蹄1只，黄瓜35克，灵芝8克，金银花、白茅根各10克，盐6克。

做法

① 将猪蹄洗净，切块，汆水；黄瓜洗净，切滚刀块；灵芝洗净，备用；金银花、白茅根洗净，装入纱布袋中。② 汤锅上火倒入水，下入猪蹄、药袋，加入盐、灵芝烧开，煲至快熟时，放入黄瓜即可。

 功能效用 清热解毒、消炎抗癌。

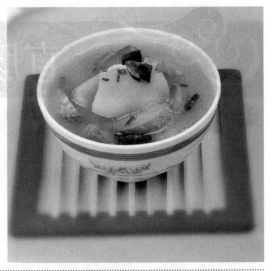

山药大蒜蒸鲫鱼

材料 鲫鱼350克，山药100克，大蒜、葱、姜、盐、味精、黄酒、枸杞子各适量。

做法

① 鲫鱼收拾干净，用黄酒、盐腌15分钟；大蒜、葱洗净，切碎；枸杞子洗净，姜洗净，切小片。② 山药去皮洗净切片，铺于碗底，放入鲫鱼，再撒上枸杞子。③ 加调味料上笼蒸30分钟即可。

 功能效用 此品具有益气健脾、消炎抗癌的功效。

大白菜面筋泡

材料 大白菜70克，干香菇2克，面筋泡8克，酱油、盐各适量。

做法

① 大白菜洗净切好；干香菇、面筋泡略冲洗后加水泡软，熘软干香菇片与面筋泡备用。② 起油锅放入干香菇、面筋泡爆香后，再加入大白菜与调味料炒至菜熟软即可。

 功能效用 此菜含有丰富的维生素C，具有很强的抗氧化性，能够阻止致癌物质的生成和抑制癌细胞的繁殖。

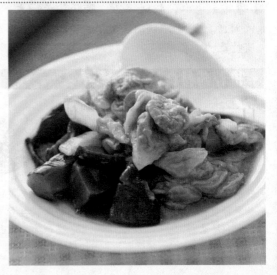

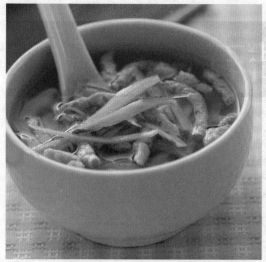

牛蒡素肉丝汤

材料 牛蒡15克，素肉丝6克，盐适量，味精少许。

做法

① 将新鲜牛蒡洗净，去皮后切片；素肉丝加水泡软备用（防止变色）。② 水煮开后加入牛蒡与素肉丝炖煮，煮滚后保持10分钟，改小火煲1.5小时。③ 吃时加适量盐、味精。

 功能效用 牛蒡中的牛蒡苦素有抗癌作用，能抑制癌细胞中磷酸果糖激酶的活性。

藕断丝连

材料 莲藕250克，糯米20克，桂花糖汁15克，白糖10克，香油5克。

做法

① 莲藕洗净去皮，从中间切开，糯米洗净。② 将糯米酿入莲藕中，封好口，放入水中泡10小时。③ 入高压锅中炖25分钟，取出冷却后，切成薄片，装盘浇入调味汁即可。

 功能效用 此粥可清热解毒、促进肠胃蠕动、润肠通便。

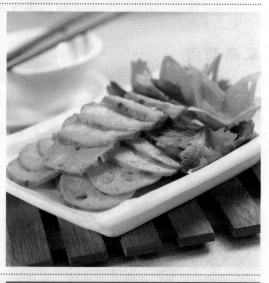

白萝卜牛蒡茶

材料 胡萝卜1/2条，白萝卜1/4条，白萝卜叶适量，牛蒡1/2条。

做法

① 所有材料洗净后，连皮切段，加水3~4倍。② 滚后小火再煮60分钟，滤渣即可饮用。

 功能效用 白萝卜所含的纤维素可提高巨噬细胞吞噬病菌和癌细胞的功能，增强人体的抗癌能力；白萝卜含有的淀粉酶能分解致癌物质亚硝胺。

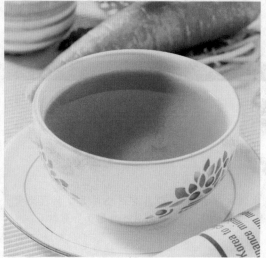

胆结石

胆结石，是指在胆管树内（包括胆囊）形成砂石样病理产物或结块，并由此刺激胆囊黏膜而引起胆囊的急慢性炎症。

依据结石发生部位不同，分为胆囊结石、肝内胆管结石、胆总管结石。由于喜静少动、不吃早餐、餐后吃零食、体质肥胖和多次妊娠等原因，女性患胆结石的概率要大于男性，育龄妇女与同龄男性的患病比率超过3:1。胆结石属于中医"胁痛""黄疸"等范畴，主要是由肝气郁结、肝胆湿热等所致。

典型症状

腹痛、黄疸、发热、右上腹胀闷不适、胆绞痛、出现化脓性肝内胆管炎、肝脓肿、胆道出血等并发症。

家庭防治

日常膳食要保证多样化，少吃生冷、油腻、高蛋白和刺激性食物及烈酒等易助湿生热的食物，以免胆汁淤积。平时可以多摄入低脂肪饮食，多食新鲜蔬菜、水果，有助于清胆利湿、溶解结石。

民间小偏方　　壹

【用法用量】取金钱草30克，太子参、白芍各15克，郁金草12克，柴胡9克，蒲黄、五灵脂各6克，甘草3克。药材以水煎服，每日1剂，分2次服用。

【功效】利胆排石，益脾止痛。

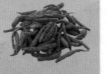

民间小偏方　　贰

【用法用量】取虎杖根、银花、金钱草、茵陈各30克，生大黄、郁金、川楝子、白芍各12克，柴胡、枳实、青皮、陈皮、元胡各10克，放入陶罐中煎水。每日1剂，分3次服用。

【功效】疏肝解郁，理气止痛。

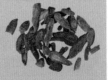

• 推荐药材食材

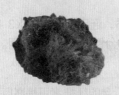

【玉米须】

◎利尿消肿、平肝利胆，用于治疗尿路结石、胆道结石。

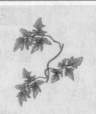

【海金沙】

◎清热解毒、利水通淋，可治尿路感染、尿路结石、胆结石、肝炎。

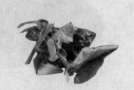

【金钱草】

◎具有清热解毒、利湿退黄之功效，可用于肝胆结石。

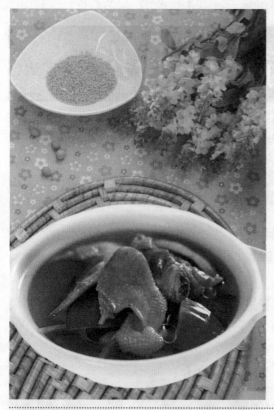

洋葱炖乳鸽

材料 海金沙、鸡内金各10克，乳鸽500克，洋葱250克，姜、白糖各5克，盐、高汤、味精适量，酱油10毫升。

做法

①乳鸽处理干净，剁块；洋葱洗净切角状；海金沙、鸡内金洗净；姜切片。②锅烧热放油，下洋葱片爆炒。③下乳鸽，加入高汤，小火炖20分钟后，放白糖、盐、味精、酱油调味即可。

小贴士

选购乳鸽时以无鸽痘，皮肤无红色充血痕迹，肉质有弹性，表皮和肉切面有光泽，具有鸽肉固有色泽和气味，无异味者为佳。食积胃热、先兆流产、尿毒症、体虚乏力患者忌食。

功能效用 此汤具有利胆除湿作用，适合胆结石、胆囊炎患者食用。

玉米须煲蚌肉

材料 玉米须50克，蚌肉150克，生姜15克，盐适量。

做法

①蚌肉及玉米须洗净；生姜洗净，切片。②蚌肉、生姜和玉米须一同放入砂锅，加入适量清水，小火炖煮1小时。③最后加盐调味即可。

专家点评

玉米须有降血压，消食的功效。将其用水煎，代茶饮用同样有治疗结石的作用。

小贴士

制作过程中可将玉米须装在纱布袋中，汤煲好后去掉纱布袋，这样不会影响饮用。

功能效用 此汤具有清热利胆、利尿消肿的功效，适合胆结石、黄疸、小便不利等患者食用。

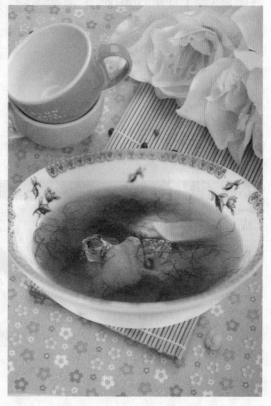

慢性病毒性肝炎

　　慢性病毒性肝炎是慢性肝炎中最常见的一种，主要由乙型肝炎病毒和丙型肝炎病毒感染所致。导致慢性肝炎的原因主要是：营养不良、治疗不当、同时患有其他传染病、饮酒、服用对肝有损害的药物等。慢性病毒性肝炎患者抽血化验，可发现有肝炎病毒以及肝功能异常。慢性病毒性肝炎如不及时治疗，有可能会发展为肝硬化甚至肝癌。

　　根据炎症、坏死、纤维化程度，可将慢性病毒性肝炎分为轻、中、重三型。

典型症状

　　主要症状有乏力、肝区疼痛、毛发脱落、齿龈出血、腹胀、蜘蛛痣、下肢水肿等。

家庭防治

　　有机硒可使肝炎的发病率降低，所以适量进食含硒的食物（如蘑菇、蛋类等）有助于防治本病。

民间小偏方　壹

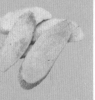

【用法用量】白芍35克，栀子、川贝、丹皮各15克，没药、枳壳、金银花、甘草、蒲公英、青皮各10克，当归25克，茯苓20克，上药洗净后入砂锅煎煮好，滤去药渣，取汁加白砂糖拌匀可饮，每次饮100毫升，每日3次。

【功效】有助于促进肝细胞的修复。

民间小偏方　贰

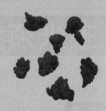

【用法用量】田七15克，用清水润透，切片后放入锅内，加入150毫升清水，用中火煮25分钟后关火，加入白砂糖搅拌均匀即可，每日1次。

【功效】活血化瘀，消肿止痛，有助于改善肝脏的血液循环，清除氧自由基。

推荐药材食材

虎杖

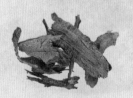

◎虎杖提取物白藜芦醇有护肝的作用，其煎液对病毒性肝炎有一定作用。

芦荟

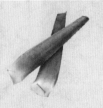

◎泻下、清肝、杀虫，其提取物对肝脏有较好的保护作用。

甘草

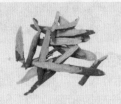

◎生用入药者，偏于清热解毒，单味煎剂对传染性肝炎有辅助疗效。

何首乌茶

材料 何首乌15克，泽泻、丹参各10克，绿茶各适量。

做法
❶何首乌、泽泻、丹参均洗净备用。❷把何首乌、泽泻、丹参、绿茶放入锅里，加水共煎15分钟。❸滤去渣后即可饮用。

功能效用 此茶有补肝、益肾、补血、活血、乌发、明目、利水、渗湿的功效，可用于肝炎患病日久体虚者。

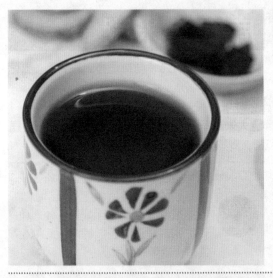

板栗枸杞粥

材料 大米60克，板栗100克，枸杞子25克，冰糖10克。

做法
❶大米洗净备用。❷锅中加入清水、板栗、枸杞子、大米，同煮粥。❸粥将熟时加入冰糖即可。

功能效用 板栗有预防癌症、降低胆固醇、防止血栓、病毒、细菌侵袭、健脾补肝等作用。经常食用此粥，可治疗肝炎等症。

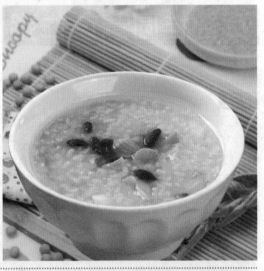

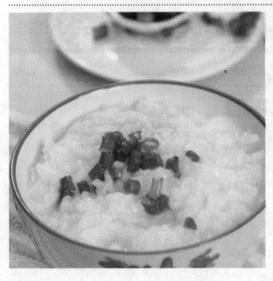

天冬米粥

材料 大米100克，天冬适量，白糖3克，葱花5克。

做法
❶取大米洗净备用。❷锅中加入适量清水、天冬、大米，同熬煮。❸粥将熟时调入白糖、葱，稍煮撒上葱花即可。

功能效用 天冬有润肺、疏肝理气、滋阴、生津止渴、润肠通便的功效。天冬、大米、白糖、葱合熬为粥，有疏肝理气的功效，适宜肝炎等患者食用。

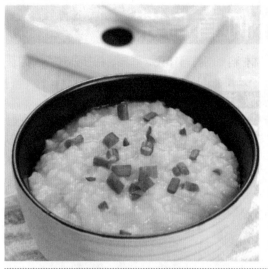

鹿茸大米粥

材料 大米100克，鹿茸适量，盐2克，葱花适量。

做法

❶大米洗净备用。❷锅中加入清水、大米、鹿茸，同熬粥。❸粥成时撒上葱花即可。

功能效用

鹿茸所含的多胺是促进蛋白质合成的有效成分，可使血压降低、心脏收缩振幅变小、心律减慢、外周血管扩张，适用于肝炎等症。此粥尤其适合老年人食用。

百合桂圆薏苡仁粥

材料 薏苡仁100克，百合、桂圆肉各25克，白糖5克，葱花少量。

做法

❶薏苡仁洗净，浸泡。❷锅中加入水、百合、桂圆肉与薏苡仁，同煮粥。❸粥将熟时加入白糖，葱花煮沸即可。

功能效用

百合有润肺清心的作用。薏苡仁有除湿、利尿、改善人体新陈代谢的作用。此粥适合各类人群，尤其是肝炎患者食用。

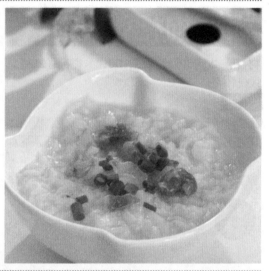

红枣首乌芝麻粥

材料 大米100克，红枣20克，何首乌、红糖各10克，黑芝麻少量。

做法

❶大米洗净；锅中加水、大米同煮。❷何首乌洗净煎煮取汁。❸粥沸后加入红枣、黑芝麻、何首乌汁。粥将熟时加入红糖即可。

功能效用

何首乌可治疗疬疮痛、风疹瘙痒、肠燥便秘、高血脂等症。其合熬为粥，可疏肝理气、保护肝脏。

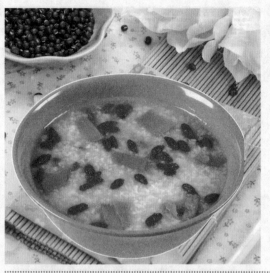

枸杞南瓜大米粥

材料 大米50克，南瓜60克，枸杞子30克，冰糖适量。

做法

①大米洗净备用。②锅中加入清水、大米，共煮粥，水煮沸后加入南瓜、枸杞子。③粥将熟时加入冰糖，稍煮即可。

功能效用 此粥富含维生素 A、B 族维生素、维生素 C，对肝肾阴虚、血虚、慢性肝炎等有一定食疗作用。

红枣玉米萝卜粥

材料 红枣、玉米、胡萝卜、桂圆肉各适量，大米90克。

做法

①红枣、玉米、大米分别洗净备用，胡萝卜洗净切块。②锅中注入适量清水，放入大米、红枣、玉米，同熬粥。③文火熬至粥呈浓稠状时，加入白糖入味即可。

功能效用 此粥具有益气补血、健脾和胃、保护肝脏、滋补身体的功效。经常食用此粥，可治疗肝炎等症。

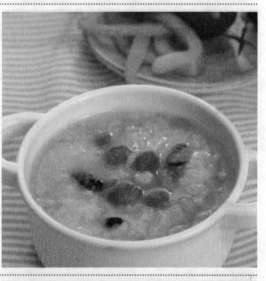

党参红枣黑米粥

材料 黑米80克，党参、红枣各适量，白糖4克。

做法

①黑米、红枣、党参分别洗净备用。②锅中放入适量水、黑米，同熬粥，粥煮沸后加入红枣、党参。③粥将熟时加入白糖，稍煮即可。

功能效用 党参含有葡萄糖、果糖、菊糖、蔗糖、磷酸盐等营养物质。其能补血，影响肾上腺皮质的功能，有抗疲劳等作用。适用于气血不足、劳倦乏力等症。

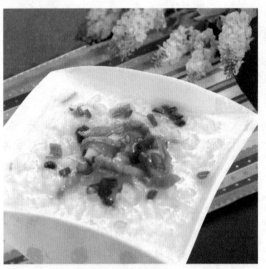

黄花菜瘦肉枸杞粥

材料 大米80克，瘦猪肉、干黄花菜、枸杞、盐、味精、葱花、姜末各适量。

做法

❶取大米洗净；猪肉切丝备用。❷锅中加入水、大米、猪肉、干黄花菜，一同煮粥。❸加枸杞、盐、味精、葱花、姜末，煮沸即可。

功能效用 此粥含有的丰富维生素，对人体具有良好的保健作用。有润肺止咳、保护肝肾的作用。

猪腰大米粥

材料 大米、猪腰、白茅根、枸杞、盐、鸡精、葱花各适量。

做法

❶取大米洗净；猪腰洗净切片。❷锅中加入猪腰、白茅根、枸杞、大米，同煮粥。❸粥将熟时加入盐、鸡精、葱花，煮沸即可。

功能效用 猪腰有理肾气、疏肝脏、通膀胱等功效。白茅根有清热、凉血、止血之功效，适用于吐血、热淋、水肿、黄疸等症。

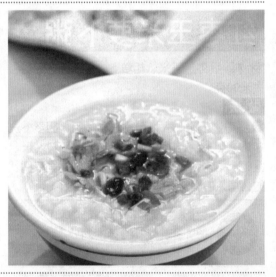

板栗花生猪腰粥

材料 糯米80克，猪腰50克，板栗45克，花生米30克，盐3克，鸡精1克，葱花少量。

做法

❶糯米洗净；猪腰洗净切片；板栗、花生洗净。❷锅中注入水，加猪腰、板栗、花生、糯米同煮。❸粥熟时，加盐、鸡精、葱花即可。

功能效用 板栗不仅可以治疗动脉硬化、高血压、心脏病等心血管疾病，还能防衰老。糯米、猪腰、板栗、花生米合熬为粥，有疏肝理气的功效。

鸡蛋枸杞猪肝粥

材料 大米80克，猪肝100克，鸡蛋、枸杞子、盐、葱花、麻油各适量。

做法

①大米洗净；猪肝洗净切片。②锅中注入适量清水，加入猪肝、枸杞子、鸡蛋、大米，同煮粥。③粥将熟时加入盐、枸杞子、葱花、麻油，稍煮即可。

小贴士

切好的肝一时吃不完，可用豆油将其涂抹搅拌，然后放入冰箱内，会延长保鲜期。高血压、肥胖症、冠心病及高血脂患者忌食。

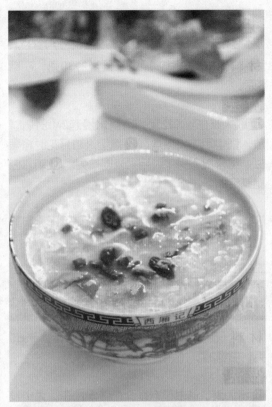

功能效用 鸡蛋适宜体质虚弱、营养不良、贫血、女性产后病后以及老年高血压、高血脂、冠心病等病症者食用。猪肝可用于血虚萎黄、水肿、脚气、夜盲、目赤等症。

白菜薏苡仁粥

材料 大米、薏苡仁各40克，芹菜、白菜各适量，盐2克。

做法

①大米洗净。②锅中注入适量清水，加入薏苡仁、芹菜、白菜、大米，同煮粥。③粥将熟时加入盐，稍煮即可。

小贴士

切白菜时，要顺丝切，这样可使白菜易熟。不可食隔夜的熟白菜，否则会致癌。

功能效用 白菜含蛋白质、脂肪、多种维生素、粗纤维、钙、磷、铁、锌等营养成分，其有补肝、通利肠胃、清热解毒、止咳化痰、利尿养胃的功效。薏苡仁适合风湿性关节痛、尿路感染、白带过多、癌症患者食用。此粥适于肝炎患者食用。

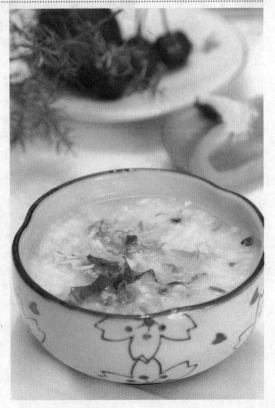

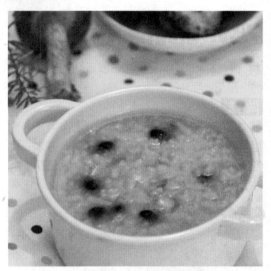

黑豆玉米粥

材料 大米70克，黑豆、玉米各30克，白糖3克。

做法

❶取大米仔细淘2次，用清水浸泡2小时后，放入锅中用中火熬煮。❷煮至米粒开花时将黑豆、玉米放入锅中，与大米同煮粥。❸加入白糖煮沸即可。

此粥具有祛风除湿、调中下气开胃益智、宁心活血的功效。

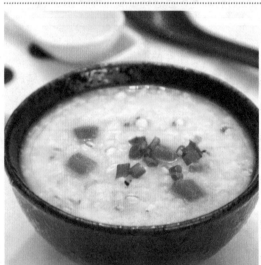

胡萝卜薏苡仁粥

材料 胡萝卜30克，薏苡仁30克，大米80克，白糖3克，葱花适量。

做法

❶将大米、薏苡仁泡发，胡萝卜切丁，大火煮至米粒开花。❷加入胡萝卜丁同煮至浓稠。❸加入冰糖拌匀，撒上葱花即可。

此粥有补肝明目的功效，长期食用，可辅助治疗肝炎等症。

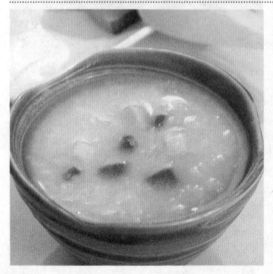

胡萝卜山药大米粥

材料 胡萝卜20克，山药30克，大米100克，盐3克，味精2克。

做法

❶将大米泡发，大火煮至米粒开花。❷加入山药块、胡萝卜丁，改小火煮粥。❸加盐，味精调味。

山药具有健脾补肺、益胃补肾、延年益寿的功效，对脾胃虚弱、肺气虚燥等症有食疗作用。此粥可治疗肝炎等症。

眉豆大米粥

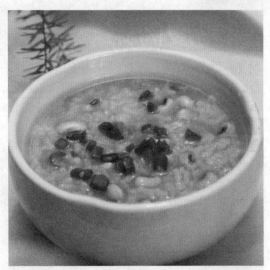

材料 凉大米80克，眉豆30克，红糖10克，葱花3克。

做法

❶先取大米洗净，再放入锅中熬煮。❷将眉豆放入锅中，与大米同煮粥。❸加入红糖、葱花，待其煮沸，撒上葱花即可食用。

功能效用 眉豆能健脾和中、消暑清热、解毒消肿，适用于脾胃虚弱、便溏腹泻、水肿以及夏季暑湿引起的呕吐、腹泻、胸闷等病症。

莲子糯米蜂蜜粥

材料 糯米100克，枸杞子5克，莲子30克，蜂蜜少量。

做法

❶取糯米洗净，放入锅中熬煮。❷将枸杞子、莲子一起放入锅中，与糯米同煮。❸加入蜂蜜，待其煮沸后，即可食用。

功能效用 蜂蜜有润肺、通便、解毒、软化血管等作用。莲子有养心安神、补脾止泻等功效。此粥尤其适合男性食用。

羊肉虾米青菜粥

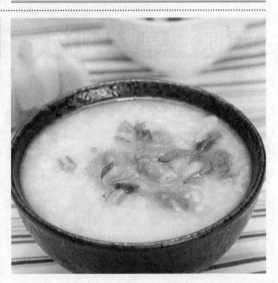

材料 羊肉60克，虾米50克，大米适量，料酒5克，姜末4克，葱白、盐各3克，青菜、味精各少量。

做法

❶取大米洗净，放入锅中熬煮。❷羊肉洗净切好，用料酒腌制片刻，再放入锅中，与大米同煮粥。❸加入虾米、青菜、姜末、葱白、盐、味精，待其煮沸后即可食用。

功能效用 羊肉含有丰富的蛋白质和纤维素。对虚劳羸瘦、腰膝酸软等疗效。

鹌鹑瘦肉粥

材料 大米80克，鹌鹑1只，猪肉80克，料酒、盐、味精、姜丝、胡椒粉、葱花、香油适量。

做法

①取大米洗净熬煮。②加入料酒、煮后的鹌鹑与大米同煮粥。③再加入猪肉、盐、味精、姜丝、胡椒粉、葱花至沸即可。

功能效用 鹌鹑有补五脏、益精血、温肾助阳、增力气、壮筋骨、防治高血压及动脉硬化等功效。

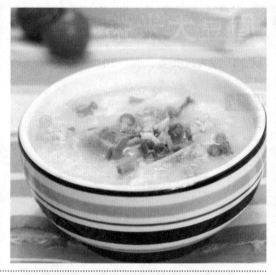

羊骨杜仲粥

材料 大米80克，羊骨250克，杜仲60克，料酒、生抽、盐、味精、姜末、葱花适量。

做法

①取大米洗净熬煮。②杜仲洗净煮后取汁，羊骨用料酒、生抽腌制后切好一起加入粥中。③加盐、味精、葱花、姜末调味即可。

功能效用 杜仲富含木脂素、维生素C、杜仲胶等。用于肾虚腰痛、筋骨无力、妊娠漏血、高血压等症。

茵陈甘草蛤蜊汤

材料 茵陈15克，甘草3克，红枣5枚，蛤蜊300克，盐适量。

做法

①蛤蜊冲洗干净，以淡盐水浸泡使其吐尽沙。②将茵陈、甘草、红枣洗净后，放入锅中加1200毫升水，熬至约1000毫升，去渣留汁。③将蛤蜊加入汤汁中煮至开口，加盐调味即成。

功能效用 本品能清肝解毒，利胆退黄，用于乙肝伴黄疸者，症见目黄、身黄、小便黄、乏力食少等。

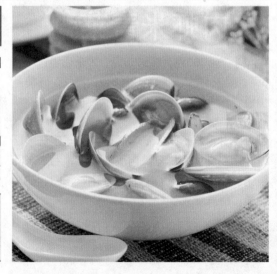

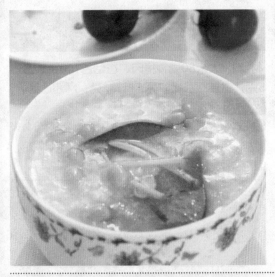

猪肝黄豆粥

材料 大米80克，猪肝、黄豆各100克，姜丝、盐、鸡精各适量。

做法

 取大米洗净，放入锅中熬煮。② 将猪肝、黄豆一起放入锅中，与大米同煮粥。③ 加入姜丝、盐、鸡精，待其煮沸即可盛出食用。

功能效用 猪肝能增强人体的免疫反应，抗氧化，防衰老。黄豆可明显地改善和降低血脂和胆固醇，从而降低患心血管疾病的概率。

苦瓜鸭肝汤

材料 决明子10克，女贞子10克，鸭肝200克，苦瓜50克，火腿10克，高汤、酱油各适量。

做法

 将鸭肝洗净，切块汆水；苦瓜洗净切块；火腿洗净，切块备用。② 将决明子、女贞子装入纱布袋扎紧备用。③ 净锅上火倒入高汤，调入酱油，放入鸭肝、苦瓜、火腿、纱布袋，同煲至熟后，捞起纱布袋丢弃即可。

功能效用 本品能清热解毒、补肝明目。

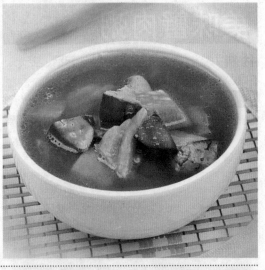

猪骨黄豆粥

材料 大米、黄豆、猪骨各适量，盐4克，味精、姜丝、生抽、葱花适量。

做法

 取大米洗净熬煮。② 加入黄豆、生抽腌好的猪骨与大米同煮。③ 加入盐、味精、姜丝、葱花，煮沸即可食用。

功能效用 黄豆具有通便、助消化等作用，适用于动脉硬化、冠心病、高血脂、糖尿病、气血不足、营养不良等病患者。猪骨有健胃止泻、温补、强健骨骼等功效。

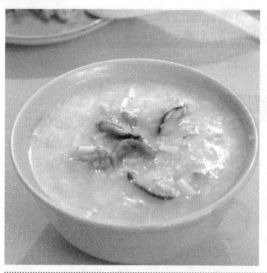

猪肉香菇粥

材料 大米80克，猪肉、香菇各100克，葱白5克，生姜3克，盐2克，味精2克，麻油适量。

做法

①取大米洗净熬煮。②加入香菇、猪肉与大米同煮。③加入葱白、生姜、盐、味精、麻油，煮沸即可食用。

 功能效用 香菇可降低胆固醇、预防心血管疾病和肝硬化。香菇含有丰富的维生素D，能促进钙、磷的消化吸收，有助于骨骼和牙齿的发育。

美味蟹肉粥

材料 大米100克，蟹1只，盐、味精、姜末、白醋、酱油、葱花各适量。

做法

①取大米洗净煮粥。②蟹洗净后与大米同煮粥。③再加入盐、味精、姜末、白醋、酱油、葱花煮沸即可。

功能效用 蟹肉有清热解毒、养筋活血、通经络、利肢节、滋阴肝、充胃液之功效，对于黄疸、腰腿酸疼和风湿性关节炎等疾病有一定的食疗效果。

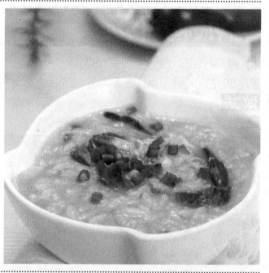

山药黑芝麻粥

材料 粳米60克，山药30克，黑芝麻、冰糖90克，绿豆苗、枸杞子、牛奶适量。

做法

①取粳米洗净熬煮。②加入山药、黑芝麻、绿豆苗与粳米一同煮粥。③加入冰糖、枸杞子、牛奶煮沸即可。

 功能效用 山药有提高免疫力、预防高血压、降低胆固醇、利尿、润滑关节的功效。芝麻有补肝益肾、强身的作用，并有润燥滑肠、通乳的作用。

脂肪肝

　　脂肪肝，是指由于各种原因引起的肝细胞内脂肪堆积过多的病变，是公认的隐蔽性肝硬化的常见原因。脂肪肝其临床表现轻者无症状，重者病情凶猛。一般而言脂肪肝属可逆性疾病，早期诊断并及时治疗常可恢复正常。脂肪肝多发于以下几种人：肥胖者、过量饮酒者、高脂饮食者、少动者、慢性肝病患者及中老年内分泌患者。肥胖、过量饮酒、糖尿病是脂肪肝的三大主要病因。

典型症状

　　脂肪肝的临床表现多样，病人多无自觉症状。轻度脂肪肝患者有的仅有疲乏感，中重度脂肪肝患者有类似慢性肝炎的表现，可有食欲不振、疲倦乏力、腹胀、嗳气、恶心、呕吐、体重减轻、肝区或右上腹胀满隐痛等感觉。

家庭防治

　　适量进行以锻炼全身体力和耐力为目标的全身性低强度的动态运动，即有氧运动，如慢跑、中快速步行（115～125步/分钟）、骑自行车、上下楼梯、打羽毛球、广播体操等。

民间小偏方　　壹

【用法用量】丹参100克，陈皮30克，洗净加水煎，去渣取浓汁加蜂蜜80克收膏。每次食用20克，每日2次。
【功效】活血化瘀、行气祛痰，适用于气滞血瘀型脂肪肝。

民间小偏方　　贰

【用法用量】佛手、香橼各6克，洗净加水煎，去渣取汁加白糖调匀，每日分2次服用。
【功效】疏肝解郁、理气化痰，适用于肝郁气滞型脂肪肝。

● 推荐药材食材 ●

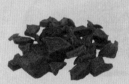
【何首乌】
◎具有降血脂及抗动脉硬化的功效，对脂肪肝有一定防治效果。

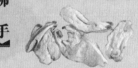
【佛手】
◎疏肝理气、和胃止痛，用于肝胃气滞、胸胁胀痛、胃脘痞满的治疗。

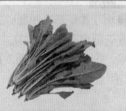
【菠菜】
◎止渴润肠、滋阴平肝，对于高血压、脂肪肝、糖尿病等有辅助疗效。

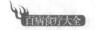

冬瓜豆腐汤

材料 泽泻15克，冬瓜200克，豆腐100克，海米50克，盐少许，香油3毫升，味精3克，油菜心20克，高汤适量。

做法

①冬瓜去皮洗净切片；海米洗净；豆腐洗净切块；泽泻和油菜心洗净。②锅上火倒入高汤，加入盐、味精，再加入油菜心、泽泻、冬瓜、豆腐、海米煲至熟，淋入香油即可。

功能效用 此汤具有利水、渗湿的功效。对脂肪肝有一定的疗效。

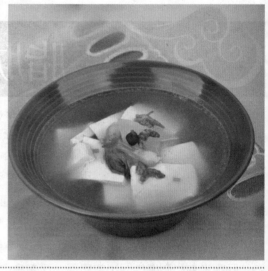

柴胡白菜汤

材料 柴胡15克，白菜200克，盐、味精、香油各适量。

做法

①将白菜洗净，掰开；柴胡洗净，备用。②在锅中放水，放入白菜、柴胡，用小火煮10分钟。③出锅时放入盐、味精，淋上香油即可。

功能效用 此汤具有和解表里、疏肝理气、降低脂肪的功效，可辅助治疗脂肪肝、抑郁症等。

丁香绿茶

材料 丁香花瓣10克，绿茶3克。

做法

①将丁香花瓣洗净撕碎，与绿茶混合。②将丁香花与绿茶置于杯中，加入适量温水浸泡2分钟，把水倒掉。③加入适量沸水泡10分钟即可饮用。

功能效用 绿茶清肝泻火；丁香可疏肝理气，此茶芳香四溢，能清热解渴、清肝明目，对脂肪肝有治疗作用。

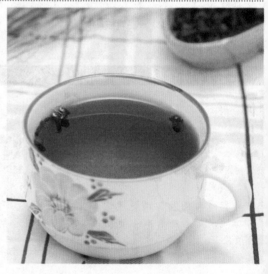

肝硬化

肝硬化是指由于多种有害因素长期反复作用于肝脏，导致肝细胞变性、坏死、再生。肝组织弥漫性纤维化，以假小叶生成和再生结节的形成为特征的慢性肝病。引起肝硬化的病因很多，其中主要是病毒性肝炎所致，如乙型肝炎、丙型肝炎等。最新的医疗权威统计显示，50%肝硬化患者发现都是在晚期肝硬化或者肝癌，所以这也是肝硬化死亡率高的原因之一。

典型症状

常会出现轻度乏力、腹胀、肝脾轻度肿大、乏力消瘦、面色晦暗等症。

家庭防治

平时要注意劳逸结合，以不感疲劳为度。肝硬化失代偿期应停止工作，休息乃至基本卧床休息，以减少身体对肝脏功能的需求。恢复期可适当地恢复工作，但以不自觉疲劳为宜。此外，肝硬化患者的饮食原则应是高热量、足够的蛋白质、限制钠摄入、充足的维生素。

民间小偏方 壹

【用法用量】柚子1个，陈皮9克，红糖适量。柚子去皮核绞汁，陈皮洗净，加红糖兑水同煎饮服。每日1剂。
【功效】补中缓肝，理气消食，活血化瘀。适用于肝硬化脘闷痞满、食少口臭者。

民间小偏方 贰

【用法用量】甲鱼1只，大蒜10瓣，槟榔120克。甲鱼、大蒜、槟榔均洗净用清水炖熟，去槟榔，少加盐或不加盐（视病情而定）服食。连食数只。
【功效】消食逐水，滋阴散结，补气助阳，杀虫化滞。可治肝硬化腹水、肝脾肿大。

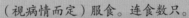

推荐药材食材

【黄芪】
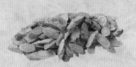
◎益气固表、利水消肿、敛汗固脱、托疮生肌。用于气虚乏力、血虚萎黄、表虚自汗、痈疽难溃、内热消渴等症。

【甲鱼】
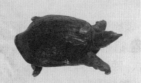
◎滋阴清热、补虚养肾、补血补肝。用于防治身虚体弱、肝脾肿大、肺结核等症。

【枸杞】
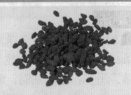
◎具有养肝、滋肾、润肺之功效，主治肝肾亏虚、目视不清、腰膝酸软、阳痿遗精、虚劳咳嗽等症。

决明枸杞茶

材料 决明子5克，枸杞子5克，砂糖适量。

做法

①决明子盛入锅中，加350毫升水以大火煮开，转小火续煮15分钟。②加入枸杞子、砂糖续煮5分钟即成。

功能效用 决明子可清热明目，润肠通便；枸杞子可养肝、滋肾、润肺；此茶具有保肝养肝、调理慢性肝炎、肝硬化及维护视力的功效。

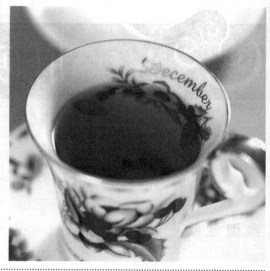

萝卜丝鲫鱼汤

材料 鲫鱼1条，胡萝卜和白萝卜各100克，半枝莲30克，盐、香油、味精、葱、姜片各适量。

做法

①鲫鱼洗净；两种萝卜去皮，洗净，切丝；半枝莲洗净，装入纱布袋，扎紧袋口。②起油锅，将葱段、姜片炝香，下萝卜丝、鲫鱼、药袋煮至熟。③除去药袋，放入调料即可。

功能效用 此汤具有利尿通淋、除腹水的功效，适合肝硬化腹水者食用。

黄芪蛤蜊汤

材料 黄芪15克，茯苓10克，蛤蜊500克，粉丝20克，辣椒2个，姜丝10克，冲菜20克，盐4克。

做法

①粉丝泡发；冲菜洗净，切丝；辣椒洗净，切条；黄芪、茯苓、蛤蜊洗净。②蛤蜊加水煮熟，沥干。③起油锅，爆香姜片、辣椒、冲菜丝，放入所有材料，加盐煮至粉丝软熟即可。

功能效用 此汤具有益气健脾、化气行水的功效。可辅助治疗肝硬化。

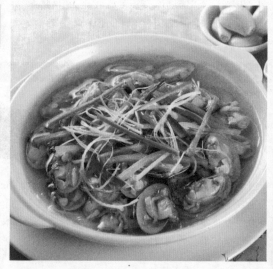

胆囊炎

胆囊炎是细菌性感染或化学性刺激（胆汁成分改变）引起的胆囊炎性病变，为胆囊的常见病，分为急性和慢性两种，在腹部外科中其发病率仅次于阑尾炎。治疗应以清利肝胆、疏肝行气、调理气机为主。本病多见于35～55岁的中年人，女性发病较男性为多，尤多见于肥胖且多次妊娠的妇女。

典型症状

急性胆囊炎的症状，主要有右上腹疼、恶心、呕吐和发热等。慢性胆囊炎的临床表现多不典型，亦不明显。平时可能经常有右上腹部隐痛、腹胀、厌食油腻食物等不良症状。

家庭防治

日常保健上应少量多餐，多饮汤水，以利胆汁的分泌和排出，还可进行太极拳、太极剑等简单的体育活动，增强胆囊肌肉的收缩力，防止胆汁在胆囊内淤积。

民间小偏方 壹

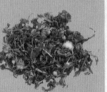

【用法用量】录子苓10克，川黄连3克，蒲公英、绵茵陈各12克，广郁金、威灵仙、菜豆壳各10克，北柴胡5克，生甘草3克。每日1剂，水煎服。

【功效】清热利湿，理气解郁，通络止痛，利胆退黄，适用于胆囊炎。

民间小偏方 贰

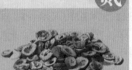

【用法用量】柴胡、青蒿、枳实、茯苓、郁金、陈皮、法半夏各10克，白芍卜10克，威灵仙15～30克，生甘草3克。水煎服，每日1剂，分2次服。

【功效】疏肝利胆和胃，主治慢性胆囊炎。

• 推荐药材食材 •

【柴胡】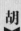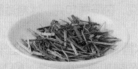

◎和解表里、疏肝、升阳。主治寒热往来、胸满胁痛、口苦耳聋、头痛目眩等病症。

【金钱草】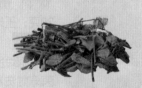

◎清热利尿、镇咳、消肿解毒。可治黄疸、水肿、膀胱结石、疟疾等。

【玉米须】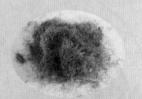

◎利水通淋、降血压、泄热、平肝、利胆。主治肾炎水肿、脚气、黄疸肝炎等症。

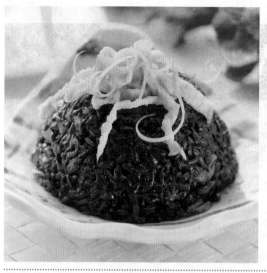

补气紫米菜饭

材料 紫米1杯（电锅量杯），包菜200克，鸡蛋1个，葱花适量。

做法

①紫米淘净。②包菜洗净，切丝。③将包菜和米粒和匀，放入电锅煮饭。④鸡蛋打散，煎成蛋皮，切丝。⑤电锅开关跳起，续闷10分钟，将饭菜盛起，撒上蛋丝、葱花即成。

功能效用　紫米是自然的黑色食品，特别适合胆囊炎患者、病后康复者食用。

玉米车前大米粥

材料 车前子适量，玉米粒80克，大米120克，盐2克。

做法

①玉米粒和大米一起泡发，再洗净；车前子洗净，捞起沥干水分。②锅置火上，加入玉米粒和大米，再倒入适量清水烧开。③放入车前子同煮至粥呈糊状，加入盐拌匀即可。

功能效用　此粥具有清热利水、帮助排石的功效，适合胆结石、胆囊炎、水肿、尿路结石的患者食用。

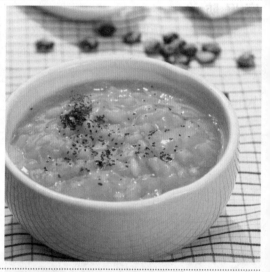

川楝子利胆糖浆

材料 郁金、广木香各15克，川楝子9克，虎杖30克，玉米须20克，茵陈蒿10克，冰糖适量。

做法

①将郁金、广木香、川楝子、虎杖、玉米须、茵陈蒿洗净，入砂锅加清水煎取汁。②把滤好的药汁放入锅中煎煮30分钟。③加冰糖拌匀即可。

功能效用　本品具有清肝利胆、行气止痛、退黄的功效，适合肝胆气滞、胆囊炎、黄疸患者食用。

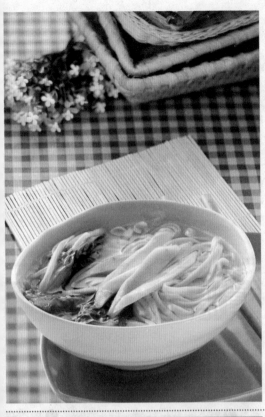

牛蒡红薯面

材料 红薯面90克，牛蒡30克，小白菜60克，素高汤800毫升，藿香8克，白术10克，麦门冬10克，盐2小匙，香油1小匙，白胡椒粉1/4小匙。

做法

①将所有药材和素高汤置入锅中，煎取药汁。②牛蒡去皮切丝，小白菜洗净，切段。③红薯面放入滚水煮熟，捞起沥干，放入面汤中，加入调味料，蔬菜材料也放置滚水中烫至熟，捞起放入面碗中，倒入药汁即可。

小贴士

常食牛蒡能清理血液垃圾，促使体内细胞的新陈代谢，防止老化，使肌肤紧致，能消除色斑。但腹痛胀气和血压低者忌食。

功能效用 牛蒡又名东洋萝卜、东洋参、牛鞭菜等，是一种以肥大肉质根供食用的蔬菜。有疏风散热，解毒消肿的作用。

红枣芹菜汤

材料 芹菜250克，红枣10枚，红糖2大匙。

做法

①红枣以清水泡软，捞起加3碗水煮汤，并加红糖同煮。②芹菜去根和老叶（鲜嫩叶保留），洗净切段。③待红枣熬至软透出味、约剩2碗余汤汁，加入芹菜段，以大火煮沸一次，即可熄火。

小贴士

烹饪时芹菜要先放入沸水中焯烫，焯水后马上过凉，可使成菜颜色翠绿，还可减少炒菜时间。脾胃虚寒者、肠滑不固者忌食。

功能效用 这道汤可平肝清热、补益脾胃、养血安神、祛风利湿，还适用于肥胖、便秘、血压增高或产妇倦怠无力、血虚厌食、神志不安、胆囊炎等症。常饮这道汤，还能增进食欲。

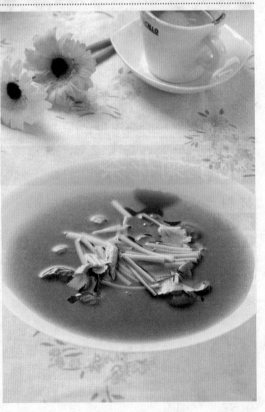

香菇白菜魔芋汤

材料 香菇20克，白菜150克，魔芋100克。盐5克，淀粉适量，味精3克。

做法

①香菇洗净，对切；白菜洗净切角。②魔芋洗净切成块，放入沸水焯去碱味，捞出。③将白菜倒入热油锅内炒软，再将适量水倒入白菜锅中，加盐煮沸。④放入香菇、魔芋煮约2分钟，加味精调味，勾芡即可。

功能效用 魔芋具有补钙、平衡盐分、洁胃、整肠、排毒、提高机体免疫力等作用。

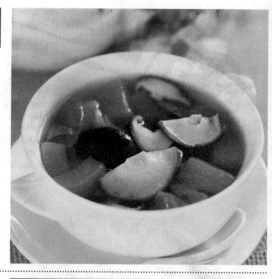

清脂豆腐浆

材料 盒装豆腐1块，豆浆3碗，橘皮1小片，萝卜干1/2大匙，盐少许。

做法

①将豆浆入锅，豆腐切块下锅，加盐以小火慢煮。②萝卜干洗去盐分，拧干切碎。③橘皮洗净切丁。④待豆浆煮滚，即可熄火盛碗，撒上橘皮和萝卜干末，即可食用。

功能效用 此点心能促进消化、改善食欲、提供丰富蛋白质、储蓄体能。

栀子菊花茶

材料 栀子5克，甘草1片，菊花3~4朵。

做法

①栀子、甘草、菊花用清水冲洗干净。②将栀子、甘草、菊花放入杯中，用滚烫的开水冲泡，并盖上杯盖，数分钟后即可饮用。可以反复冲泡。

功能效用 这种茶能泻热除烦、镇静除烦。栀子对肝胆等疾病有一定的辅助疗效。有疏风、清热、明目、解毒等功效。

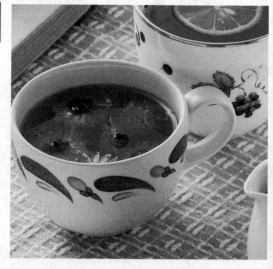

黄 疸

　　黄疸又称黄胆，俗称黄病，是一种由于血清中胆红素升高致使皮肤、黏膜和巩膜发黄的症状和体征。某些肝脏病、胆囊病和血液病经常会引发黄疸。当血清胆红素浓度为17.1～34.2微摩尔/升(1～2毫克/分升)时，而肉眼看不出黄疸者称隐性黄疸。如血清胆红素浓度高于34.2微摩尔/升(2毫克/分升)时则为显性黄疸。

　　黄疸症可根据血红素代谢过程分为三类：①肝前性黄疸/溶血性黄疸。②肝源性黄疸。③肝后性黄疸。此外，还有肝细胞有某些先天性缺陷，不能完成胆红素的正常代谢而发生的先天性非溶血性黄疸。

典型症状

　　巩膜、黏膜、皮肤及其他组织被染成黄色。因巩膜含有较多的弹性硬蛋白，与胆红素有较强的亲和力，故黄疸患者巩膜黄染常先于黏膜、皮肤黄染而首先被察觉。

家庭防治

　　揉按章门、太冲、脾俞、肝俞、劳宫、脊中等穴。若伴有嗜卧、四肢倦怠者，可灸手三里。

民间小偏方 壹

【用法用量】鸡骨草60克，红枣8枚，洗净以水煎代茶饮。

【功效】清热利湿退黄，适用于阳黄（皮肤色泽鲜黄如橘色）、急黄（卒然面目全身发黄、高热烦渴）。

民间小偏方 贰

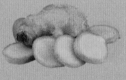

【用法用量】茵陈蒿1把，生姜1块，洗净捣烂，擦于胸前、四肢。

【功效】利胆退黄，对于各种类型黄疸均有一定疗效。

• 推荐药材食材 •

【茵陈】

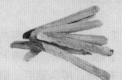

◎清湿热、退黄疸，用于治疗黄疸尿少、湿疮瘙痒、传染性黄疸型肝炎。

【溪黄草】

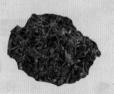

◎清热利湿、退黄祛湿，用于治疗急性黄疸型肝炎、黄疸、痢疾等。

【黄花菜】

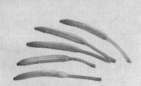

◎具有利湿热、宽胸的功效，用于黄疸、小便赤涩的辅助治疗。

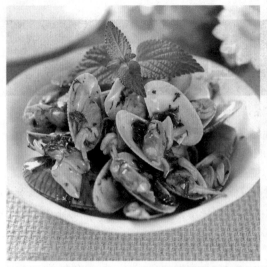

茵陈炒花甲

材料 茵陈30克，花甲300克，盐、味精适量，姜片适量。

做法

❶花甲放入清水中，加适量盐，养24小时，经常换水；茵陈洗净备用。❷锅烧热放油，下姜片爆香，再下花甲煸炒。❸最后加茵陈及水，烧到花甲熟，加盐、味精调味即可。

 功能效用 本品具有利湿退黄，抑制肝病毒的功效，可用于急、慢性肝炎及胆囊炎、黄疸等的辅助治疗。

茵陈姜糖茶

材料 茵陈15克，红糖30克，生姜12克，水适量。

做法

❶茵陈洗净，备用；生姜去皮，洗净，用刀拍碎。❷将茵陈、姜一同放入净锅内，加入适量清水，大火煮沸。❸最后加入红糖即可。

 功能效用 本品具有清热除湿，利胆退黄的功效。对黄疸及黄疸型肝炎的患者有较好的疗效。

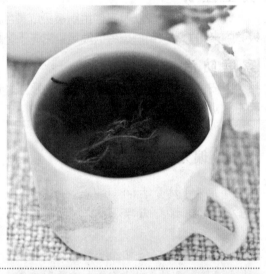

鸡肝萝卜粥

材料 鸡肝100克，胡萝卜60克，大米80克，蒜末3克，盐2克，葱花适量。

做法

❶胡萝卜洗净，切丁；大米淘净；鸡肝洗净，对切。❷锅中注水，放入大米、胡萝卜，煮沸，转中火煮至米粒软散，放入鸡肝、蒜，改小火煮成粥，调味，撒入葱花。

 功能效用 本品能清肝解毒，利胆退黄，用于乙肝伴黄疸者，症见目黄、身黄、小便黄、乏力食少等。

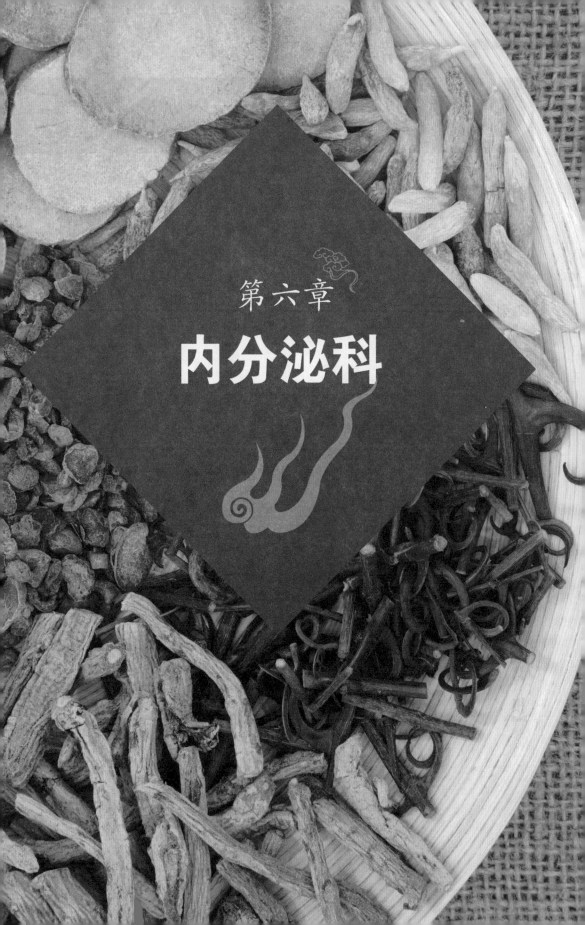

第六章

内分泌科

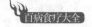

糖尿病

糖尿病是由遗传因素、免疫功能紊乱、微生物感染及其毒素、自由基毒素、精神因素等各种致病因子作用于机体导致胰岛功能减退、胰岛素抵抗等而引发的糖、蛋白质、脂肪、水和电解质等一系列代谢紊乱综合征。

糖尿病分1型糖尿病、2型糖尿病及其他特殊类型的糖尿病。1型糖尿病是一种自体免疫疾病。2型糖尿病是成人发病型糖尿病，多在35～40岁之后发病，占糖尿病患者90%以上。患者体内产生胰岛素的能力并非完全丧失，而是一种相对缺乏的状态。

典型症状

临床上以高血糖为主要特点，典型病例可出现多尿、多饮、多食、消瘦等表现，即"三多一少"症状。

家庭防治

注意进食规律，一日至少进食三餐，而且要定时、定量，两餐之间要间隔4～5小时；应选少油、少盐、少糖的清淡食品，菜肴烹调多用蒸、煮、凉拌、涮、炖等方法。

民间小偏方　　壹

【用法用量】山药25克，黄连10克，洗净以水煎服。
【功效】清热祛湿、补益脾肾，用于辅助治疗糖尿病之口渴、尿多、善饥。

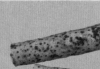

民间小偏方　　贰

【用法用量】桃树胶20克，玉米须30～60克，两味洗净，加水同煎，每日饮两次。
【功效】平肝清热、利尿祛湿，能有效防治糖尿病并发症。

· 推荐药材食材 ·

【葛根】

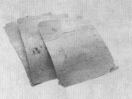

◎解肌退热、生津、透疹、升阳止泻，用于消渴、热痢、泄泻。

【天花粉】

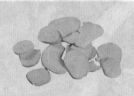

◎清热生津，用于热病烦渴、肺热燥咳、内热消渴、疮疡肿毒。

【冬瓜】

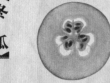

◎清热、养胃生津，可治水肿、胀满、咳喘、暑热烦闷、消渴等。

荞麦蒸饺

材料 荞麦面400克，西葫芦250克，鸡蛋2个，素肉80克，盐5克，味精3克，姜末5克，葱末6克。

做法

①荞麦面做成面皮。②素肉剁碎；鸡蛋打散，炒熟；西葫芦洗净切丝，挤去水分；全部材料与盐、味精、姜、葱和成馅。③取面皮包入馅做成饺子，入锅蒸8分钟即可。

功能效用 荞麦中还含有荞麦糖醇，能调节胰岛素活性，具有降糖作用。

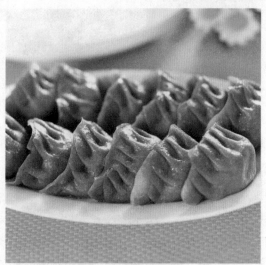

蚝汁扒群菇

材料 平菇、口蘑、滑子菇、金针菇各100克，青椒、红椒各适量，蚝油15克，盐3克，生抽8克，料酒10克，味精2克。

做法

①所有菇类洗净，用热水烫后，捞起；青椒、红椒洗净切片。②油锅烧热，下料酒，将菇类炒至快熟时，加盐、生抽、蚝油翻炒入味。③汤汁快干时，加青、红椒稍炒后，调味即可。

功能效用 菌类含有多种具有调节功能的维生素和矿物质元素，有降血糖的作用。

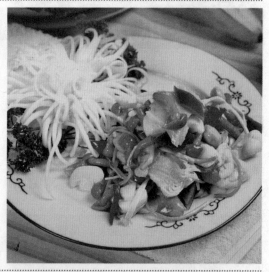

枸杞大白菜

材料 大白菜500克，枸杞20克，盐5克，味精3克，素上汤适量，水淀粉15克。

做法

①将大白菜洗净切开；枸杞入清水中浸泡后洗净。②锅中倒入素上汤煮开，放入大白菜煮至软，捞出放入盘中。③汤中放入枸杞，加盐、味精调味，用水淀粉勾芡，淋入油，浇在大白菜上即成。

功能效用 大白菜能延缓机体对葡萄糖的吸收，能够平稳血糖。

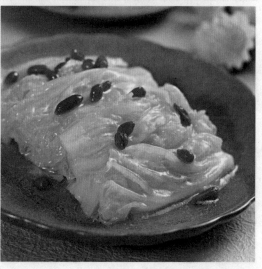

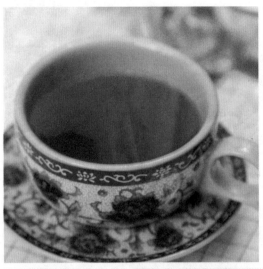

梅芪玉米须茶

材料 乌梅15克，黄芪15克，玉米须10克，砂糖适量。

做法

①玉米须、黄芪洗净。②将乌梅、黄芪、玉米须盛入锅中。③加4碗水以大火煮开，转小火慢煮，煮约20分钟，待茶汁呈黄褐色，加入砂糖捡去玉米须即成。

 功能效用 此茶能生津止渴、利水消肿，调整食欲，调理糖尿病患者多饮、多食、多尿之现象，并能防治肝炎、高血压病等。

三菇冬瓜汤

材料 冬瓜100克，香菇、口蘑、平菇各25克，胡椒粉2克，味精3克，盐5克，姜片、葱花各适量，鲜汤500克。

做法

①将三种菇洗净，切片；冬瓜去皮，洗净，切片。②锅置旺火上，加入鲜汤烧开，下冬瓜、三菇，小煮片刻。③加盐、味精、姜、葱、胡椒粉，淋上少许油即可。

 功能效用 冬瓜低热量、低脂肪，是糖尿病患者的理想蔬菜。

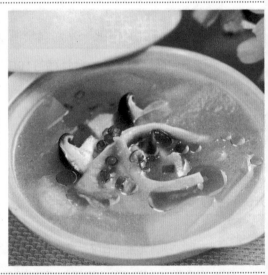

韭菜煎饼

材料 面粉500克，韭菜100克，鸡蛋2个，盐5克。

做法

①将韭菜洗净，切成碎末。②面粉内打入鸡蛋，加入盐，加适量清水和成稀面糊状，再将韭菜放入面糊中拌匀。③煎锅上火，将面糊倒入，以中火煎至两面金黄，取出切片即可。

 功能效用 韭菜含有较多的膳食纤维，能够改善糖尿病症状。韭菜含有的挥发性精油及含硫化合物，具有降低血糖的功效。

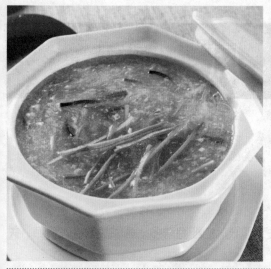

三丝萝卜羹

材料 胡萝卜、白萝卜、青萝卜各50克，木耳10克，鸡蛋1个，水淀粉8克，味精2克，盐3克。

做法

❶三种萝卜去皮洗净切丝；木耳泡发洗净切碎；鸡蛋打入碗内搅匀，备用。❷净锅上火，放入清水，大火烧沸，下切好的三种萝卜丝和木耳。❸大火炖至萝卜丝熟，加入盐、味精、水淀粉勾芡后，淋入鸡蛋液拌匀即可。

 此羹含有丰富的维生素 A，且清淡适口，适合糖尿病人食用。

玉竹蜂蜜饮

材料 玉竹20克，蜂蜜15克。

做法

❶先将玉竹用600克沸水冲泡30分钟。❷滤渣待温凉后，加入蜂蜜，拌匀即可。

 玉竹性平，味甘、微苦，归肺、胃经，具有养阴润燥、生津止渴、改善心肌缺血、缓解动脉粥样斑块形成、使外周血管和冠脉扩张、延长耐缺氧时间、强心、降血脂、降血糖作用。

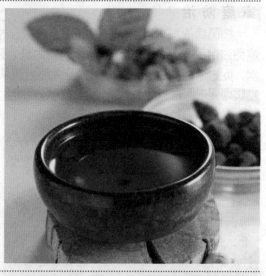

豆腐鲜汤

材料 豆腐2块，草菇150克，西红柿1个，香油8克，盐4克，味精3克，生抽5克，胡椒粉3克，葱花5克，姜3片。

做法

❶将豆腐切厚片；西红柿洗净切片；草菇洗净。❷锅中水沸后，放入豆腐、草菇、姜，加入盐、香油、胡椒粉、生抽、味精，煮熟。❸再放入西红柿煮约2分钟，撒上葱花即可。

 常吃豆腐可预防动脉血管粥样硬化，减少由糖尿病引起的心血管并发症。

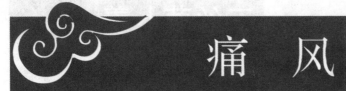

痛 风

痛风是由于尿酸在人体血液中浓度过高，在软组织如关节膜或肌腱里形成针状结晶，导致身体免疫系统过度反应而造成的炎症。一般发作部位为大拇指关节、踝关节、膝关节等。长期痛风患者有发作于手指关节，甚至耳郭含软组织部分的病例。急性痛风发作部位会出现红、肿、热及剧烈疼痛。

典型症状

痛风的常见症状是关节疼痛、第一跖骨关节肿胀、白细胞增多、高尿酸血症、疲劳、关节肿胀。

家庭防治

痛风病的发病常与饮食不节制、着凉、过度劳累有关，因此预防发作首先要戒酒戒烟，避免过度劳累、着凉。虾、蟹、动物内脏、菠菜、豆类及含嘌呤高的食物应少食。大量饮水，促进尿酸排泄。牛奶、蛋类及大部分蔬菜、水果可多食。加碱的粥类、面食，因含碱性物质可促进尿酸排泄，保护肾脏，倡导食用。

民间小偏方　　　壹

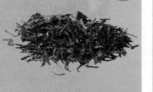

【用法用量】威灵仙60克。水煎2次，共取汁400毫升，分2次服。

【功效】常用于痛风缓解期，能够促进尿酸排泄。

民间小偏方　　　贰

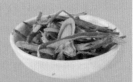

【用法用量】雷公藤根（去皮）15克，生甘草5克。每日1剂，水煎2次，共取汁400毫升，分2次服，14日为1个疗程。

【功效】用于风寒湿痹型痛风、痛风性肾病等。

● 推荐药材食材 ●

【羌活】

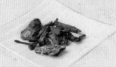

◎散表寒、利关节、祛风胜湿、止痛。治感冒风寒、头痛无汗、风寒湿痹等症。

【胡萝卜】

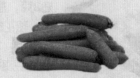

◎有健脾和胃、补肝明目、清热解毒、壮阳补肾、透疹、降气止咳等功效。

【牛奶】

◎具有帮助睡眠、缓解疲劳的功效。

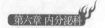

五加皮炒牛肉

 材料 五加皮、杜仲各10克，牛肉250克，胡萝卜片50克，糖、米酒、葱花、淀粉、酱油、姜末各适量。

做法
❶五加皮、杜仲均洗净，煎取药汁。❷牛肉洗净切片，拌入姜末、米酒、酱油、水淀粉腌渍20分钟。❸葱花爆香，加入牛肉拌炒，快熟时倒入药汁、胡萝卜片炒熟即成。

功能效用 祛风湿、壮筋骨、活血去瘀。

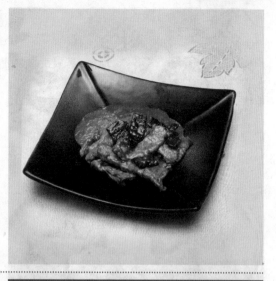

淫羊藿药酒

材料 淫羊藿60克，白酒500毫升。

做法
❶将淫羊藿拣去杂质，洗净，控干水分备用。❷将淫羊藿浸泡在酒瓶内，封口。❸3周后即可饮用。

功能效用 此品具有补肾助阳、活血通络的功效。可辅助治疗痛风、腰酸骨痛、四肢痿软等症。

白花蛇酒

【材料准备】

白花蛇180克

天麻48克

秦艽60克

羌活60克

当归60克

防风60克

五加皮60克

烧酒4升

【功能效用】此款药酒具有活血通络、散风祛湿的功效。主治风湿痹证、关节酸痛、恶风发热、苔薄白肿。

【制作过程】
❶将白花蛇去头骨尾，晾干；
❷将诸药材研磨成粗粉，入布袋再入容器；
❸加入烧酒，密封浸泡约30天，方可服用。

【使用方法】口服。每天2次，每次10～15毫升。

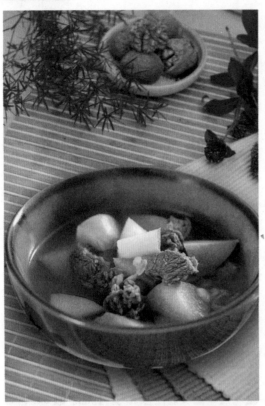

苹果雪梨煲牛腱

材料 甜杏、苦杏、红枣各25克，苹果、雪梨各1个，牛腱600克，姜3片，盐1小匙。

做法

① 苹果、雪梨洗净，切块；牛腱洗净，切块，汆烫后捞起备用。② 甜杏、苦杏、红枣和姜洗净，红枣去核备用。③ 将上述材料加水，以大火煮沸后，再以小火煮1.5小时，最后加盐调味即可。

小贴士

苹果能够减少直肠癌的发生。胃寒病者、糖尿病患者忌食。苹果不宜与胡萝卜、白萝卜、海鲜同食。

功能效用 此品可清热解毒、利尿通淋。

牛奶炖花生

材料 枸杞子20克，银耳50克，花生100克，牛奶1000克，冰糖、红枣各适量。

做法

① 银耳、花生、红枣、枸杞子洗净。② 银耳切成小片，用水泡发半小时；枸杞子泡发备用。③ 砂锅上火，加适量水，加入银耳、红枣、花生，煮至花生八成熟时，倒入牛奶，加枸杞子、冰糖同煮至花生熟烂即可。

小贴士

选购牛奶时如发现奶瓶上部出现清液，下层呈豆腐脑沉淀在瓶底，说明奶已经变质了。患有腹泻、脾虚症、湿症等患者不适合过量饮用牛奶。不要喝生奶，喝鲜奶要高温加热，以防病从口入。

功能效用 此品可滋阴养血、排泄尿酸。

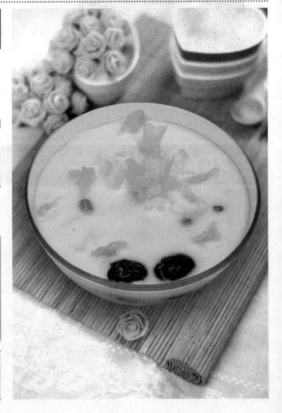

威灵仙牛膝茶

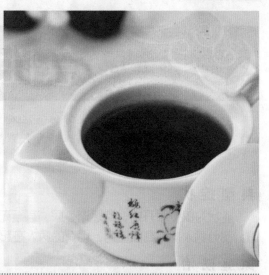

材料 威灵仙、牛膝各10克，黑芝麻500克，茶适量，白糖适量。

做法

❶将威灵仙和牛膝洗净，拍碎，备用。❷往杯中注入茶用开水，再将黑芝麻、威灵仙和牛膝一起放进茶水里，加盖闷15分钟左右。❸去渣留汁，加入白糖调味即可。

功能效用 本品具有祛风湿、通经络、强筋骨之功效。

杜仲丹参酒

【材料准备】

杜仲60克　丹参60克　川芎30克　白酒2升

【功能效用】补肾益肝，活血通络，强筋壮骨，散风止痛。主治风湿痹症、怕冷恶风、冠心病、脉管炎、脑血栓偏瘫、胸闷心悸、腰背僵硬、中老年人气滞血瘀等症。

【制作过程】

❶将杜仲、丹参、川芎分别研磨成粗粉，放入布袋中，然后将此布袋放入容器中；
❷将白酒倒入容器中，密封浸泡约15天；
❸过滤去渣，取药液服用。

【使用方法】
口服。早、晚各1次，每次10～15毫升。用温水于饭前服。

牛膝大豆浸酒方

【材料准备】

牛膝250克　大豆250克　生地黄250克　白酒15升

【功能效用】牛膝具有活血化瘀、散风止痛的功效；大豆具有健脾润燥、清热解毒的功效。此款药酒具有清热解毒、活血润肤的功效。主治风湿痹痛、腰膝冷痛、胃气结聚。

【制作过程】

❶将牛膝浸酒切碎、大豆翻炒；
❷将牛膝、大豆、生地黄放入布袋中，然后将此布袋放入容器中；
❸将白酒倒入容器中，浸没布袋；
❹密封浸泡1天，取药液服用。

【使用方法】
空腹温服。早、中、晚各1次，每次300～500毫升。

急性肾炎

原发性急性肾小球肾炎是肾脏首次发生免疫性损伤，并以突发血尿、蛋白尿、水肿、高血压和/或有少尿及氮质血症为主要表现的一种疾病，又称急性肾炎综合征。病因多种多样，以链球菌感染后发病最常见。

典型症状

症状为以少尿开始，或逐渐少尿，甚至无尿。可同时伴有血尿、水肿，以面部及下肢为重。部分病人伴有高血压病，也有的病人在起病后的过程中出现高血压病。

家庭防治

预防急性肾炎首先要调整饮食结构，避免酸性物质摄入过量，可帮助排除体内多余的酸性物质；多吃富含植物有机活性碱的食品，少吃肉类，多吃蔬菜；要劳逸结合，避免过劳过累，尽量避免长途旅游，同时应适量运动，增强自身的抗病能力。切忌盲目进补；切忌使用庆大霉素等具有肾毒性的药物，以免引起肾功能的恶化。

民间小偏方　　壹

【用法用量】冬瓜500克，红小豆50克，大米100克。将冬瓜去皮去瓤，洗净切块，加水与红小豆、大米共煮粥服食。每日一剂，分2～3次服完。每日一次。

【功效】主治急性肾炎之浮肿尿少。慢性肾炎者忌服。

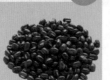

民间小偏方　　贰

【用法用量】水发木耳100克，猪肉150克，酱油5克，盐1克，味精1克，花椒水3克，葱花10克，豆油30克，湿淀粉25克。

【功效】适用于肾虚、病后体质虚弱。

• 推荐药材食材 •

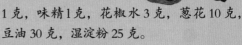

沙参

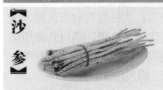

◎养阴清肺、益脾健胃、养肝补肾、生津祛痰。用于肺热咳嗽、痨嗽咯血等症。

黄芪

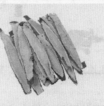

◎补气固表、利水消肿、排脓敛疮、托毒生肌。用于慢性衰弱、中气下陷所致的脱肛等症。

芹菜

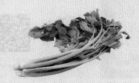

◎具有清热除烦、平肝、利水消肿、凉血止血的作用。

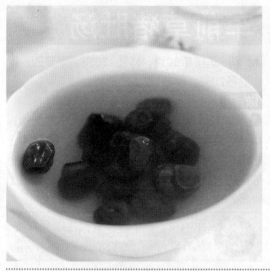

车前子田螺汤

材料 车前子50克，红枣10颗，田螺（连壳）1000克，盐适量。

做法

将漂去污泥的田螺洗净，钳去尾部。②车前子洗净，用纱布包好；红枣洗净。③将车前子、红枣、田螺放入开水锅内，武火煮沸，改文火煲2小时即可。

功能效用 利水通淋、清热祛湿。用于膀胱湿热、小便短赤、涩痛不畅甚至点滴不出等症。

薏苡仁瓜皮鲫鱼汤

材料 冬瓜皮60克，薏苡仁30克，鲫鱼250克，生姜3片，盐少许。

做法

①将鲫鱼剖洗干净，去内脏，去鳃；冬瓜皮、薏苡仁分别洗净。②将冬瓜皮、薏苡仁、鲫鱼、生姜片放进汤锅内，加适量清水，盖上锅盖。③用中火烧开，转小火再煲1小时，加盐调味即可。

功能效用 利尿通淋、清热解毒。用于急性肾炎、小便涩痛、尿血等症。

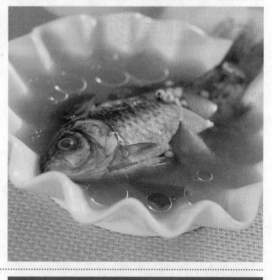

红豆薏苡仁汤

材料 红豆、薏苡仁各100克，清水500毫升，白砂糖适量。

做法

①红豆、薏苡仁分别清洗干净，浸泡半天，沥干水分，备用。②锅内加水500毫升，用文火煮烂，加入白砂糖调味即可食用。

功能效用 此品具有利水消肿、清热解毒的功效。

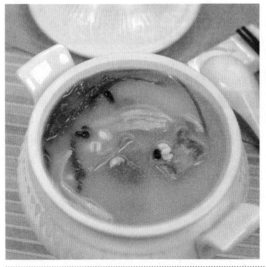

车前草猪肚汤

材料 车前草30克，猪肚130克，薏苡仁、赤小豆各20克，蜜枣1枚，盐适量。

做法

❶车前草、薏苡仁、赤小豆洗净；猪肚翻转，用盐、淀粉反复搓擦，用清水冲净。❷锅中注水烧沸，加入猪肚汆至收缩，捞出切片。❸将砂煲内注入清水，煮滚后加入所有食材，以小火煲2.5小时，加盐调味即可。

功能效用 车前草、赤小豆、薏苡仁均具有清热解毒、利尿通淋、消炎杀菌的作用。

芹菜甘草汤

材料 芹菜100克，白茅根20克，甘草15克，鸡蛋1个，盐2克。

做法

❶芹菜洗净，切段；白茅根洗净。❷将芹菜、甘草、白茅根放入锅内，加水500毫升，大火煮沸，煎煮至200毫升时即可关火，滤去渣留汁备用。❸继续烧开，磕入鸡蛋，加盐搅匀，趁热服用。

功能效用 此汤对尿道炎、急性肾炎均有很好的食疗效果。

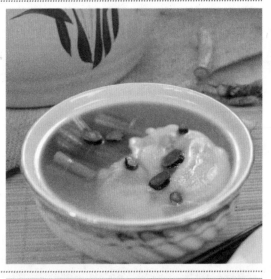

虫草炖雄鸭

材料 冬虫夏草5克，雄鸭1只，姜片、葱花、陈皮末、枸杞子、胡椒粉、盐、味精各适量。

做法

❶将冬虫夏草、枸杞子用温水洗净备用。❷鸭收拾干净，斩块，汆去血水，然后捞出。❸将鸭块与虫草用大火煮开，再用小火炖软后加入姜片、葱花、陈皮末、胡椒粉、盐、味精，调味后即可。

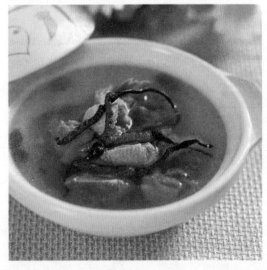

功能效用 本品具有益气补虚、补肾强身的作用。

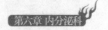

慢性肾炎

慢性肾小球肾炎，简称慢性肾炎，是一种链球菌感染的变态反应性疾病。慢性肾炎发病少数为急性肾炎迁延不愈所致，绝大多数起病即为慢性。慢性肾炎临床主要表现有水肿、高血压、蛋白尿和血尿等症状，由于病理改变各种各样，症状表现不一样。严重者可能出现尿毒症。其以男性患者居多，病程持续1年以上，发病年龄大多在20～40岁。

典型症状

肺肾气虚：①面浮肢肿，面色萎黄。②少气无力。③易感冒。④腰脊酸痛等。
脾肾阳虚：①水肿明显，面色苍白。②畏寒肢冷。③脉沉细或沉迟无力等。
肝肾阴虚：①目睛干涩或视物模糊。②头晕、耳鸣。③五心烦热，口干咽燥等。
气阴两虚：①面色无华。②少气乏力或易感冒。③午后低热或手足心热等。

家庭防治

避免阴雨天外出、汗出当风、涉水冒雨、穿潮湿衣服；给予优质低蛋白、低磷、高维生素饮食。

民间小偏方 壹

【用法用量】猪苓、茯苓、白术、泽泻、桂枝、桑皮、陈皮、大腹皮各10～15克，小儿酌减，洗净以水煎服，每日1剂。
【功效】化气利水、健脾祛湿、理气消肿，对于急、慢性肾炎均有辅助疗效。

民间小偏方 贰

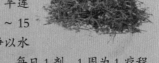

【用法用量】白花蛇舌草、白茅根、旱莲草、车前草各9～15克，将上药洗净以水煎，分2次口服，每日1剂。1周为1疗程。
【功效】清热解毒，利尿除湿，补益肝肾。

· 推荐药材食材 ·

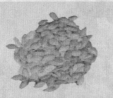

【冬瓜籽】
◎润肺、消痈、利水，可用于辅助治疗肾脏炎、小便不利、水肿。

【败酱草】
◎为常用的清热解毒药，其性微寒，味辛、苦，有清热解毒之功。

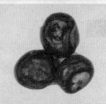

【马蹄】
◎对于高血压、慢性肾炎、尿路感染患者均有一定功效。

西瓜翠衣煲

材料 肉鸡400克，西瓜皮200克，鲜蘑菇40克，精盐6克，味精3克，葱、姜各4克。

做法

①将肉鸡洗净剁成块汆水；西瓜皮洗净去除硬皮切块；鲜蘑菇洗净撕成条。②净锅上火倒入花生油，将葱、姜爆香，放入鸡块煸炒，再下入西瓜皮、鲜蘑菇，同炒2分钟，加入精盐、味精，至熟即可。

功能效用 清热利尿、益气补虚。

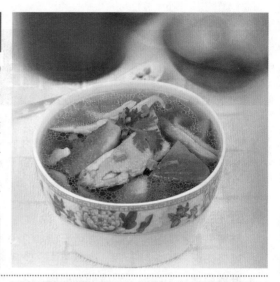

车前子荷叶茶

材料 荷叶干品5克，车前子5克，枸杞子5克，水300毫升。

做法

①将干荷叶、车前子、枸杞子洗净，备用。②将干荷叶、车前子、枸杞子放入锅中，加水煮沸后熄火，加盖闷泡10～15分钟。③滤出茶渣后即可饮用。

功能效用 此品具有补肾助阳、活血通络的功效。可辅助治疗痛风、腰酸骨痛、四肢痿软等症。

山药炖羊肉

材料 羊肉500克，山药150克，料酒、盐、姜片、葱花、胡椒粉、陈皮、羊肉汤适量。

做法

①羊肉洗净，切块汆水。②山药用清水润透后切片，与羊肉一起置于锅中，注入适量羊肉汤，投入葱、姜、胡椒粉、陈皮，倒入料酒，用武火烧沸后撇去浮沫，改用文火炖至烂熟加盐调味即成。

功能效用 适用于喘促日久、腰酸耳鸣、发脱齿落等。

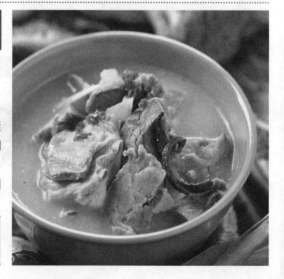

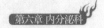

肾结石

肾结石是指发生于肾盏、肾盂以及输尿管连接部的结石病。在泌尿系统的各个器官中，肾脏通常是结石形成的部位。肾结石是泌尿系统的常见疾病之一，其发病率较高。

肾结石的发病原因有：草酸钙过高，如摄入过多的菠菜、茶叶、咖啡等；嘌呤代谢失常，如摄入过多的动物内脏、海产食品等；脂肪摄取太多，如嗜食肥肉；糖分增高；蛋白质过量等。

典型症状

不少患者没有任何症状，只在体检时发现肾结石。腰部绞痛，疼痛剧烈，呈"刀割样"，下腹部及大腿内侧疼痛。尿血、肾积水，常伴有发热、恶心、呕吐等症状。

家庭防治

养成良好的生活习惯，调整饮食结构，多吃碱性食品，改善酸性体质。适当锻炼身体，增强抗病能力。此外，运动出汗将有助于排出体内多余的酸性物质。

民间小偏方 壹

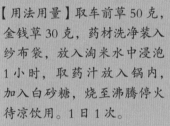
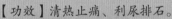

【用法用量】取车前草50克，金钱草30克，药材洗净装入纱布袋，放入淘米水中浸泡1小时，取药汁放入锅内，加入白砂糖，烧至沸腾停火待凉饮用。1日1次。

【功效】清热止痛、利尿排石。

民间小偏方 贰

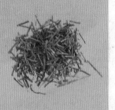

【用法用量】取白茅根60克，海金沙15克，药材以水煎服，每日1次。

【功效】利尿排石，适用于泌尿系结石患者。

• 推荐药材食材 •

【冬葵子】

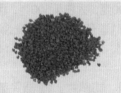

◎清热利尿、消肿，多用于尿路感染、肾结石、尿闭、口渴。

【鸡朘】

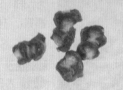

◎化坚、消积、健胃，可治食积胀满、呕吐反胃、遗精、结石。

【黑木耳】

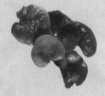

◎对胆结石、肾结石等内源性异物有比较显著的化解功能。

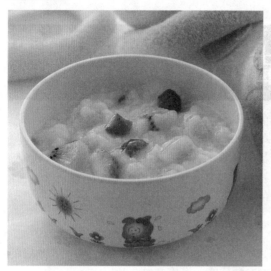

水果拌饭

材料 草莓1粒，猕猴桃1片，香蕉1片，芒果1片，白粥3/4碗。

做法

① 草莓洗净后去蒂，切成细丁，其他水果也切成丁，备用。② 将水果丁、白粥一起拌匀即可。

功能效用 草莓能清暑、解热、生津止渴、消炎、止痛、补血、通经、利尿、助消化。猕猴桃有清热生津、止渴利尿的功效。

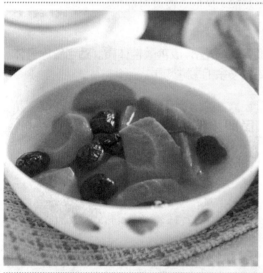

胡萝卜红枣汤

材料 胡萝卜200克，红枣10个，冰糖少许。

做法

① 将胡萝卜洗净，切块；红枣洗净，用温水浸泡。② 锅中加1500毫升清水，放入胡萝卜和红枣，用温火煮40分钟。③ 加冰糖调味即可。

功能效用 胡萝卜富含糖类、脂肪、挥发油、维生素A、维生素B_1、维生素B_2、花青素、胡萝卜素、钙、铁等营养成分，被称为"小人参"，对改善便秘很有帮助。

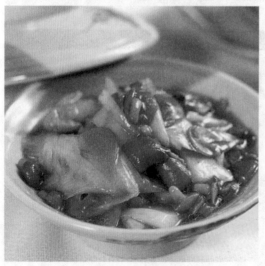

白菜滑子菇

材料 滑子菇100克，大白菜500克，色拉油10毫升，盐2克，醋1毫升，酱油2毫升，花椒水3毫升，葱姜丝适量，水淀粉3克。

做法

① 将大白菜洗净，切斜片。② 滑子菇洗净去蒂，切片。③ 锅内放色拉油烧热，加葱姜丝炒，倒入滑子菇翻炒，放入大白菜、酱油、花椒水、盐，菜熟时加味精，勾芡即成。

功能效用 大白菜可用于治疗食少纳呆、腹胀便秘、小便不利等疾病。

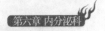

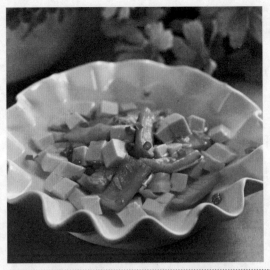

丝瓜豆腐汤

材料 鲜丝瓜150克，嫩豆腐200克，盐3克，味精2克，酱油4克，姜10克，葱15克，米醋少许。

做法

①丝瓜削皮，洗净切片；豆腐洗净切块；姜切丝；葱切末。②砂锅上火，放入油烧热，投入姜丝、葱末、煸香，加水，加入豆腐块和丝瓜片，大火烧沸。③改用小火煮3分钟，调入盐、味精、酱油、米醋，煮匀即可。

 功能效用 丝瓜利尿通便。对于暑热烦渴、咳嗽、水肿、乳汁不通有很好的食疗作用。

黑木耳拌豆芽

材料 黄豆芽150克，黑木耳150克（泡发），盐6克。

做法

①将黄豆芽择洗干净，黑木耳去掉未泡发好的部分。②黑木耳洗净，切成丝，与黄豆芽一起入沸水中烫至断生。③捞出沥干水分后加盐拌匀即可。

 功能效用 黄豆芽具有健脾、利尿、通便的功效。黑木耳能润滑肠道，使结石排出体外。

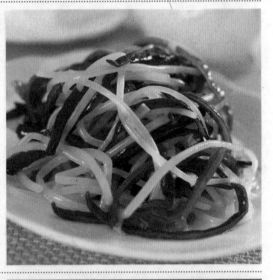

人参蜂蜜粥

材料 人参3克，蜂蜜50克，粳米100克，生姜片5克，韭菜末5克。

做法

①将人参置清水中浸泡一夜。②将泡好的人参连同泡人参的水与洗净的粳米一起放入砂锅中，文火煨粥。③待粥将熟时放入蜂蜜、生姜片、韭菜末调匀，再煮片刻即可。

 功能效用 人参有防治劳伤虚损、反胃吐食、大便滑泄、阳痿、尿频的功效。

茯苓枸杞茶

材料 茯苓100克，枸杞子50克，红茶100克，清水500毫升。

做法

❶将枸杞子与茯苓放入锅内，加入清水。❷加入红茶6克，同煎10分钟（冲泡也可）。❸过滤即可。

| 功能效用 | 此茶可健脾益肾，利尿通淋，适用于防治慢性肾炎、少尿、尿痛、尿道炎等，对泌尿系统结石症起到一定的治疗缓解作用。 |

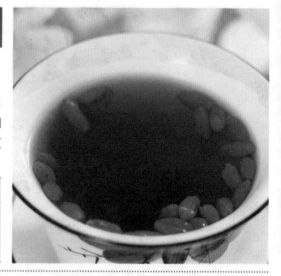

蒲公英金银花茶

材料 蒲公英、金银花各50克，冰糖适量。

做法

❶将蒲公英、金银花冲净、沥干，盛入煮锅。❷加水至盖满材料，以大火煮开。❸去渣取汁当茶饮。

| 功能效用 | 此茶可缓解尿路感染，利尿缓泄，对泌尿系统结石带来的湿热下注、疼痛和血尿有一定疗效。也可清热解毒、减轻风热感冒症状。 |

金钱草煲牛蛙

材料 金钱草30克，牛蛙2只（约200克），盐5克。

做法

❶金钱草洗净，投入砂锅，加入适量清水，用小火约煲30分钟后，倒出药汁，除去药渣。
❷牛蛙宰洗干净，去皮斩块，投入砂锅内。
❸加入盐与药汁，一同煲至熟烂即可。

| 功能效用 | 本品具有解毒消肿、利尿通淋、消炎排石的功效。 |

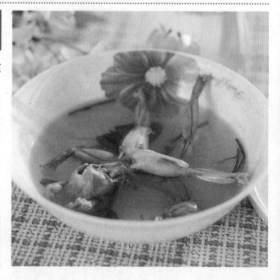

尿路感染

尿路感染是指尿道黏膜或组织受到病原体的侵犯从而引发的炎症，根据感染部位可分为肾盂肾炎、膀胱炎等。肾盂肾炎、膀胱炎又有急性和慢性之分。根据有无基础疾病，尿路感染还可分为复杂性尿感和非复杂性尿感。本病好发于育龄女性，男女比例约为1:8。

典型症状

肾盂肾炎的临床表现主要为寒战、发热、头痛、恶心、呕吐、食欲不振等全身症状，尿频、尿急、尿痛等膀胱刺激征，伴有腰痛或下腹部痛。

家庭防治

每日多饮水，饮用量最好在 2000 毫升以上，每2 3小时排尿一次。尽量避免尿路器械的使用。绝经女性患者在阴道局部应用雌激素软膏可以恢复阴道局部环境，可减少尿路感染的复发机会。

民间小偏方 壹

【用法用量】车前草100克，竹叶心、生甘草各10克，白糖适量，煎汤代茶，每日1剂。

【功效】此方具有抗菌抗病毒作用，对泌尿系感染、病毒性肝炎等均有较好疗效。

民间小偏方 贰

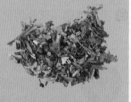

【用法用量】滑石20～30克，瞿麦10克，粳米50～100克。将滑石用布包扎，与瞿麦同入砂锅煎汁，去渣，入粳米煮为稀薄粥。每日2次分食。3～5天为一疗程。

【功效】适用于急性膀胱炎引起的小便不畅、尿频尿急、淋漓热痛。

• 推荐药材食材 •

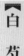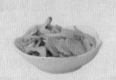

【白芍】

◎血柔肝、缓中止痛、敛阴收汗。用于治疗胸腹痛、泻痢腹痛、自汗盗汗、阴虚发热。

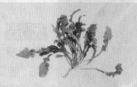

【荠菜】

◎具有和脾、利水、止血、明目之功效。用于治疗痢疾、水肿、乳糜尿、吐血、便血、血崩、目赤肿疼等症。

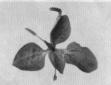

【车前草】

◎清热利尿、渗湿止泻，适用于湿热内郁之水肿。

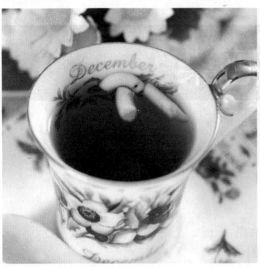

通草车前子茶

材料 通草、车前子、玉米须各5克，砂糖15克。

做法
①将通草、车前子、玉米须分别用清水洗净，一起放入洗净的锅中，加350毫升水煮茶。②大火煮开后，转小火煮15分钟。③最后加入砂糖，搅拌均匀即成。

功能效用 本品清泄湿热、通利小便，对治尿道炎，小便涩痛、困难、短赤有食疗作用。

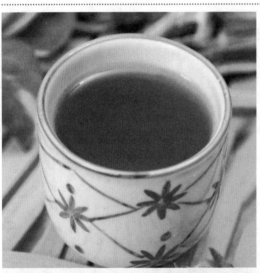

乌梅甘草汁

材料 乌梅、甘草、山楂各适量，冰糖适量，清水600毫升。

做法
①乌梅、甘草、山楂洗净，备用。②将乌梅、甘草、山楂放入锅中，加适量水，煮至沸腾。③加入冰糖，煮至溶化即可。

功能效用 本品可杀菌抑菌、生津止渴。对尿路感染（尿频、尿急、尿痛）、久泻、便血、尿血有食疗作用。

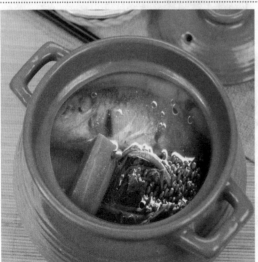

绿豆炖鲫鱼

材料 绿豆50克，鲫鱼1条，西洋菜150克，姜10克，胡萝卜100克，盐、香油各适量。

做法
①胡萝卜去皮切块；鲫鱼剖洗干净；西洋菜洗净；姜切片。②锅上火，油烧热时放入鲫鱼煎至两面金黄色。③砂煲上火，放入绿豆、鲫鱼、姜、胡萝卜，倒入高汤，大火炖40分钟，放入西洋菜稍煮，调味即可。

功能效用 常食本品可有效治疗尿频、尿急、尿痛、小便淋涩不出有一定的疗效。

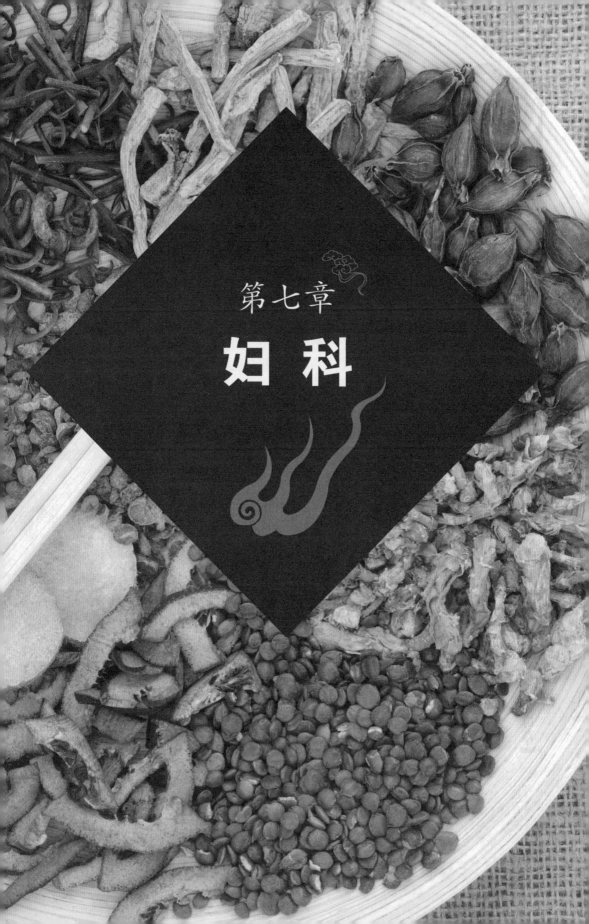

第七章

妇 科

月经过少

　　月经周期基本正常，经量明显减少，甚至点滴即净，或经期缩短不足两天，经量也少者，均称为"月经过少"，属月经病。月经过少的病因病理有虚有实，虚者多因素体虚弱、大病、久病、失血或饮食劳倦伤脾，或房劳伤肾，而使血海亏虚，经量减少；实者多由瘀血内停，或痰湿壅滞，经脉阻滞，血行不畅，经血减少。

典型症状

　　血虚型：月经量少或点滴即净，色淡，头晕眼花，心悸无力，面色萎黄、下腹空坠。舌质淡，脉细。

　　肾虚型：经少色淡，腰酸膝软，足跟痛，头晕耳鸣，尿频。舌淡，脉沉细无力。

　　血瘀型：经少色紫，有小血块，小腹胀痛拒按，血块排出后痛减。舌紫暗，脉涩。

　　痰湿型：月经量少，色淡红，质黏腻如痰，形体肥胖，胸闷呕恶，带多黏腻。舌胖，苔白腻，脉滑。

家庭防治

　　平时应多吃含有铁和滋补性的食物。补充足够的铁质，以免发生缺铁性贫血。多吃乌骨鸡、羊肉、鱼子、青虾、对虾、猪羊肾脏、淡菜、黑豆、海参、胡桃仁等滋补性的食物，可以有效缓解经量过少的状况。

民间小偏方　　　　壹

【用法用量】益母草60克，红枣30克，鸡蛋10只，共煮，喝汤，吃红枣与鸡蛋（服量以舒服为度）。

【功效】用于精血不足挟瘀者。

民间小偏方　　　　贰

【用法用量】三棱30克，莪术15克，红枣30克，水煎，分2天服，每天服2次，每次50毫升。

【功效】用于血瘀者。

·推荐药材食材·

 益母草

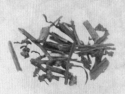

◎活血祛瘀、调经、利水，主治月经不调、产后血晕、瘀血腹痛等。

 乌鸡

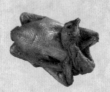

◎补肝肾、益气血、退虚热。用于治疗阴虚潮热、消渴、带下、久痢等症。

猪肝

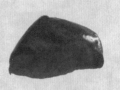

◎补虚损、明目补血，是最常用的补血食物。

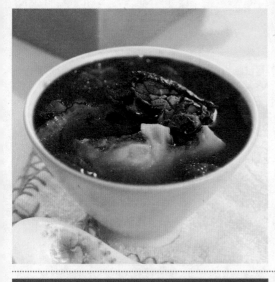

四物乌鸡汤

材料 熟地15克，当归10克，川芎5克，白芍10克，红枣8枚，乌骨鸡腿1只，盐2小匙。

做法

❶将熟地、当归、川芎、白芍洗净。❷将乌鸡鸡腿剁块，放入沸水中汆烫，去血水，捞起冲净。❸将乌鸡腿和所有药材一起盛起入锅中，加入7碗水，大火煮开，转小火续煮30分钟，再加盐调味后即可关火。

功能效用 此汤对血虚引起的月经量少、颜色淡、面色苍白等症状有很好的疗效。

鸡蛋麦仁葱香粥

材料 鸡蛋1个，麦仁100克，盐2克，葱花3克。

做法

❶麦仁洗净，放入清水中浸泡；鸡蛋洗净，煮熟后切碎。❷锅置火上，注入清水，放入麦仁，煮至粥将成。❸再放入鸡蛋丁，加盐、麻油、胡椒粉调匀，撒上葱花即可。

功能效用 鸡蛋常被人们称为"理想的营养库"，能健脑益智、延缓衰老、保护肝脏，补充营养。麦仁含有蛋白质、纤维和矿物质，可用于治疗营养不良等症。

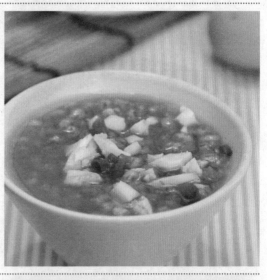

黄芪炖生鱼

材料 生鱼1条，枸杞子5克，红枣10克，黄芪5克，盐5克，味精3克，胡椒粉2克。

做法

❶生鱼宰杀，去内脏，洗净，斩成两段；红枣、枸杞子泡发；黄芪洗净。❷锅中加油烧至七成油温，下入鱼段稍汆后，捞出沥油。❸再将鱼、枸杞、红枣、黄芪一起装入炖盅中，加适量清水炖30分钟，加入调味料即可。

功能效用 此品对气血亏虚引起的月经不调有很好的食疗效果。

黄精黑豆塘虱汤

材料 黑豆200克，黄精50克，生地10克，陈皮1角，塘虱鱼1条，精盐5克。

做法

① 黑豆放入锅中，不必加油，炒至豆衣裂开，用水洗净，晾干水。② 塘虱鱼洗净，去潺，去内脏。黄精、生地、陈皮分别用水洗净。③ 加入适量水，猛火煲至水滚后放入全部材料，用中火煲至豆软熟，加入精盐调味，即可。

功能效用 此汤对肝肾阴虚造成的月经不调患者有很好的补益作用。

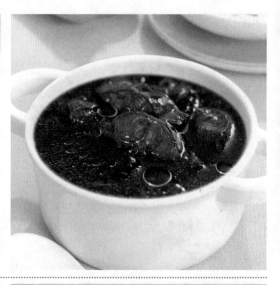

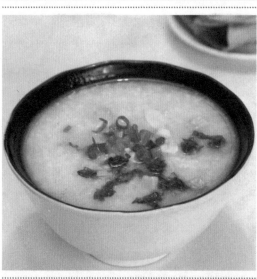

鸡蛋生菜粥

材料 鸡蛋1个，玉米粒20克，大米80克，盐2克，葱花少许。

做法

① 大米洗净，用清水浸泡。玉米粒洗净。生菜叶洗净，切丝。鸡蛋煮熟后切碎。② 锅置火上，注入清水，放入大米、玉米煮至八成熟。③ 倒入鸡汤稍煮，放入鸡蛋、生菜，加盐、香油调匀，撒上葱花即可。

功能效用 此粥能清热安神、清肝利胆、延缓衰老、补充营养。

益母草红枣瘦肉汤

材料 益母草10克，红枣8颗，猪瘦肉200克，料酒、姜块、葱段、盐、味精、胡椒粉、香油各适量。

做法

① 红枣洗净；猪瘦肉洗净，切块；益母草冲洗干净。② 锅中先放入红枣、猪瘦肉、料酒、姜块、葱段，加水，大火烧沸，改用小火炖煮30分钟。③ 再放入益母草，调味即成。

功能效用 此汤对气血两虚型月经不调，月经量少、颜色淡者有很好的改善作用。

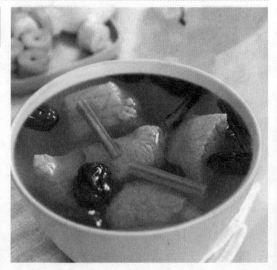

牛奶鸡蛋小米粥

材料 牛奶50克，鸡蛋1个，小米100克，白糖5克。

做法

① 小米洗净，加水煮粥；鸡蛋煮熟后切碎。

② 粥八成熟时倒入牛奶，粥熟时放入鸡蛋，加糖调匀，撒上葱花即可。

 功能效用 牛奶含有丰富的蛋白质、脂肪、糖类及矿物质钙、磷、铁、镁、钾和维生素等营养成分。

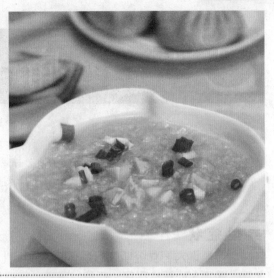

当归田七炖鸡

材料 当归20克，田七7克，柴鸡150克，盐8克。

做法

① 当归、田七洗净；柴鸡洗净，斩件。② 再将柴鸡块放入滚水中煮5分钟，取起过冷水。③ 把全部用料放入煲内，加滚水适量，盖好，小火炖两小时，调味供用。

 功能效用 补益气血、活血化瘀。适合血虚有瘀之月经不调的患者食用。

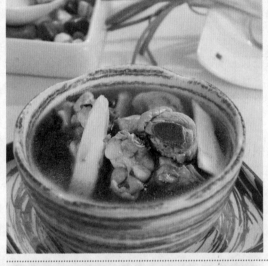

冬瓜鸡蛋粥

材料 冬瓜20克，鸡蛋1个，大米80克，盐3克。

做法

① 大米淘洗干净，放入清水中浸泡；冬瓜去皮洗净，切小块；鸡蛋煮熟取蛋黄，切碎。② 锅置火上，注入清水，放入大米煮至七成熟。③ 再放入冬瓜，煮至米稠瓜熟，放入鸡蛋黄，加盐、麻油、胡椒粉调匀，撒上葱花即可食用。

 功能效用 冬瓜有止烦渴、利小便的功效。鸡蛋含有丰富的营养，能健脑益智、保护肝脏、延缓衰老。

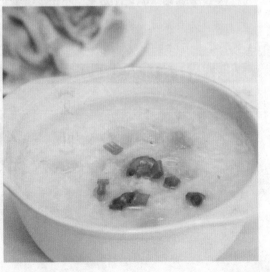

痛　经

痛经是指妇女在经期及其前后，出现小腹或腰部疼痛，甚至痛及腰骶。每随月经周期而发，严重者可伴恶心呕吐、冷汗淋漓、手足厥冷，甚至昏厥，给工作及生活带来影响。目前临床常将其分为原发性和继发性两种，原发性痛经多指生殖器官无明显病变者，故又称功能性痛经，多见于青春期、未婚及已婚未育者。此种痛经在正常分娩后疼痛多可缓解或消失。继发性痛经多因生殖器官有器质性病变所致。

典型症状

主要表现为妇女经期或行经前后，周期性发生下腹部胀痛、冷痛、灼痛、刺痛、隐痛、坠痛、绞痛、痉挛性疼痛、撕裂性疼痛，疼痛延至骶腰背部，甚至涉及大腿及足部，常伴有全身症状。

家庭防治

仰卧在床上，先将两手搓热，然后两手放在腹部偏下位置，先从上到下按摩 60 ~ 100 次，再由左至右按摩 60 ~ 100 次，最后转圈按摩 60 次即可缓解，腹部皮肤红润最好，每日早晚各一次，可以有效改善痛经症状。

民间小偏方　　壹

【用法用量】生姜25克，红枣30克，花椒100克。将生姜去皮后洗净切片，红枣洗净去核，与花椒一起装入瓦煲中，加水1碗半，用小火煎剩大半碗，去渣留汤。每日1剂。
【功效】具有温中止痛的功效。

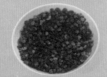

民间小偏方　　贰

【用法用量】红花200克，低度酒1000毫升，红糖适量。红花洗净，与红糖同装入洁净的纱布袋内，封好袋口，放入酒坛中，加盖密封，浸泡7日即可饮用。每日 1 ~ 2 次，每次饮服 20 ~ 30 毫升。
【功效】具有活血通经的功能。

● 推荐药材食材 ●

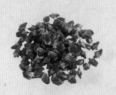
【玫瑰花】
◎具有理气解郁、和血散瘀的功效，可治月经不调、赤白带下等症。

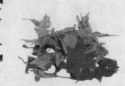
【艾叶】
◎具有理气血、逐寒湿、温经的功效，可治心腹冷痛、下血、月经不调等症。

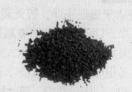
【吴茱萸】
◎具有温中止痛、理气燥湿的功效，主治经行腹痛。

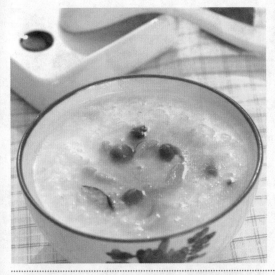

红枣豌豆肉丝粥

材料 红枣10克，猪肉30克，大米80克，豌豆适量。

做法

 ❶红枣、豌豆洗净；猪肉洗净，切丝，用盐、淀粉稍腌，入油锅滑熟，捞出；大米淘净。❷大米入锅，放适量清水，大火煮沸，改中火，放入红枣、豌豆煮至粥将成时，放入猪肉，文火将粥熬好，加盐、味精调味。

> **功能效用** 豌豆中含有丰富的维生素C，具有增强人体免疫力、防癌抗癌的作用。

黑豆益母草瘦肉汤

材料 瘦肉250克，黑豆50克，益母草20克，枸杞10克，盐5克，鸡精5克。

做法

 ❶瘦肉洗净，切件，汆水；黑豆、枸杞洗净，浸泡；益母草洗净。❷将瘦肉、黑豆、枸杞放入锅中，加入清水慢炖2小时。❸放入益母草稍炖，加入盐和鸡精即可。

> **功能效用** 益母草可活血祛瘀、调经利水。对月经不调、痛经、崩漏均有很好的疗效。

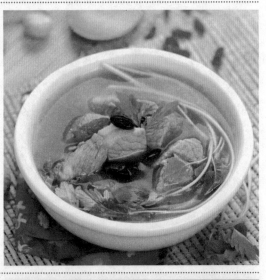

豌豆肉末粥

材料 大米70克，猪肉100克，豌豆60克，鸡精1克。

做法

❶猪肉洗净，切成末；嫩豌豆洗净；大米用清水淘净，用水浸泡半小时。❷大米放入锅中，加清水烧开，改中火，放入豌豆、猪肉，煮至猪肉熟。❸小火熬至粥稠，加盐、鸡精调味。

> **功能效用** 此粥有益中气、增强免疫力、补肾、滋阴润燥的功效。

红糖西瓜饮

材料 西瓜200克，橙100克，红糖50克，生姜10克。

做法

❶将橙洗净，切片；西瓜洗净，去皮，取西瓜肉；生姜洗净，切成碎末。❷将红糖、生姜用开水冲开，搅拌均匀备用。❸将橙和西瓜肉放入榨汁机榨出汁，倒入杯中；兑入红糖生姜水，按分层法轻轻注入杯中，加装饰即可。

功能效用 此饮有补血散寒、行气活血的功效，是适合经期常饮的佳品。

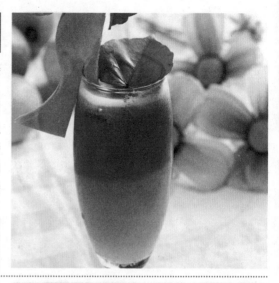

香菇白菜猪蹄汤

材料 猪蹄250克，桃仁15克，白菜叶150克，香菇10朵，盐、味精、葱段、香油各适量。

做法

❶将猪蹄洗净，切块，氽水；白菜叶洗净；香菇用温水泡开洗净，备用。桃仁洗净备用。❷净锅上火倒上油，将葱段炝香，下入白菜叶略炒，倒入水，加入猪蹄、香菇、桃仁煲2小时，加入盐、味精，淋入香油即可。

功能效用 此汤对血瘀引起的经行腹痛有很好的疗效。

银耳桂圆蛋粥

材料 银耳、桂圆肉各20克，鹌鹑蛋2个，大米80克，葱花少许。

做法

❶大米洗净；银耳泡发，洗净撕小朵；桂圆去壳洗净；鹌鹑蛋煮熟去壳。❷锅置火上，下米和清水，煮至七成熟。❸放入银耳、桂圆、鹌鹑蛋稍煮，加冰糖调匀，撒上葱花。

功能效用 此粥有滋阴润燥、益气养胃、增强抵抗力、护肝的功效。

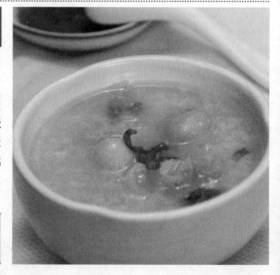

菠菜芝麻卷

材料 菠菜200克，豆皮1张，芝麻10克，盐3克，味精2克，香油1毫升，猪油5克，酱油5毫升。

做法

① 菠菜洗净切碎；芝麻炒香。② 豆皮入沸水中，加入调味料煮1分钟，捞出；菠菜氽熟后沥干水分，同芝麻拌匀。③ 豆皮平放，放上菠菜，卷起，末端抹上猪油，切成马蹄形即可。

功能效用 此品能改善女性贫血，对血虚引起的痛经有很好的作用。

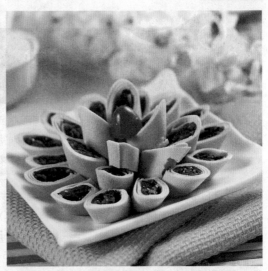

当归田七乌鸡汤

材料 当归20克，田七8克，乌鸡肉250克，盐5克，味精3克，蚝油5克。

做法

① 当归、田七洗净；田七砸碎。② 乌鸡洗净，斩块，氽水。③ 将田七、当归、乌鸡肉一起放入炖锅中，加水，大火煮开，转小火煮2小时，再加盐、味精、蚝油调味即可出锅。

功能效用 此汤止血又可活血，对血瘀腹痛有很好的疗效，是治疗月经病的常用药汤。

陈皮眉豆粥

材料 大米80克，眉豆30克，陈皮适量，白糖4克。

做法

① 大米、眉豆均洗净，泡发半小时后捞出沥干水分；陈皮洗净，浸泡至软后，捞出切丝。② 锅置火上，倒入适量清水，放入大米、眉豆以大火煮至米、豆开花。③ 再加入陈皮丝同煮至粥呈浓稠状，加入白糖拌匀。

功能效用 此粥能健脾暖胃、活血化瘀、散寒止痛。

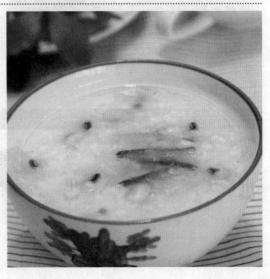

闭 经

　　闭经是指从未有过月经或月经周期已建立后又停止的现象。年过18岁尚未来经者称原发闭经，月经已来潮又停止6个月或3个周期者称继发闭经。中医也将闭经称为经闭，多由先天不足、体弱多病、精亏血少或脾虚生化不足，情态失调，气血郁滞不行等引起。

典型症状

　　肾虚精亏型闭经：月经初潮较迟，经量少，色淡红，渐至经闭，眩晕耳鸣，腰膝酸软，口干，手足心热，或潮热汗出，舌淡红少苔，脉弦细或细涩。

　　气血虚弱型闭经：月经后期，经量少，色淡，渐至经闭，头晕乏力，面色不华，健忘失眠，气短懒言，毛发、肌肤缺少光泽，舌淡，脉虚弱无力。

　　气滞血瘀型闭经：经期先后不定，渐至或突然经闭，胸胁、乳房、小腹胀痛，心烦易怒，舌暗有瘀点，脉弦涩。

　　痰湿凝滞型闭经：月经后期，渐至经闭，形体肥胖，脘闷，倦怠，食少，呕恶，带下量多色白，舌苔白腻，脉弦滑。

家庭防治

　　点揉三阴交穴，左右各按5分钟，能引血下行。也可点按血海穴，左右各按5分钟，使血行顺畅。

民间小偏方 壹

【用法用量】党参12克，茯苓9克，白术9克，当归9克，桂枝9克，川芎9克，熟地15克，鸡血藤15克，制附块6克，干姜6克，炙甘草6克。水煎服，每日1剂，日服3次。
【功效】调补气血，健脾益肾。

民间小偏方 贰

【用法用量】柴胡9克，当归9克，川芎9克，香附9克，延胡索9克，桃仁9克，红花9克，赤芍12克，生地12克，青皮6克。水煎服，每日1次。
【功效】疏肝解郁，利气调经。

推荐药材食材

【香附】
◎香附广泛应用于气郁所致的疼痛，尤其是妇科痛症。

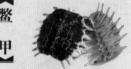

【鳖甲】
◎养阴清热、平肝熄风、软坚散结，治阴虚风动、经闭经漏等症。

【白扁豆】
◎健脾化湿、和中消暑，用于治疗脾胃虚弱、白带过多等症。

参归枣鸡汤

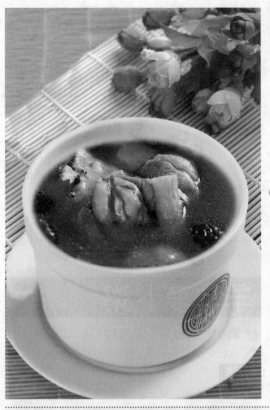

材料 党参15克，当归15克，红枣8枚，鸡腿1只，盐2小匙。

做法

①鸡腿剁块，放入沸水中汆烫。②鸡腿、党参、当归、红枣一起入锅，加7碗水以大火煮开，转小火续煮30分钟。

小贴士

红枣性温、味甘；归脾、胃经。适宜脾虚食欲不振者，骨质疏松者，贫血、体虚患者。但牙痛、便秘、消化不良、咳嗽、高血糖、高血脂患者，痰多者忌用。

功能效用 该汤具有补血活血、防治贫血并调经理气的作用，可改善因贫血造成闭经、月经稀发、量少等症状。党参、当归配伍可补气养血，红枣补益中气、养血补虚，是女性月经病的调养佳品。

猪蹄炖牛膝

材料 猪蹄1只，牛膝15克，大番茄1个，盐1小匙。

做法

①猪蹄剁成块，放入沸水汆烫，捞起冲净。②番茄洗净，在表皮轻划数刀，放入沸水烫到皮翻开，捞起去皮，切块。③将备好的材料和牛膝一起盛入锅中，加6碗水以大火煮开，转小火续煮30分钟，加盐调味即可。

小贴士

选购猪蹄时要求色泽红润，肉质透明，质地紧密，富有弹性，用手轻轻按压一下能够很快地复原，并有一种特殊的猪肉鲜味。动脉硬化、高血压患者应少食。

功能效用 此品可调补气血，对气血不足引起的闭经患者有很好的食疗效果。

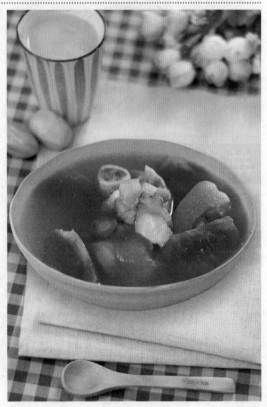

红枣羊肉糯米粥

材料 红枣25克，羊肉50克，糯米150克，盐2克，姜末、葱花各适量。

做法

① 红枣洗净，切碎；羊肉洗净，切片，用开水汆烫，捞出；糯米淘净。② 锅中添水，下入糯米大火煮开，再下入羊肉、红枣、姜末，转中火熬煮。③ 粥成时调味，撒入葱花即可。

功能效用 红枣有补脾和胃、益气生津、解毒药的功效。常用于治疗胃虚食少、脾弱便溏、气血不足、心悸怔忡等病症。

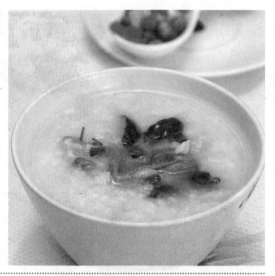

羊肉萝卜粥

材料 大米80克，羊肉100克，白萝卜120克，盐3克，葱花适量。

做法

① 白萝卜洗净，切块；羊肉洗净，切片；大米淘净。② 大米放入锅中，加水，旺火烧开，下入羊肉，转中火煮至米粒软散。③ 下入白萝卜，慢火煮成粥，调味，撒入葱花。

功能效用 白萝卜有止咳化痰、清热生津、凉血止血、促进消化、增强食欲的功效。

羊肉包菜粥

材料 大米80克，熟羊肉120克，包菜100克，盐3克，葱花少许。

做法

① 熟羊肉切片；大米淘净，泡半小时；包菜洗净，切成丝。② 大米入锅，加适量清水，大火煮开，转中火熬煮至米粒开花。③ 下入熟羊肉、包菜，改小火，熬煮成粥，加盐、鸡精调味，撒入葱花即可。

功能效用 此粥可益气补虚、补肾壮阳、养肝，对腰膝酸软、脾胃虚弱等有疗效。

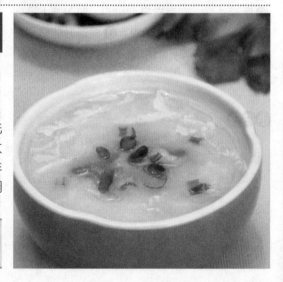

红枣桂圆鸡肉粥

材料 鸡脯肉50克，红枣10克，大米120克，桂圆、荔枝适量，葱花5克，盐3克。

做法

①荔枝、桂圆去壳；红枣洗净，切开；大米淘净；鸡脯肉洗净，切丁。②大米放入锅中，加水，大火烧沸，下入处理好的各种材料，转中火熬煮成粥，加入盐调味，撒上葱花即可。

 功能效用 鸡肉含有丰富的蛋白质、磷脂类，容易被人体吸收利用，有温中益气、补虚填精、强筋骨的功效。

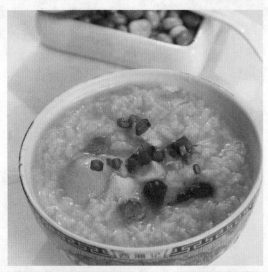

鲜人参乳鸽汤

材料 鲜人参9克，乳鸽1只，红枣15克，姜5克，盐3克，味精2克。

做法

①乳鸽收拾干净；人参洗净；红枣洗净，泡发去核；姜洗净，切片。②乳鸽入沸水中去血汆水后捞出。③将乳鸽、人参、红枣、姜片一起放入汤煲中，再加水适量，以大火炖煮35分钟，加盐、味精调味即可。

 功能效用 此汤可补气养血、生血健体。对贫血、血虚闭经、宫寒不孕有食疗作用。

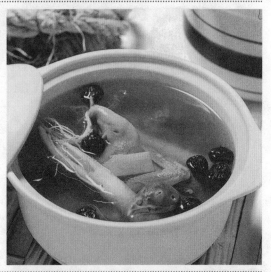

蛋黄鸡肝粥

材料 鸡肝100克，大米150克，熟鸡蛋黄2个，枸杞子10克，盐3克。

做法

①大米淘净；鸡肝洗净，切片；枸杞洗净；熟鸡蛋黄捣碎。②大米放入锅中，加水煮沸，放入枸杞子，转中火熬煮至米粒开花。③下入鸡肝、熟鸡蛋黄，小火熬煮成粥，加盐、鸡精调味，撒入香菜即可。

 功能效用 此粥有补肝益肾、止血补血的功效。

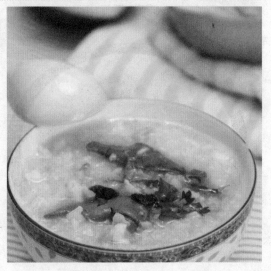

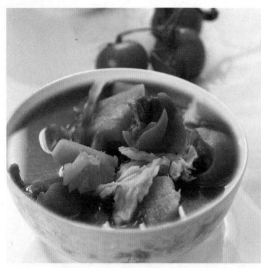

当归羊肉汤

材料 当归25克，羊肉500克，姜1段，盐2小匙。

做法

① 羊肉汆烫，捞起冲净；姜洗净，切段微拍裂。② 当归洗净，切成薄片。③ 将羊肉、生姜盛入炖锅，加6碗水，大火煮开，转小火炖1小时；加入当归煮20分钟，加盐调味即可。

功能效用 此汤能补血活血、暖胃祛寒、可促进血液循环，对血瘀或血虚引起的闭经均有疗效。

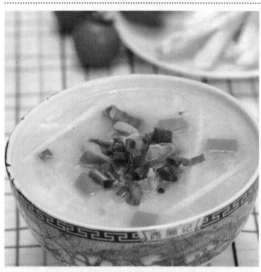

羊肉南瓜薏苡仁粥

材料 羊肉50克，南瓜80克，薏苡仁40克，大米150克，姜丝、葱花各适量。

做法

① 南瓜去皮，切丁；羊肉洗净，切片，用料酒稍腌；薏苡仁、大米淘净。② 大米、薏苡仁放入锅中，加水，旺火煮沸，下入南瓜、姜丝，改中火煮至米粒开花。③ 待粥成时，下入羊肉片煮熟，加盐、味精调味，撒入葱花。

功能效用 此粥有利尿、消肿、减少皱纹的功效。

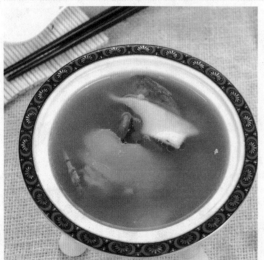

枸杞红枣猪蹄汤

材料 猪蹄200克，山药10克，枸杞5克，红枣少许，盐3克。

做法

① 山药洗净，切块；枸杞洗净泡发；红枣去核洗净。② 猪蹄洗净，斩件，飞水。③ 将适量清水倒入炖盅，大火煲滚后，放入全部材料，改用小火煲3小时，加盐调味即可。

功能效用 此汤补益气血有很好的造血功能，可改善因贫血引起的闭经症状。

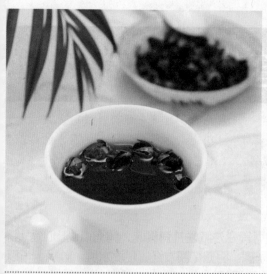

玫瑰调经茶

材料 玫瑰花7~8朵，益母草10克。

做法

①将玫瑰花、益母草略洗，去除杂质。②将玫瑰花及益母草放入锅中，加水600毫升，大火煮开后再煮5分钟。③关火后倒入杯中即可饮用。

功能效用 玫瑰花可疏肝解郁、活血通经，对因卵巢功能紊乱引起的闭经有疗效。益母草能活血通经，可改善气滞血瘀引起的月经紊乱、闭经等症状。

木瓜墨鱼汤

材料 木瓜500克，墨鱼250克，红枣5枚，生姜3片，盐适量。

做法

①将木瓜去皮、籽，洗净，切块；墨鱼洗净，去墨鱼骨。②红枣浸软，去核，洗净。③将全部材料放入砂煲内，加清水，大火煮沸后，改小火煲两小时，加盐调味即可。

功能效用 此汤有养血滋阴、温经通络、调经利水的食疗作用，能改善经期紧张素引起的闭经。

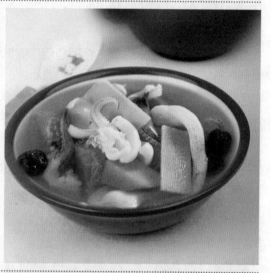

鸡肉枸杞萝卜粥

材料 鸡脯肉100克，白萝卜120克，枸杞20克，大米80克，盐适量，葱花少许。

做法

①白萝卜洗净，切块；枸杞洗净；鸡脯肉洗净，切丝；大米淘净。②大米放入锅中，倒入鸡汤，烧沸，下入白萝卜、枸杞，转中火煮至米粒软散，下入鸡脯肉，粥成时加盐调味，撒上葱花。

功能效用 此粥有温中益气、补虚填精、健脾胃、活血脉的功效。

阴道炎

　　阴道炎是阴道黏膜及黏膜下结缔组织的炎症。常见的阴道炎有非特异性阴道炎、细菌性阴道炎、滴虫性阴道炎、霉菌性阴道炎、老年性阴道炎。引起阴道炎的因素包括：自然防御能力低下，性生活不洁或月经期不注意卫生，手术感染，盆腔或输卵管邻近器官发生炎症。

典型症状

　　白带增多且呈黄水样，感染严重时分泌物可转变为脓性并有臭味，偶有点滴出血症状。有阴道灼热下坠感、小腹不适，常出现尿频、尿痛。阴道黏膜发红、轻度水肿、触痛，有散在的点状或大小不等的片状出血斑，有时伴有表浅溃疡。

家庭防治

　　应加强锻炼，增强体质，合理应用广谱抗生素及激素，提倡淋浴，不要阴道冲洗，不穿紧身内裤，注意经期卫生，保持外阴清洁。

民间小偏方 　　　　　壹	民间小偏方 　　　　　贰
【用法用量】取油菜叶200克，放进烧沸的水中煮5分钟后捞出，置于碗内，用汤匙压取叶汁，取汁加盐调味饮用，每日2～3次。	【用法用量】取黄柏、苍术、金银花、丹皮各15克，苦参12克，生甘草6克，一同煎水饮用，每日3次，每次150毫升。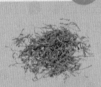
【功效】可杀菌解毒、祛瘀消肿，促进血液循环，适用于阴道炎患者。	【功效】有杀虫抑菌、清热消炎、止痒消肿的作用，适用于滴虫性阴道炎。

· 推荐药材食材 ·

【黄柏】	【龙胆草】	【菠萝】
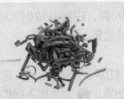	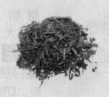	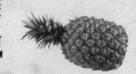
◎具有清热燥湿、泻火解毒的功效。可治赤白带下、疮疡肿毒等症。	◎性大寒，味苦、涩，无毒。主治骨间寒热、惊痫邪气、定五脏、杀虫毒。	◎具有补益脾胃、利尿消肿消炎的功效，可治炎症。

山药土茯苓煲瘦肉

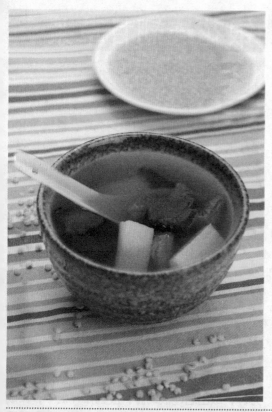

材料 山药30克，土茯苓20克，白花蛇舌草10克，瘦猪肉450克，盐5克。

做法

①山药、土茯苓洗净；猪瘦肉切块后洗净，氽水。②将白花蛇舌草洗净，入锅加水，煎取药汁备用。③将1500毫升清水放入瓦煲内，煮沸后加入山药、土茯苓，大火煲滚后，改用小火煲2小时，最后倒入药汁，加盐调味即可。

小贴士

新鲜猪肉有光泽、红色均匀，用手指压肌肉后凹陷部分能立即恢复。买回的猪肉先用水洗净，然后分割成小块，装入保鲜袋，再放入冰箱保存。

功能效用 清热解毒、杀菌止痒、利湿止带，对湿热下注引起的阴道炎、白带异常者效果较佳。

上汤窝蛋苋菜

材料 鸡蛋2个，苋菜150克，上汤800毫升，盐、味精、鸡粉、糖各适量。

做法

①苋菜洗净，下入沸水中稍烫，即捞起。②煲中加入上汤烧开，再加入所有调味料一起煮。③最后把苋菜加入上汤内，煲沸后打入鸡蛋煮入味即可。

专家点评

此汤苋菜鲜嫩爽口，汤汁清香。而且苋菜含有蛋白质、脂肪、碳水化合物、粗纤维灰分、胡萝卜素、维生素C、钙、磷、铁等，是女性调养身体的佳蔬之一。

功能效用 清热解毒、收敛止血、抗菌消炎、消肿、止痢、祛风止痒、健脾补虚。此菜对阴道炎、阴道瘙痒、尿道炎等均有很好的食疗效果。

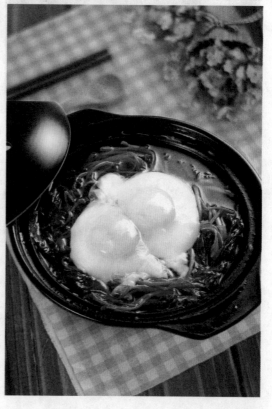

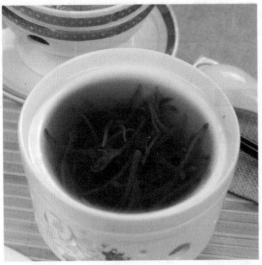

银花连翘甘草茶

材料 金银花5克，连翘5克，甘草5克，砂糖适量。

做法

❶将金银花、连翘、甘草均洗净，煮锅加400毫升水，放入药材。❷以大火煮开，转小火续煮20分钟。❸加入砂糖，熄火取汁即可饮用。

 功能效用 此茶对因热毒蕴结引起的阴道炎有较好的疗效，症见外阴肿胀、瘙痒或伴烧灼感疼痛，或小便涩痛。

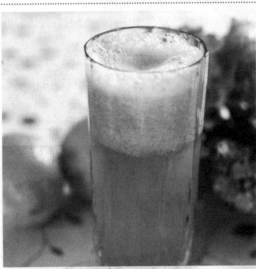

马齿苋荠菜汁

材料 鲜马齿苋、鲜荠菜各200克，盐适量。

做法

❶把马齿苋、荠菜洗净，在温开水中浸泡30分钟，取出后连根切碎，放到榨汁机中，榨成汁，备用。❷把榨后的马齿苋、荠菜渣用温开水浸泡10分钟，重复绞榨取汁。❸合并两次的汁，过滤，放在锅里，用小火煮沸，加盐调味即可。

 功能效用 此汁对湿热下注引起的阴道炎、外阴瘙痒、尿道炎等有很好的疗效。

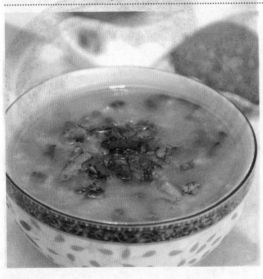

绿豆苋菜枸杞粥

材料 大米、绿豆各40克，苋菜100克，枸杞子5克，冰糖10克。

做法

❶大米、绿豆均泡发洗净；苋菜洗净，切碎；枸杞子洗净，备用。❷锅置火上，倒入清水，放入大米、绿豆、枸杞子煮至开火。❸待煮至浓稠状时，加入苋菜、冰糖稍煮即可。

 功能效用 绿豆可清热解毒、利尿通淋，可辅助治疗阴道炎、阴道瘙痒以及尿频、尿急、尿痛等尿路感染症状。

白带异常

白带是女性的一种生理现象。白带异常是女性内生殖器疾病的信号，应引起重视。白带异常可能仅仅为量的增多，也可能同时还有色、质和气味方面的改变。一般来说，有白带过多或白带过少。

典型症状

白带过多：带下增多，伴有带下的色、质、气味异常，或伴有阴部瘙痒、灼热、疼痛，或兼有尿频、尿痛等局部及全身症状。

白带过少：带下过少，甚至全无，阴道干涩、痒痛，甚至阴部萎缩。或伴有性欲低下、性交疼痛、烘热汗出、月经错后、经量偏少等。

家庭防治

在日常生活中，不要大量使用清洁液清洗阴道，不要长期使用卫生护垫，要勤换内裤，注意个人卫生。

民间小偏方　壹

【用法用量】生鸡蛋1个，从一头敲一小洞，将7粒白胡椒装入蛋内，用纸封好蒸熟，去胡椒吃蛋，每日1个，连吃1星期，忌吃猪血、绿豆。

【功效】主治白带过多、有异味。

民间小偏方　贰

【用法用量】首乌12克，枸杞12克，菟丝子12克，桑螵蛸12克，赤石脂12克，狗脊12克，熟地24克，藿香6克，砂仁6克，水煎服。

【功效】补养肝肾，利湿固涩，可治白带病。

• 推荐药材食材 •

 芡实

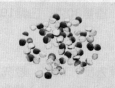

◎具有固肾涩精、补脾止泄的功效，可治遗精、淋浊、带下、大便泄泻等症。

狗脊

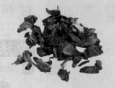

◎具有补肝肾、除风湿、健腰脚、利关节的作用，可治遗精和白带等症。

丝瓜

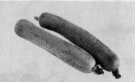

◎具有清热、解毒、凉血止血、通经络、行血脉等功效，可治如乳汁不通、热病烦渴、痰喘咳嗽、便血等病症。

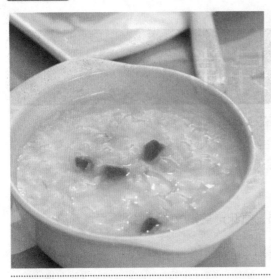

莲子百合糯米粥

材料 莲子、胡萝卜各15克，糯米100克，盐3克。

做法

❶糯米洗净；百合洗净；莲子泡发洗净；胡萝卜洗净，切丁。❷锅置火上，注入清水，放入糯米，用大火煮至米粒开花。❸放入百合、莲子、胡萝卜，改用小火煮至粥成，加入盐、味精调味即可。

莲子有强心安神、滋养补虚、止遗涩精、补脾止泻、养心安神的功效。

莲子桂圆糯米粥

材料 莲子、桂圆肉各25克，糯米100克，白糖5克，葱花少许。

做法

❶糯米淘洗干净，放入清水中浸泡；莲子、桂圆肉洗净。❷锅置火上，注入清水，放入糯米、莲子煮至粥将成。❸放入桂圆肉煮至米粒开花后加白糖调匀，撒葱花便可。

此粥有补气血、益心脾、强心安神的功效。

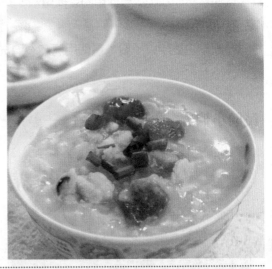

糯米香蕉粥

材料 糯米80克，香蕉30克，白糖10克，葱花少许。

做法

❶糯米洗净；香蕉去皮，切片；葱洗净，切花。❷锅置火上，注入清水，放入糯米，用大火煮至米粒开花。❸再放入香蕉，用小火煮至粥成闻见香味时，加入白糖入味，撒上葱花即可食用。

香蕉有止烦渴、润肺肠、通血脉、填精髓的功效。

木瓜莲子粥

材料 大米90克，莲子、木瓜各适量，盐2克，葱花少许。

做法

①大米泡发洗净；莲子泡发洗净；木瓜去皮洗净，切块。②锅置火上，注入清水与大米煮至米粒开花，加入木瓜、莲子焖煮。③煮至粥浓稠时，加盐调味，撒上葱花即可。

功能效用 此粥有滋养补虚、止遗涩精、补脾止泻、养心安神、健脾消食、提高抗病能力抗痉挛的功效。

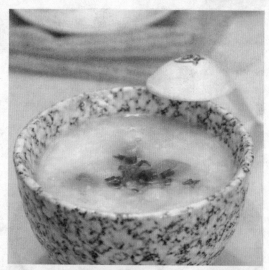

桂圆枸杞红枣粥

材料 桂圆、枸杞、红枣各适量，大米80克，清水1000毫升。

做法

①大米泡发洗净；桂圆肉、枸杞子、红枣均洗净，红枣去核，切成块。②锅置火上，加水，放入大米，大火煮开。③加入桂圆肉、枸杞、红枣，改小火煮至粥成，加入白糖即可食用。

功能效用 此粥有滋补肝肾、益精明目的功效，适用于白带异常、腰膝酸痛等症。

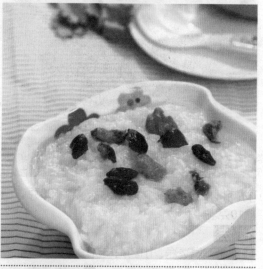

桂圆莲藕糯米粥

材料 糯米100克，桂圆肉20克，莲藕30克，白糖5克。

做法

①糯米淘洗干净，放入清水中浸泡2小时，备用；莲藕洗净后，去皮，切片；桂圆肉洗净。②锅置火上，注入清水，放入糯米煮至八成熟。③再放入藕片、桂圆肉煮至米粒开花，加白糖稍煮便可。

功能效用 此粥可清热凉血、通便止泻、健脾开胃、止血散瘀。

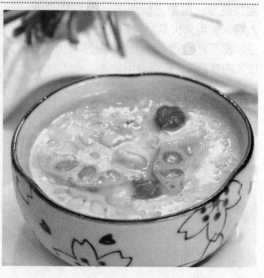

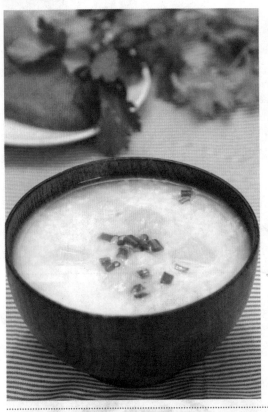

山药荔枝糯米粥

材料 荔枝、山药、莲子各20克，糯米100克，葱花少许。

做法

① 糯米、莲子洗净，用清水浸泡；荔枝去壳洗净；山药去皮洗净，切小块后焯水捞出。② 锅置火上，注入清水，放入糯米、莲子煮至八成熟。③ 放入荔枝、山药煮至粥将成，放入冰糖调匀，撒上葱花便可食用。

小贴士

山药要挑选表皮光滑无伤痕、薯块完整肥厚、颜色均匀有光泽、不干枯、无根须的。如果切开了，则可盖上湿布保湿，放入冰箱冷藏室保鲜。

 功能效用 山药又名薯芋、薯药、延章、玉延等，它有益气养阴、补脾肺肾、固精止带的功效。荔枝有理气补血、止痛等的作用。

山药赤豆糯米粥

材料 山药35克，赤豆15克，糯米90克，白糖10克。

做法

① 糯米泡发洗净；山药去皮洗净，切块；赤豆泡发洗净；蜜枣去核洗净。② 锅内注水，放入糯米，用大火煮至米粒绽开，放入山药、赤豆、蜜枣。③ 改用小火煮至粥成闻见香味时，放入白糖调味，即可食用。

专家点评

糯米本身就具备了软糯的口感，再搭配上山药使得此粥更加软糯细滑，红豆和红枣又增加了粥的香甜味道，此粥美味与治病兼备。

功能效用 红豆富含蛋白质及多种矿物质，有补血、利尿、消肿、强化体力、增强抵抗力等功效。山药有益气养阴、补脾肺肾、固精止带的功效。

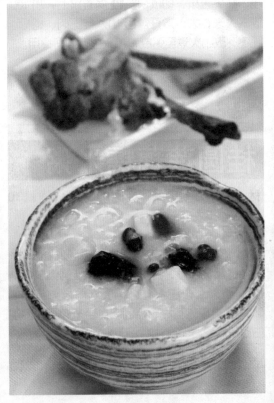

花生银耳粥

材料 银耳20克，花生米30克，大米80克，白糖3克。

做法

① 大米泡发洗净；银耳泡发洗净，切碎；花生米泡发，洗干净备用。② 锅置火上，注入适量清水，放入大米、花生煮至米粒开花。③ 最后放入银耳，煮至浓稠，再加入白糖拌匀即可。

功能效用 花生有滋养调气、利水消肿的功效。银耳能滋阴润燥、护肝，可用来治疗妇女月经不调等症。

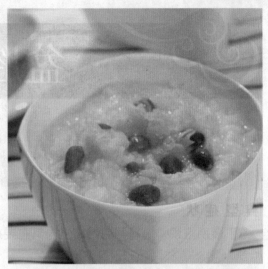

花生红枣大米粥

材料 花生30克，红枣20克，大米80克，白糖3克，葱花少许。

做法

① 大米泡发洗净；花生洗净；红枣洗净，去核，切成小块。② 锅置火上，倒入清水，放入大米、花生米煮开。③ 再加入红枣同煮至粥呈浓稠状，加入白糖拌匀，撒上葱花即可。

功能效用 红枣可健脾、益气、和中，用于脾胃虚弱、疲乏无力、气血不足。

玉米芋头粥

材料 玉米粒、芋头各20克，大米80克，白糖5克，葱花少许。

做法

① 大米洗净，泡发洗净；芋头去皮洗净，切成小块；玉米粒洗净。② 锅置火上，注入清水，放入大米用大火煮至米粒绽开后，放入芋头、玉米粒。③ 用小火煮至粥成，加入白糖拌匀，撒上少许葱花即可食用。

功能效用 芋头有益胃、宽肠、通便散结、补中益肝肾、添精益髓等功效。

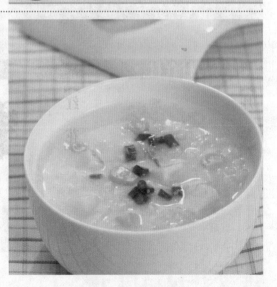

盆腔炎

　　盆腔炎是指女性盆腔器官组织发生的炎症性病变，包括子宫内膜炎、输卵管炎、输卵管卵巢脓肿和盆腔腹膜炎，一般以子宫内膜炎和输卵管炎为多见，可一处或几处同时发病，是妇女常见病之一。由于输卵管、卵巢统称附件，且输卵管发炎时常波及"近邻"的卵巢。因此，又有附件炎之称。

典型症状

　　下腹部持续性疼痛和白带增多为其主要症状，若病情严重可有寒战、高热、食欲不振等。

家庭防治

　　日常生活中要注意个人卫生，加强经期、产后、流产后的个人卫生，勤换内裤及卫生巾，避免受风寒，不宜过度劳累。经期要避免性生活，以免感染。此外，盆腔炎容易导致身体发热，所以要注意多喝水以降低体温。

民间小偏方　　　　　　　　　　壹

【用法用量】凄菜100克，金银花20克，蒲公英25克，青萝卜200克（切片）。上四味共煎煮，去药后吃萝卜喝汤。每日1剂。
【功效】清热解毒。主治盆腔炎、发热，下腹胀痛、带下色黄量多，舌质红、苔黄，脉滑数。

民间小偏方　　　　　　　　　　贰

【用法用量】冬瓜籽仁20克，金银花20克，黄连2克，蜂蜜50克。先煎金银花，去渣取汁，用药汁煎冬瓜籽仁15分钟后入黄连、蜂蜜即可。每日1剂，连服1周。
【功效】清热解毒。主治盆腔炎、下腹及小腹两侧疼痛、微发热。

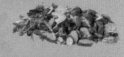

·推荐药材食材·

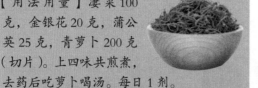

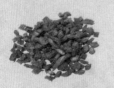

【丹参】

◎活血祛瘀、养血安神、凉血消肿。主治瘀血疼痛、月经不调、温病心烦、血虚心悸、疮疡肿毒等症。

【红花】

◎活血通经，散淤止痛。用于闭经、痛经、恶露不行、症瘕痞块、跌扑损伤、疮疡肿痛等症。

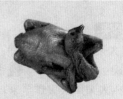

【乌鸡】

◎补肝肾、益气血、退虚热。用于治疗阴虚潮热、消渴、带下、久痢等症。

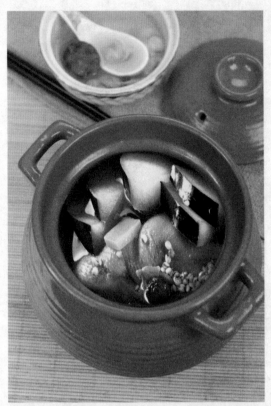

冬瓜薏米煲鸭

材料 冬瓜200克，鸭1只，桃仁15克，丹参10克，姜片10克，玉米20克，红枣、薏苡仁各少许，盐、鸡精、胡椒粉、香油各适量。

做法

①冬瓜洗净，切块；鸭净毛去内脏，剁件，汆去血水；玉米泡发，洗净备用；丹参、桃仁洗净。②将汆烫后的鸭转入砂钵中，放入姜片、红枣、薏苡仁烧开后，用小火煲约60分钟后放入冬瓜、桃仁、丹参，煲至冬瓜熟软，加入调味料拌匀即可食用。

专家点评

此菜汤汁鲜香，鸭肉嫩滑，营养丰富。如果想使汤汁更浓郁，可以使用猪骨汤炖煮。

| 功能效用 | 本品具有清热解毒、活血化瘀的功效。 |

生地木棉花瘦肉汤

材料 猪瘦肉300克，生地、木棉花各10克，青皮6克，盐6克。

做法

①猪瘦肉洗净，切件，汆水；生地洗净，切片；木棉花、青皮均洗净。②锅置火上，加水烧沸，放入猪瘦肉、生地慢炖1小时。③放入木棉花、青皮炖半小时，加入盐即可食用。

小贴士

猪肉具有滋阴润燥、补虚养血、滋养脏腑、健身长寿的作用，将猕猴桃与猪瘦肉一同食用，可以清热养血，润燥止渴。

| 功能效用 | 生地可清热凉血、滋阴生津、杀菌消炎，可辅助治疗急性盆腔炎；青皮行气除胀、散结止痛，对气滞血瘀型盆腔炎，腹部胀痛，触及有硬块者有很好的疗效。 |

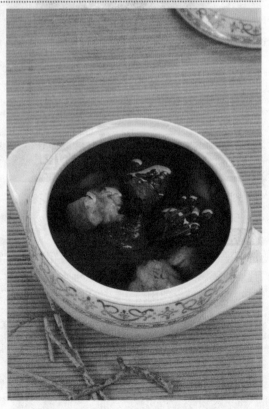

丹参瘦肉汤

材料 猪瘦肉200克，丹参100克，绿豆50克，盐、鸡精各5克。

做法

① 猪瘦肉洗净，切件，入沸水汆水；丹参洗净，切段；绿豆洗净，用水浸泡。② 将猪瘦肉、绿豆放入锅中，加入适量清水慢炖2小时。③ 再放入丹参，转大火煮10分钟，加入盐和鸡精即可关火。

功能效用 此汤对湿热下注引起的急性盆腔炎、阴道炎、白带黄稠有很好的疗效。

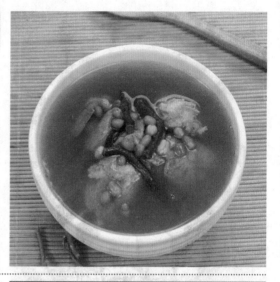

二草红豆汤

材料 红豆200克，益母草15克，白花蛇舌草干15克，红糖适量，水1200毫升。

做法

① 将红豆和中药材洗净，红豆以水浸泡备用。② 将益母草、白花蛇舌草煎取药汁备用。③ 再将药汁加红豆以小火续煮1小时后，至红豆熟烂，加红糖调味食用即可。

功能效用 此汤对盆腔炎有很好的食疗效果，可改善小腹疼痛、白带异常等症状。

莲子茅根炖乌鸡

材料 萹蓄、土茯苓、茅根各15克，红花8克，莲子50克，乌鸡肉200克，盐适量。

做法

① 将莲子、萹蓄、土茯苓、茅根、红花洗净备用。② 乌鸡肉洗净，切小块，入沸水中汆烫，去血水。③ 把全部用料一起放入炖盅内，加适量开水，炖盅加盖，小火隔水炖3小时，加盐调味即可。

功能效用 此品可改善盆腔炎引起的带下异常、小腹隐隐作痛等症状。

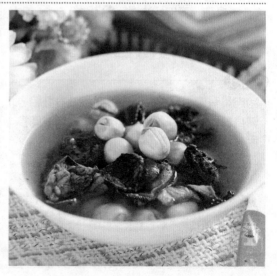

薏米黄芩酒

材料 薏苡仁50克，牛膝、生地各30克，黄芩、当归、川芎、吴茱萸各20克，枳壳15克，白酒2.5升。

做法

① 将以上药材共捣粗末，装入纱布袋，扎紧。
② 置于净器中，入白酒浸泡，封口，置阴凉干燥处，7日后开取，过滤去渣备用。

 功能效用 此酒有泻火解毒的功效，可改善白带异常、色黄臭秽的症状。

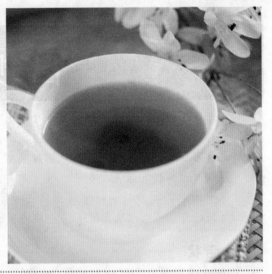

丹参红花陈皮饮

材料 丹参10克，红花5克，陈皮5克。

做法

① 丹参、红花、陈皮洗净备用。② 先将丹参、陈皮放入锅中，加水适量，大火煮开，转小火煮5分钟即可关火。③ 再放入红花，加盖闷5分钟，倒入杯内，代茶饮用。

 功能效用 活血祛瘀、排脓止痛。用于治疗气滞血瘀型慢性盆腔炎，症见腹部胀痛或刺痛，月经不调，白带量多等。

三香饮

材料 丁香、木香各10克，茴香适量。

做法

① 将丁香、木香洗净，放入锅中，加水600毫升，置于火上，大火煮开后转小火续煮5分钟。② 放入茴香，再煮3分钟即可关火。③ 滤去药渣，作茶饮。

 功能效用 此饮可用来治疗气滞血瘀或寒凝血瘀引起的盆腔炎症。

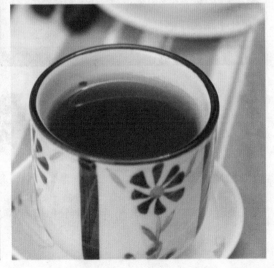

宫颈炎

宫颈炎为常见的妇科疾病，多发生于生育年龄的妇女。老年人也有随阴道炎而发病的。宫颈炎主要表现为白带增多，呈脓性，或有异常出血，如经期出血、性交后出血等。常伴有腰酸及下腹部不适。根据致病微生物的不同，可分为单纯淋病奈瑟菌性宫颈炎、沙眼衣原体性宫颈炎、支原体性宫颈炎、细菌性宫颈炎。宫颈炎的病原体在国内外最常见者为淋菌、沙眼衣原体及生殖支原体，其次为一般细菌，如葡萄状球菌、链球菌、大肠杆菌、滴虫以及真菌等。

典型症状

白带增多是急性宫颈炎最常见的、有时甚至是唯一的症状，常呈脓性。宫颈炎的病理变化可见宫颈红肿，颈管黏膜水肿等。

家庭防治

保持外阴清洁，尽量避免计划外妊娠，少做或不做人工流产。注意流产后及产褥期的卫生，预防感染。

民间小偏方　　壹

【用法用量】蒲公英、地丁、蚤休、黄柏各15克，黄连、黄芩、生甘草各10克，冰片0.4克，儿茶1克，研成细末，敷于宫颈患处，隔日1次。

【功效】适用于急性宫颈炎。

民间小偏方　　贰

【用法用量】菊花、苍术、苦参、艾叶、蛇床子各15克，百部、黄柏各10克。浓煎20毫升，进行阴道灌洗，每日1次，10次为1疗程。

【功效】可用于治疗急性宫颈炎。

推荐药材食材

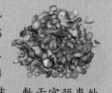

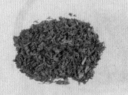

【紫花地丁】

◎具有清热解毒、凉血消肿的功效，主治各种炎症，也可外用。

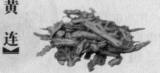

【黄连】

◎具有清热燥湿、泻火解毒的功效，用于湿热痞满、痈肿疔疮、湿疹等。

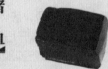

【猪血】

◎性平，味咸，主治头风眩晕、中满腹胀、宫颈糜烂等症。

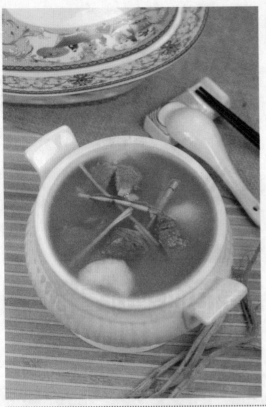

茅根马蹄猪展汤

材料 茅根15克，马蹄10个，猪展300克，姜3克，盐2克。

做法

① 茅根洗净，切成小段；马蹄洗净去皮；猪展洗净，切块；姜洗净去皮，切片。② 将洗净的食材一同放入砂煲内，注入适量清水，大火煲沸后改小火煲2小时。③ 加盐调味即可。

专家点评

此汤提鲜的材料是马蹄。因其香脆可口，也可用于做菜、做点心、入馅等。

功能效用

茅根具有清热解毒、凉血止血、利尿通淋的功效，对阴道炎、宫颈炎、痢疾以及各种出血症等均有疗效；马蹄能清热利尿、滋阴补肾，对宫颈炎、阴道炎、尿路感染等均有很好的食疗效果。

黄柏苍耳消炎茶

材料 黄柏9克，苍耳子10克，绿茶3克，纯净水600毫升。

做法

① 将黄柏、苍耳子洗净，放入锅中，加水600毫升，大火煮开，转小火续煮10分钟即可关火。② 再将绿茶放入锅中，加盖闷5分钟，滤去药渣，即可饮用。

小贴士

苍耳味苦辛，性寒，有毒。所以在食用前要严格掌握剂量，按医嘱服用。不宜做苍耳饼吃，更不得随意生食嫩叶或果实。也不可与猪肉共食。

功能效用

此饮对预防及治疗生殖泌尿系统炎症如阴道炎、宫颈炎、尿道炎、盆腔炎等均有很好的效果。苍耳子有小毒，水煎服时不可过量。

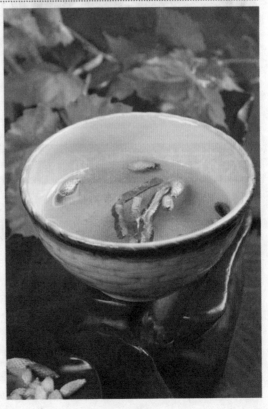

苦瓜败酱草瘦肉汤

材料 瘦肉400克，苦瓜200克，败酱草100克，盐、鸡精各5克。

做法

①瘦肉洗净，切块，汆去血水；苦瓜洗净，去瓤，切片；败酱草洗净，切段。②锅中注水，烧沸，放入瘦肉、苦瓜慢炖。③1小时后放入败酱草再炖30分钟，加入盐和鸡精调味即可。

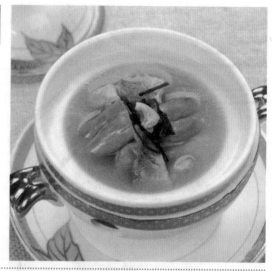

 功能效用 此汤有清热解毒、利湿止痒、消炎止带的功效。

黄柏油菜排骨汤

材料 黄柏10克，排骨500克，油菜200克，盐、鸡精、味精各适量。

做法

①油菜、黄柏洗净，备用。②排骨洗净切成小段，用盐腌8小时至入味。③锅上火，注清水适量，放入排骨、油菜、黄柏一起煲3小时，调入鸡精、味精拌匀即可。

功能效用 此汤有较好的消炎杀菌作用，对湿热下注型阴道炎、宫颈炎有疗效。

大芥菜红薯汤

材料 白花蛇舌草10克，大芥菜450克，红薯500克，花生油5毫升，盐3克。

做法

①大芥菜洗净，切段；白花蛇舌草洗净；红薯去皮，洗净，切块。②烧锅，加入油、姜、红薯爆炒5分钟，加入烧开。③加入大芥菜、白花蛇舌草，煲20分钟，加盐调味。

 功能效用 利湿、解毒、杀菌之功，能抗感染，抑制细菌生长，对阴道炎、外阴瘙痒、宫颈糜烂等症有食疗作用。

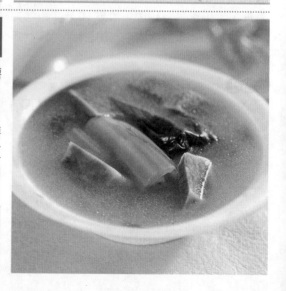

女性不孕症

女性不孕症是未采取避孕措施正常同居一年而未妊娠者，可诊断为不孕症。不孕症可分为原发不孕和继发不孕，即婚后从未受孕者称原发不孕，曾有过生育或流产且两年未再孕者称继发不孕。

典型症状

未避孕，且有正常性生活，同居一年以上仍未受孕的，都是不孕症的症状。女性不孕症有两种情况，一种为不能排卵的不孕症，一种为不能怀孕的不育症。

家庭防治

预防女性不孕要讲究经期卫生。在月经来潮期间，如不讲究卫生，很容易得各种妇科病，如月经不调、痛经、外阴炎阴道炎、宫颈炎、子宫内膜炎附件炎、盆腔炎等，这些疾病都可能是造成不孕的直接因素。

民间小偏方 壹

【用法用量】取鸡蛋1个，打一个口，放入藏红花1.5克，搅匀蒸熟即成。经期后1天开始服用红花孕育蛋，1天吃1个，连吃9个，然后等下一个月经周期的后1天再开始服，持续3~4个月经周期。

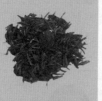

【功效】可治不孕症，调经安胎。

民间小偏方 贰

【用法用量】当归18克，白芍21克，川芎9克，红花6克，桃仁12克，芹子18克，泽兰12克，枸杞30克，生地24克，香附12克，天茄子24克，穿山甲12克。上药共水煎服，月经干净后每天1剂，连服3剂。3剂为1个疗程。

【功效】需服3个疗程即可受孕。

推荐药材食材

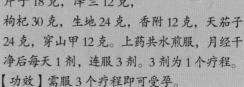

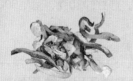

【石菖蒲】

◎具有开窍醒神、化湿和胃的功效，可理气、活血、散风、祛湿。

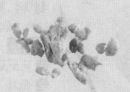

【紫河车】

◎具有补气养血、补肾益精的功效，用于虚劳羸弱、不孕少乳等症。

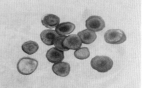

【鹿茸】

◎具有补肾壮阳、益精生血的功效，主治肾阳不足、精血亏虚所致宫冷不孕等症。

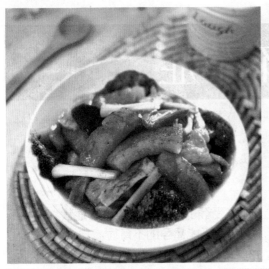

鲍汁鲜竹焖海参

材料 鲜腐竹200克，水发海参200克，西蓝花100克，冬菇50克，炸蒜子6只，葱、盐、味精、糖、鸡精、蚝油、老抽各适量。

做法

① 锅中放入水，下入姜、葱、海参煨入味待用。② 将腐竹煎至两面金黄；西蓝花汆熟。③ 爆香姜葱，下入鲜腐竹、海参、冬菇略焖，再调味焖至入味后装盘，西蓝花围边即可。

 功能效用 此品对于虚劳瘦弱、气血不足或肾气亏虚、月经不调等有疗效。

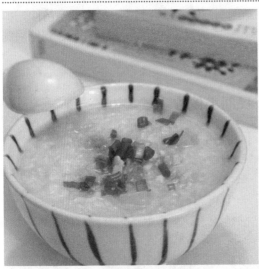

蛋黄山药粥

材料 大米80克，山药20克，熟鸡蛋黄2个，盐3克，香油、葱花少许。

做法

① 大米淘净；山药洗净，碾成粉末。② 锅置火上，加水，放入大米煮至八成熟。③ 放入山药粉煮至米粒开花，再放入研碎的鸡蛋黄，加盐、香油调匀，撒上葱花即可。

 功能效用 山药有生津益肺、补肾涩精、补脾养胃的功效。此粥可适用于肾气不足、不孕等症。

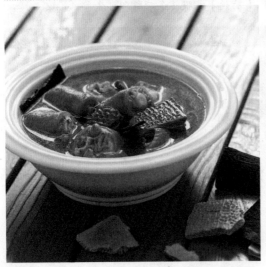

龟板杜仲猪尾汤

材料 龟板25克，炒杜仲30克，猪尾600克，盐两小匙。

做法

① 猪尾剁段洗净，汆烫捞起，再冲净一次。② 龟板、炒杜仲冲净备用。③ 将猪尾、杜仲、龟板盛入炖锅，加6碗水以大火煮开，转小火炖40分钟，加盐调味。

 功能效用 滋阴补肾、固经止血、养血补心，对肝肾阴虚或肝肾不足所致的不孕症有很好的食疗效果。

顺气猪肝汤

材料 佛手、山楂、陈皮各10克，猪肝、食盐、麻油、料酒各适量。

做法

① 将猪肝洗净切片；佛手、山楂、陈皮洗净，加沸水浸泡1小时后去渣取汁。② 碗中放入猪肝片，加药汁和食盐、料酒，隔水蒸熟。③ 将猪肝取出，放少许麻油调味即可服食，饮汤。

 功能效用 此汤可行气解郁、通经散瘀，对气滞血瘀型不孕的患者有食疗作用。

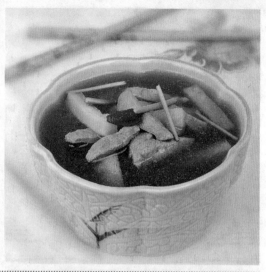

肉桂茴香炖雀肉

材料 麻雀3只，肉桂、胡椒各10克，小茴香20克，杏仁15克，盐少许。

做法

① 麻雀洗净；将肉桂、小茴香、胡椒、杏仁均洗净备用。② 麻雀放入煲中，加适量水，煮开，再加入肉桂、杏仁以小火炖2小时。③ 最后加入小茴香、胡椒，焖煮10分钟，加盐调味即可。

 功能效用 此品可改善小腹冷痛、四肢冰凉、腰膝酸痛、性欲冷淡等症状。

灵芝茯苓炖乌龟

材料 乌龟1只，灵芝6克，茯苓25克，山药8克，生姜10克，盐5克，味精3克。

做法

① 乌龟处理干净，斩成大件。② 灵芝切块，同茯苓、山药、生姜洗净。③ 将以上用料放入瓦煲内，加适量水，以大火烧开，转小火煲2小时，最后用盐和味精调味即可。

 功能效用 此品对肝肾阴虚、气血亏虚等所致的不孕症有很好的食疗效果。

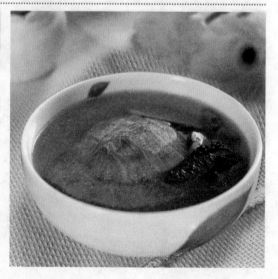

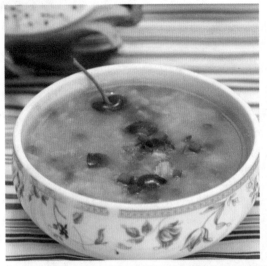

绿豆糯米粥

材料 马豆20克，樱桃适量，糯米90克，白糖10克，葱少许。

做法

①糯米、绿豆泡发洗净；樱桃洗净；葱洗净，切花。②锅置火上，注入清水，放入大米、绿豆用大火煮至熟烂。③用小火放入樱桃煮至粥成，加入白糖调味，撒上葱花即可。

功能效用 樱桃有调中益脾、调气活血、平肝祛热的功效。绿豆有抗炎抑菌、增强食欲、保肝护肾的功效。

栗子羊肉汤

材料 枸杞子20克，羊肉150克，栗子30克，吴茱萸、桂枝各10克，盐5克。

做法

①将羊肉洗净，切块；栗子去壳，洗净切块；枸杞子洗净，备用。②吴茱萸、桂枝洗净，煎取药汁备用。③锅内加适量水，放入羊肉块、栗子块、枸杞子，大火烧沸，改用小火煮20分钟，再倒入药汁，续煮10分钟，调入盐即成。

功能效用 此汤有暖宫散寒、温经活血的作用。

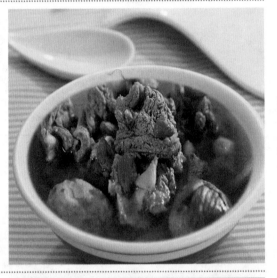

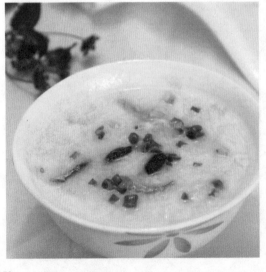

鸡蛋鱼粥

材料 大米100克，鸡蛋3个，鱼50克，高汤500克，盐、料酒、枸杞、葱花各适量。

做法

①大米淘洗干净，注入高汤煮至粥成。②小鱼治净，腌渍后放入锅中，加水煮熟，放入粥中。③鸡蛋磕入碗中，加入清水、盐、枸杞调匀，蒸熟后盛于粥上，撒葱花便可。

功能效用 鱼有滋补健胃、利水消肿、清热解毒的功效。此粥能起到增强机体免疫力、补肾阳的作用。

杏仁花生粥

材料 大米70克，花生米、南杏仁各30克，白糖4克。

做法

❶大米洗净；花生、南杏仁均洗净。❷锅置火上，倒入适量清水，放入大米、花生米、南杏仁以大火煮开。❸再转小火煮至粥呈浓稠状，加入白糖拌匀即可。

功能效用 花生有健脾和胃、润肺化痰、通乳、利肾去水之功效。此粥有健脾和胃的功效，适用于不孕等症。

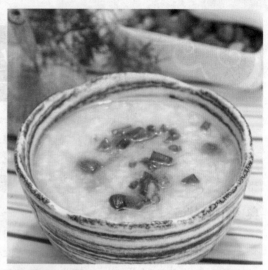

红枣柠檬粥

材料 鲜柠檬10克，桂圆、红枣各20克，大米100克，冰糖、葱花适量。

做法

❶大米洗净；柠檬洗净切丁；桂圆肉、红枣洗净。❷锅置火上，放入大米，加水煮至八成熟。❸放入柠檬、桂圆、红枣煮至粥成时放入冰糖熬融后调匀，撒上葱花便可。

功能效用 健脾和胃、保护肝脏、养血安神、益气补血、滋补身体，此粥粥可辅助治疗不孕等症。

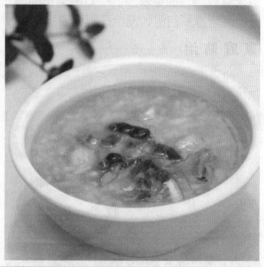

巴戟羊藿鸡汤

材料 巴戟天、淫羊藿各15克，红枣8枚，鸡腿1只，料酒5毫升，盐2小匙。

做法

❶鸡腿剁块，汆烫后捞出冲净。❷所有材料盛入煲中，加水以大火煮开，转小火续炖30分钟。❸最后加料酒、盐调味即可。

功能效用 本品具有滋补肾阳，祛风湿痹痛的功效。可用于宫冷不孕、腰膝酸软、阳痿遗精、筋骨痿软、风湿痹痛、麻木拘挛、更年期高血压等症。

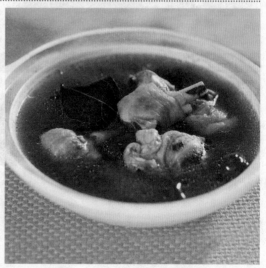

习惯性流产

习惯性流产指自然流产连续3次及3次以上。近年常用复发性流产取代习惯性流产，改为2次及2次以上的自然流产，每次流产往往发生在同一妊娠月份，中医称为"滑胎"。习惯性流产的原因大多为孕妇黄体功能不全、甲状腺功能低下、先天性子宫畸形、子宫发育异常、宫腔粘连、子宫肌瘤、染色体异常、自身免疫等。

典型症状

习惯性流产的临床表现与一般流产相同，也是经历先兆流产、难免流产、不全或完全流产几个阶段。早期仅可表现为阴道少许出血，或有轻微下腹隐痛，出血时间可持续数天或数周，血量较少。一旦阴道出血增多，腹疼加重，检查宫颈口已有扩张，甚至可见胎囊堵塞颈口时，流产已不可避免。

家庭防治

对于子宫内口松弛所致之妊娠晚期习惯性流产，一般在妊娠16～22周即采取子宫内口缝扎术，维持妊娠至后期甚至足月。

民间小偏方 壹

【用法用量】苎麻根60克，红枣10颗，糯米100克，将苎麻根加水1000毫升，煎至500毫升，然后去渣取汁，在煎汁中加入糯米、红枣，煮成粥。粥熟后即可服用。

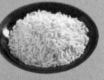

【功效】有清热补虚、止血安胎之功效。

民间小偏方 贰

【用法用量】菟丝子60克，粳米100克，白糖适量。将菟丝子捣碎，加水煎煮后去渣取汁，将粳米放入该药汁中煮成粥，粥熟时加入白糖即可食用。

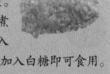

【功效】无论阴虚或阳虚者均可服用，此方被誉为补虚安胎之上品。

• 推荐药材食材 •

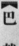

【巴戟】

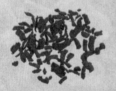

◎补肾阳、祛风湿，治小腹冷痛、子宫虚冷、风寒湿痹、腰膝酸痛等症。

【菟丝子】

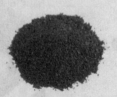

◎具有补肝肾、益精髓的功效，可治腰膝酸痛、遗精、尿有余沥、目暗。

【熟地】

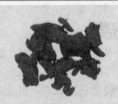

◎具有补血滋阴功效，可用于血虚萎黄、心悸失眠、月经不调、崩漏等症。

鸡蛋紫菜粥

 大米100克，紫菜10克，鸡蛋1个，盐3克，香油、胡椒、葱花适量。

做法

❶大米淘净浸泡；紫菜泡发撕碎；鸡蛋煮熟切碎。❷锅置火上，加水、大米煮至粥成。❸放入紫菜、鸡蛋煮至粥稠，加盐、香油、胡椒粉调匀，撒上葱花即可。

功能效用 紫菜有软坚散结功能，能增强记忆、治疗妇幼贫血。

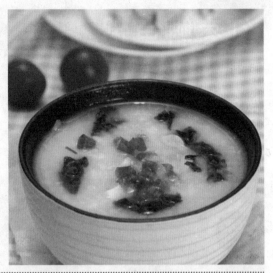

菟杞红枣炖鹌鹑

材料 鹌鹑2只，菟丝子、枸杞子各10克，红枣7枚，绍酒2茶匙，盐、味精各适量。

做法

❶鹌鹑洗净，斩件，汆水去其血污。❷菟丝子、枸杞子、红枣用温水浸透，红枣去核。❸将以上用料连同1碗半沸水倒进炖盅，加入绍酒，盖上盅盖，隔水炖之；先用大火炖30分钟，后用小火炖1小时，用盐、味精调味即可。

功能效用 此品对肝肾亏虚引起的胎元不固、胎漏下血有很好的食疗作用。

百合板栗糯米粥

 百合、板栗各20克，糯米90克，白糖5克，葱少许。

做法

❶板栗去壳，切碎；糯米泡发；葱切花。❷锅置火上，加清水，放入糯米，大火煮至米粒绽开。❸百合、板栗入锅，中火煮至粥成，加白糖，撒葱花即可。

功能效用 栗子有补肾强腰、益脾胃、止泻的功效，可治由肾气不足引起的脾胃虚弱等症。

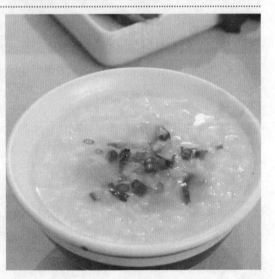

红枣鲫鱼粥

材料 大米90克，红枣10克，鲫鱼50克，盐、味精、葱、料酒适量。

做法

① 大米淘净，入清水浸泡；鲫鱼切小片，用料酒腌渍；红枣切开。② 锅置火上，加清水、大米煮至五成熟。③ 放入鱼肉、红枣煮至粥将成，加盐、味精调匀，撒上葱花便可。

功能效用 红枣有较强的抗过敏作用，还能扩张血管、增加心肌收缩力，对防治心血管疾病有良好作用。

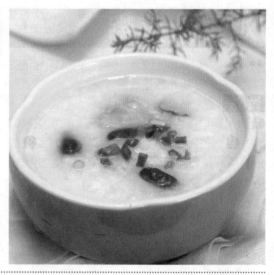

莲子猪肚

材料 猪肚1个，莲子50克，葱1棵，姜15克，蒜10克，盐、香油各适量。

做法

① 莲子洗净泡发去心；猪肚洗净，内装莲子，用线缝合；葱、姜切丝，蒜剁泥。② 放入砂锅中，加清水炖至熟透，放入葱丝、姜丝、蒜泥和调味料拌匀即可。

功能效用 此汤可补虚损、健脾胃、安胎，对脾胃气虚引起的胎漏下血、滑胎有一定的食疗效果。

豌豆樱桃粥

材料 豌豆30克，樱桃、山药各20克，小米70克，白糖5克，蜂蜜6克。

做法

① 豌豆泡发半小时后捞起沥干；樱桃、山药均切丁。② 锅置火上，倒入清水，放入小米、豌豆、山药煮至米粒开花。③ 加入樱桃同煮至浓稠状，加入白糖、蜂蜜拌匀即可。

功能效用 此粥能止泻痢、利小便、消痈肿、增强免疫力、解乳石毒；可治疗脚气、呃逆呕吐、心腹胀痛等症。

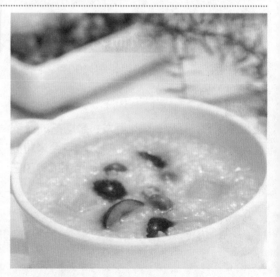

杜仲艾叶瘦肉汤

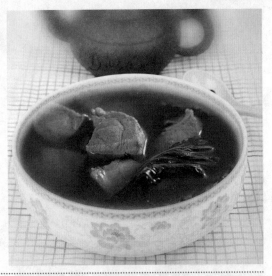

材料 阿胶15克，杜仲15克，艾叶30克，猪瘦肉120克。

做法

①杜仲、艾叶洗净；阿胶打碎。②猪瘦肉洗净，切大块。③把杜仲、艾叶与猪瘦肉放入锅内，加适量清水，大火煮沸后，改小火煲1小时，加入阿胶同炖，搅拌至烊化即可。

功能效用 滋补肝肾、理气安胎、补血止血、安胎、散寒暖宫。

青菜枸杞牛奶粥

材料 青菜、枸杞子各适量，大米80克，白糖3克。

做法

①大米泡发洗净；青菜洗净，切丝；枸杞子洗净。②锅置火上，倒入鲜牛奶，放入大米煮至米粒开花。③加入青菜、枸杞子同煮至浓稠状，加入白糖拌匀即可。

功能效用 此粥能满足人体所需的维生素、胡萝卜素等，有助于增强机体免疫力。

黑枣高粱粥

材料 黑枣20克，黑豆30克，高粱米60克，盐2克。

做法

①高粱米、黑豆均泡发1小时后，洗净捞起沥干；黑枣洗净。②锅置火上，倒入清水，放入高粱米、黑豆煮至开花。③加入黑枣同煮至浓稠状，加入盐拌匀即可。

功能效用 此粥用于补血和作为调理药物，对贫血、血小板减少、肝炎、乏力、失眠有一定的疗效。

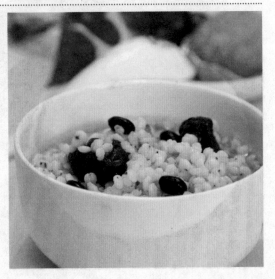

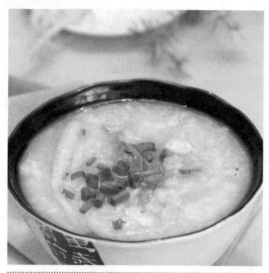

山药人参鸡粥

材料 山药100克，人参1根，大米80克，盐3克，葱花2克。

做法

①山药洗净，去皮，切片；人参洗净；大米淘净，泡好；鸡肝用水泡洗干净，切片。②大米放入锅中，煮沸，放入山药、人参，转中火熬煮至米粒开花。③再下入鸡肝，慢火将粥熬至浓稠，加盐、鸡精调味，撒入葱花即可。

功能效用 山药有补脾养胃、生津益肺、补肾涩精的功效。

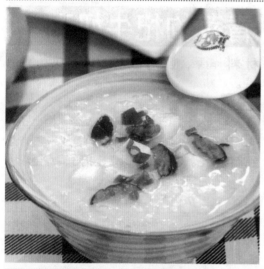

芋头红枣蜂蜜粥

材料 芋头、红枣、玉米糁、蜂蜜各适量，大米90克，白糖5克，葱少许。

做法

①大米泡发1小时；芋头去皮切小块；红枣去核切瓣；葱切花。②将大米、玉米糁、芋头、红枣入锅加水，大火煮至米粒开花。③改小火煮至粥稠，加白糖调味，撒上葱花即可。

功能效用 芋头有益胃健脾、宽肠通便、化痰消肿、补中益肝、调节中气、添精益髓的功效。

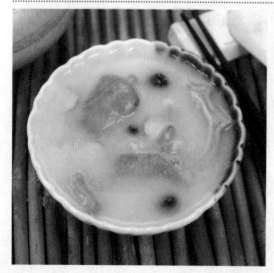

白术芡实煲猪肚

材料 猪肚250克，芡实、莲子各30克，白术15克，红枣6枚，生姜3片，生粉、盐各适量。

做法

①猪肚洗净，加盐、淀粉反复涂擦后清洗干净；芡实、白术分别洗净；莲子洗净去心；红枣洗净去核。②煲内注入适量清水，放入猪肚、芡实、莲子、红枣、白术，大火煮开后改小火煲2小时。③加盐调味即可。

功能效用 此汤对脾胃气弱引起的胎动不安有较好的食疗效果。

阿胶牛肉汤

材料 阿胶粉15克，牛肉100克，米酒20毫升，生姜10克，红糖适量。

做法

①将牛肉洗净，去筋切片。②牛肉片与生姜、米酒一起放入砂锅，加适量水，用小火煮30分钟。③再加入阿胶粉，并不停地搅拌，至阿胶溶化后加入红糖，搅拌均匀即可过火。

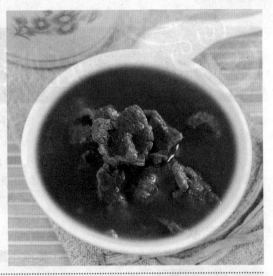

功能效用 补血止血、调经安胎。此汤对气血亏虚引起的胎动不安有食疗效果。

花生猪排粥

材料 大米200克，花生米50克，猪骨180克，姜、盐、味精、香菜适量。

做法

①猪骨砍小块，入开水中汆烫去血水，再放入加盐、姜末的水中煮熟；大米淘净浸泡半小时。②将排骨连汤倒入锅中，旺火烧开，下入大米、花生同煮成粥。③加盐、味精调味，撒入香菜即可。

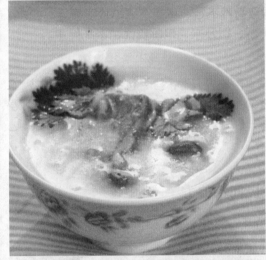

功能效用 此粥有健脾开胃、润肺等功效。

白菜鲤鱼粥

材料 大米80克，鲤鱼50克，白菜20克，盐、味精、葱姜、料酒适量。

做法

①大米淘净，入水浸泡；鲤鱼切小块，用料酒腌渍；白菜切丝。②锅置火上，加清水、大米煮至五成熟。③放入鱼肉、姜丝煮至粥将成，再入白菜稍煮，加盐、味精调匀，撒葱花即可。

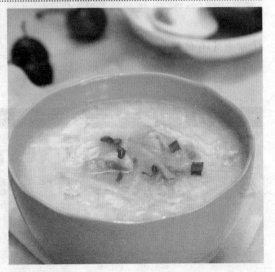

功能效用 长期服用此粥可以预防和治疗流产。

妊娠呕吐

妊娠呕吐又称妊娠恶阻。妇女在怀孕初期会出现食欲不振，有轻度恶心、呕吐等现象，重则不能进饮食、全身乏力、明显消瘦、小便少、皮肤黏膜干燥、眼球凹陷等。中医认为，恶阻的主要病机是冲气上逆，胃失和降，每由脾胃虚弱和肝胃不和所致。多见于年轻初孕妇，停经6周左右出现早孕反应，逐渐加重直至频繁呕吐不能进食，呕吐物中有胆汁或咖啡样物质。

典型症状

轻症：早孕期间经常出现择食、食欲不振、厌油腻、轻度恶心、流涎、呕吐、头晕、倦怠乏力、嗜睡等症。

重症：孕妇出现频繁呕吐、不能进食，导致营养不足、体重下降、极度疲乏、脱水、口唇干裂、皮肤干燥、眼球凹陷、酸碱平衡失调，以及水、电解质代谢紊乱严重。

家庭防治

有妊娠反应者应注意休息，保证充足的睡眠。容易失眠者，可用泡温水澡及喝热牛奶的方式催眠，同时应解除紧张、焦虑的情绪。要补充足够的水分。通过吃香蕉、喝运动饮料等补充体内的电解质。睡觉时发生抽筋者应多摄取一些含钙的食物或补充钙片。便秘者可多吃含纤维素丰富的食物。

民间小偏方　　壹

【用法用量】取砂仁、白豆蔻各6克，与粳米150克加水一起熬粥。

【功效】有健脾和胃、调气降逆的功效，适用于妊娠呕吐者。

民间小偏方　　贰

【用法用量】取党参30克，粳米150克一同放入炖锅内，注入清水800毫升，先以大火烧沸，转小火继续炖煮35分钟，放入白糖调味即可食用。

【功效】有健脾和胃、止呕吐的功效，适用于妊娠呕吐者。

· 推荐药材食材 ·

 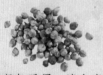

【白豆蔻】

◎具有行气暖胃、消食宽中的功效，主治噎膈、吐逆、反胃等。

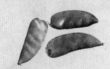

【扁豆】

◎具有健脾和中、消暑化湿的功效，可治暑湿吐泻、脾虚呕逆、赤白带下等症。

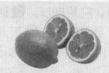

【柠檬】

◎具有化痰止咳、生津、健脾的功效，主治食欲不振、怀孕妇女胃气不和等。

白扁豆鸡汤

材料 白扁豆100克，莲子40克，鸡腿300克，砂仁10克，盐5克。

做法
 将清水、鸡腿、莲子置入锅中，大火煮沸，转小火煮45分钟。❷白扁豆洗净，沥干，放入锅中，煮至熟软。❸再放入砂仁，搅拌溶化后，加入盐调味后即可关火。

功能效用 白扁豆、砂仁均具有健脾化湿、和中止呕的功效，对妊娠期呕吐的患者有较好的食疗效果。

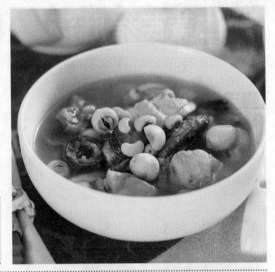

香菜鱼片汤

材料 紫苏叶10克，砂仁5克，生姜5片，香菜50克，鲫鱼100克，盐、酱油、味精各适量。

做法
 将香菜洗净切碎；紫苏叶洗净，切丝；生姜洗净切丝。❷鲫鱼肉洗净切薄片，用盐、姜丝、紫苏叶丝、酱油拌匀，腌渍10分钟。❸锅置火上，加水，放入鱼片、砂仁煮熟后，加盐、味精即可。

功能效用 此汤有暖胃和中、行气止呕的功效，适合脾虚湿盛型呕吐的患者食用。

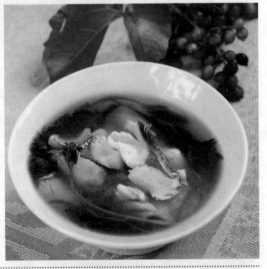

蛋花南瓜粥

材料 大米100克，鸡蛋1个，南瓜20克，盐3克，香油、葱花各适量。

做法
 大米淘净，用清水浸泡；南瓜去皮切小块。❷锅置火上，注入清水，放入大米煮至七成熟。❸放入南瓜煮至米粒开花，入鸡蛋打散后稍煮，加盐、香油调匀，撒上葱花。

功能效用 南瓜有解毒、保护胃黏膜、助消化、防治糖尿病、降低血糖、消除致癌物质、促进生长发育的功效。

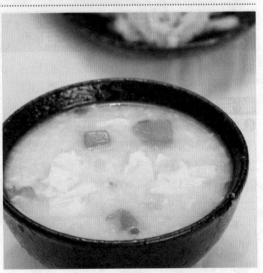

砂仁黄芪猪肚汤

材料 猪肚250克，银耳100克，黄芪25克，砂仁10克，盐适量。

做法

①银耳以冷水泡发，去蒂，撕小块；黄芪洗净；砂仁洗净去核。②猪肚刷洗净，氽水，切片。③将所有材料放入瓦煲内，大火烧沸转小火煲2小时，加盐调味即可。

 功能效用 补气健脾、化湿止呕。本品对妊娠妇女恶心呕吐、厌油腻有改善作用。

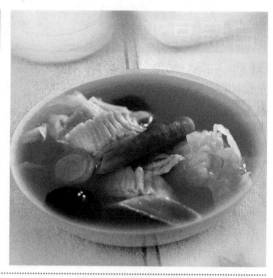

生姜牛奶

材料 生姜10克，鲜牛奶200毫升，白糖20克。

做法

①生姜洗净，切丝。②将鲜牛奶、生姜丝混合在一起放锅里。③以大火煮沸，边煮边搅拌，起泡后即可关火，加入白糖调匀即可饮用。

 功能效用 生姜可增进血行，驱散寒邪，温中止呕，是止呕良药，与牛奶一同服用具有调理肠胃功能、镇吐止呕、增进食欲的功效，主要治疗脾胃虚寒型妊娠反应。

莲子乌杞炖鸽蛋

材料 紫河车30克，山药50克，枸杞子10克，鸽蛋2个，生姜5片，盐适量，米酒10克。

做法

①将紫河车洗净泡发，洗净；山药、枸杞子、生姜均洗净备用。②瘦肉洗净切块，氽烫后捞起备用；鸽蛋煮熟后去壳。③将所有材料加水以大火煮滚后转中火炖煮2小时，下入米酒，炖至呈浓汤状，加盐调味即可。

 功能效用 此品对妊娠期呕吐剧烈导致营养不良的患者有很好的补益作用。

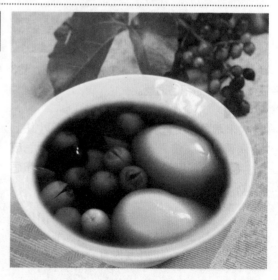

生姜橘皮茶

材料 生姜10克，橘皮10克，红糖适量。

做法

①将生姜、橘皮分别洗净，放入锅中。②锅中加水500毫升，煮至300毫升即可关火。③去渣加入红糖即可饮用。

功能效用 生姜可温胃止呕，是止呕第一药；橘皮可理气健脾、行气和胃；红糖可养血补虚，三者同用，对胃寒呕吐的早孕患者有很好的疗效，既能止呕还能改善体虚、营养不良等症状。

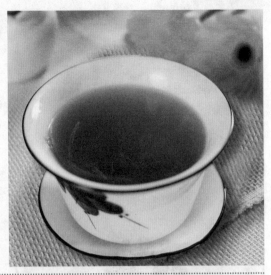

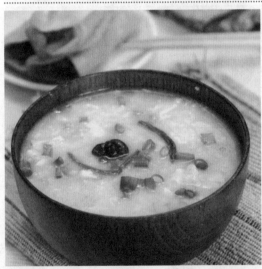

蛋奶菇粥

材料 鸡蛋1个，牛奶100克，茶树菇10克，大米80克，白糖5克，葱适量。

做法

①大米洗净，用清水浸泡；茶树菇泡发摘净。②锅置火上，注入清水，入大米煮至七成熟。③入茶树菇煮至米粒开花，入鸡蛋打撒后稍煮，再入牛奶、白糖调匀，撒葱花即可。

功能效用 鸡蛋能健脑益智、延缓衰老、保护肝脏。牛奶可降低胆固醇，防止消化道溃疡。

豆蔻陈皮鲫鱼羹

材料 鲫鱼1条，豆蔻仁、陈皮各适量，盐少许，葱段15克。

做法

①鲫鱼收拾干净，斩段后下入热油锅煎香；豆蔻、陈皮洗净。②锅置火上，加水，放入鲫鱼，烧开后加入豆蔻、陈皮煲至汤汁呈乳白色。③加入葱段熬煮20分钟，调味即可。

功能效用 此羹对妊娠期孕妇恶心、厌食、呕吐，食后腹胀，腹泻等病症有疗效。

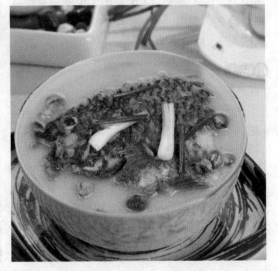

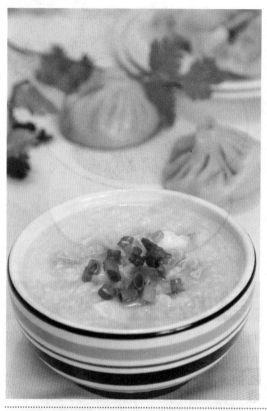

白菜鸡蛋大米粥

材料 大米100克，白菜30克，鸡蛋1个，盐3克，香油、葱花适量。

做法

①大米淘净，入清水浸泡；白菜切丝；鸡蛋煮熟切碎。②锅置火上，注入清水，放入大米煮至粥将成。③放入白菜、鸡蛋煮至粥黏稠时，加盐、香油调匀，撒上葱花即可。

专家点评

此粥清淡爽口，营养丰富。加入的白菜一定要用叶子，茎部会影响食用时的口感。

功能效用 白菜能润肠、促进排毒、刺激肠胃蠕动，促进大便排泄，帮助消化，对预防肠癌有良好作用。鸡蛋能健脑益智、延缓衰老、保护肝脏。大米有补中益气、健脾养胃、益精强志功效。

生姜黄瓜粥

材料 鲜嫩黄瓜、生姜各20克，大米90克，盐3克。

做法

①大米泡发；黄瓜切小块；生姜切丝。②锅置火上，注入清水，入大米用大火煮至米粒开花。③放入黄瓜、姜丝，用小火煮至粥成，加入盐入味，即可食用。

小贴士

在选购生姜时应选择表皮无裂口、不发黑，不带泥土和毛根，无烂处和虫伤，颜色鲜艳，无受热或受冻现象，呈柔软膨胀状态的新鲜姜。切过的姜要用保鲜膜包好存放。

功能效用 生姜有温中止呕、温肺止咳、解鱼蟹毒、解药毒的功效，可用来治疗外感风寒、头痛、胃寒呕吐等症。黄瓜含能促进肠道蠕动，加速废物排泄。

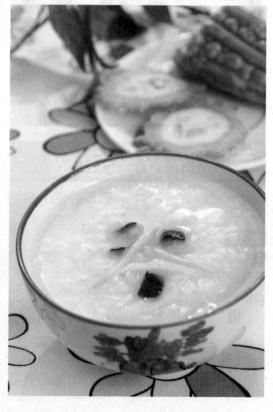

妊娠水肿

妊娠肿胀又称为"子肿"，多在妊娠中晚期孕妇出现肢体面目甚至全身肿胀为主要病证。若在妊娠晚期，仅足部或双膝下轻度水肿，无其他不适，且多能于平卧后自消者，不作病理考虑。妊娠中晚期出现水肿，多见于初产妇、多胎、胎水过多、血劳、风眩、肾脏疾病患者。少数孕妇水肿虽不明显，但体重每周增加500克以上。妊娠晚期，仅见踝部水肿，无其他不适者，不作病论。

典型症状

水肿多由踝部开始逐渐向小腿、大腿、腹壁、外阴部以及全身漫延。水肿处皮肤紧张而发亮，按之有凹陷。

家庭防治

平时要注意进行适当的运动，如散步，所穿鞋子最好是平跟，透气宽大的。睡觉时采用左侧睡，可以增加排尿的次数。此外，每天一定要在床上睡9小时左右，如果条件允许，中午再睡1小时。

民间小偏方 壹

【用法用量】鲫鱼1条（约500克），黄酒30毫升。鱼煮半熟时加入黄酒，清炖，吃鱼喝汤，每日1次。
【功效】主治产后气血不足，乳汁不行，亦治妊娠水肿。

民间小偏方 贰

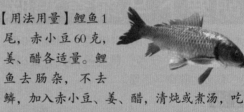

【用法用量】鲤鱼1尾，赤小豆60克，姜、醋各适量。鲤鱼去肠杂，不去鳞，加入赤小豆、姜、醋，清炖或煮汤，吃鱼喝汤。
【功效】主治胎动不安、妊娠水肿。

• 推荐药材食材 •

【泽泻】
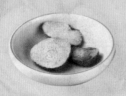
◎利水、渗湿、泄热。治疗小便不利、水肿胀满、呕吐、泻痢、痰饮、脚气、淋病、尿血等症。

【赤小豆】
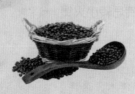
◎利水消肿、解毒排脓、利湿退黄。用于治疗水肿、小便不利、黄疸等症。

【马蹄】
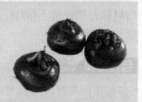
◎具有清热解毒、凉血生津、利尿通便、化湿祛痰的功效。

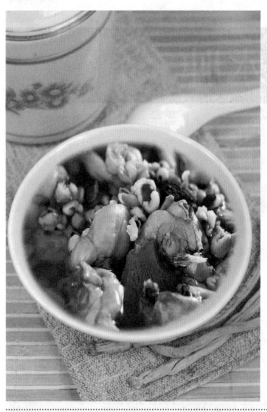

白术茯苓田鸡汤

材料 白术、茯苓各15克，白扁豆30克，芡实20克，田鸡4只（约200克），盐5克。

做法

❶白术、茯苓均洗净，投入砂锅，加入适量清水，用小火约煲30分钟后，倒出药汁，除去药渣。❷田鸡宰洗干净，去皮斩块，备用；芡实、白扁豆均洗净，投入砂锅内大火煮开后转小火炖煮20分钟，再将田鸡放入锅中炖煮。❸加入盐与药汁，一同煲至熟烂即可。

小贴士

白术生用燥湿和中作用较强；炒用性较缓，补益脾胃的作用较强。

功能效用 白术、茯苓健脾益气、利水消肿，白扁豆、田鸡可健脾利水、清热解毒；四者同用，对脾虚水湿内停所致的妊娠水肿有很好的食疗效果。

胡萝卜马蹄煮鸡腰

材料 胡萝卜、马蹄各100克，鸡腰150克，淮山、枸杞子、茯苓、黄芪各10克，姜5克，盐、料酒、味精各适量。

做法

❶胡萝卜、马蹄洗净；胡萝卜去皮切菱形；马蹄去皮；淮山、枸杞子、茯苓、黄芪均洗净，煎水取汁；鸡腰洗净。❷胡萝卜、马蹄汆水；鸡腰加盐、料酒、味精腌渍后下锅汆水。❸所有材料及药汁放入锅中，大火烧沸后转小火煲熟，调味即可。

专家点评

在制作此菜时，可以用鸡汤代替清水，这样可以提升汤的鲜味。

功能效用 马蹄、茯苓均有利水消肿的作用；黄芪、山药可健脾益气，助脾运湿，帮助消除水肿。

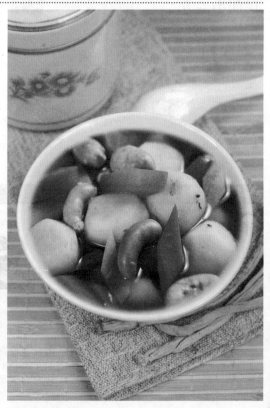

赤小豆炖鲫鱼

材料 赤小豆50克，鲫鱼1条（约350克），盐适量。

做法

将鲫鱼处理干净，备用。❷赤小豆洗净，备用。❸鲫鱼和赤小豆放入锅内，加2000～3000毫升水清炖，炖至鱼熟烂，加盐调味即可。

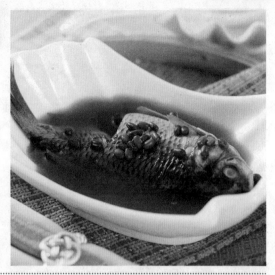

功能效用 本品具有健脾益气、利水消肿、解毒渗湿的功效，对妊娠水肿、小便排出不畅等患者都有食疗作用。

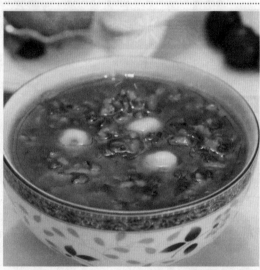

莲子红米粥

材料 莲子40克，红米80克，红糖10克。

做法

红米泡发洗干净；莲子去芯洗干净。❷锅置火上，倒入清水，放入红米、莲子煮至开花。❸加入红糖同煮至浓稠状即可。

功能效用 莲子有强心安神、滋养补虚、止遗涩精、补脾止泻、益肾涩精、养心安神的功效，可用来治疗脾虚久泻、久痢、肾虚遗精、小便不禁、妇人崩漏带下、不眠等症。

豌豆鲤鱼粥

材料 豌豆20克，鲤鱼50克，大米80克，盐、味精、蒜姜葱、料酒适量。

做法

大米洗净；鲤鱼切小块，用料酒腌渍；豌豆泡发。❷锅置火上，放入大米，加水煮至五成熟。❸放入鱼肉、豌豆、姜丝、蒜末煮至粥将成，加盐、味精调匀，撒上葱花。

功能效用 豌豆能益中气、止泻痢、消痈肿、增强免疫力；可治疗乳汁不通、脾胃不适、呃逆呕吐、心腹胀痛等病症。

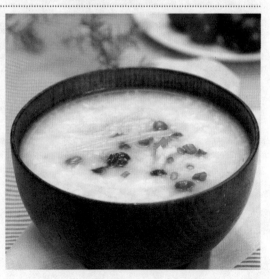

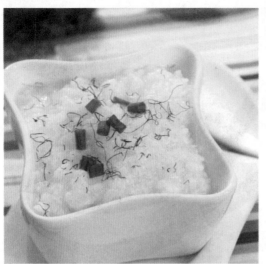

玉米须大米粥

材料 玉米须适量，大米100克，盐1克，葱花5克，清水1800毫升。

做法

❶大米浸泡半小时，沥干；玉米须稍浸泡沥干；葱切圈。❷锅置火上，加大米和水煮至米粒开花。❸加玉米须煮至浓稠，加盐拌匀，撒葱花即可。

 玉米须有利尿、平肝、利胆的功效。大米有补中益气、健脾养胃、益精强志、和五脏、通血脉、聪耳明目、止烦、止渴、止泻的功效。

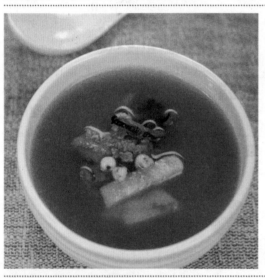

粉葛薏米脊骨汤

材料 脊骨150克，粉葛、薏苡仁各适量，车前子、泽泻各10克，盐2克。

做法

❶脊骨洗净，斩块，氽水；粉葛洗净，切块；薏苡仁洗净；车前子、泽泻洗净，煎汁备用。❷将脊骨、粉葛、薏苡仁放入瓦煲，注入清水，大火烧开改小火煲2小时，倒入药汁，加盐调味。

 薏苡仁可健脾祛湿、利水消肿；车前子、泽泻均有利尿消肿的功效，可将体内多余水分从小便排出。

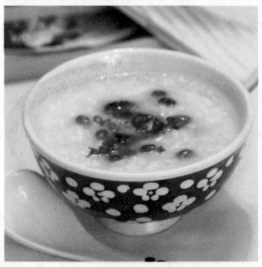

黑枣红豆糯米粥

材料 黑枣30克，红豆20克，糯米80克，白糖3克。

做法

❶糯米、红豆均洗净泡发；黑枣洗净。❷锅中入清水加热，放入糯米与红豆，以大火煮至米粒开花。❸加入黑枣同煮至浓稠状，加入白糖拌匀即可。

 黑枣多用于补血调理，对贫血、血小板减少、肝炎、乏力、失眠有一定疗效。

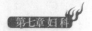

马蹄冬菇鸡爪汤

材料 鸡爪300克，马蹄100克，冬菇50克，枸杞子20克，盐、鸡精各适量。

做法

❶鸡爪洗净，汆水；马蹄洗净，去皮切块；冬菇、枸杞子洗净。❷将鸡爪、马蹄、冬菇、枸杞放入锅中，加入清水慢火炖2小时，调味即可。

功能效用 此汤对妊娠肿胀有很好的食疗效果，可使体内多余水分从小便排出，以达消肿目的，还能增强脾胃功能。

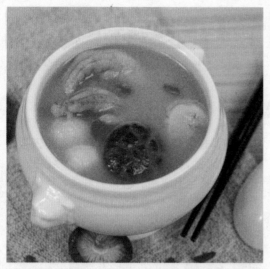

鲈鱼瘦肉粥

材料 大米80克，鲈鱼肉50克，猪肉20克，盐、味精、姜丝、葱花、料酒适量。

做法

❶大米洗净；鲈鱼小块，用料酒腌渍去腥；猪肉洗净切小片。❷锅置火上，放入大米，加适量清水煮至五成熟。❸放入鱼肉、猪肉、姜丝煮至米粒开花，加盐、味精调匀，撒葱花即可。

功能效用 鲈鱼有补肝肾、益脾胃之效，对胎动不安、少乳等有食疗作用。

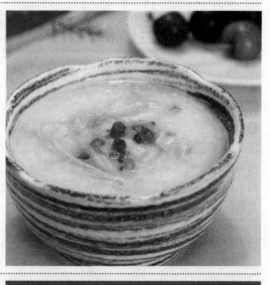

鲈鱼西蓝花粥

材料 大米80克，鲈鱼50克，西蓝花20克，盐、味精、葱花、姜末、料酒适量。

做法

❶大米洗净；鲈鱼切块，用料酒腌渍；西蓝花洗净掰块。❷锅置火上，加清水、大米煮至五成熟。❸放入鱼肉、西蓝花、姜末煮至米粒开花，加盐、味精调匀，撒上葱花。

功能效用 鲈鱼适合孕产妇食用，是健身补血、健脾益气和益体安康的佳品。

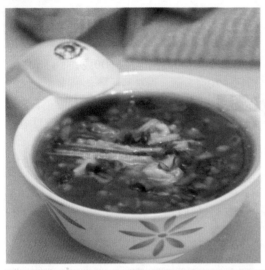

鲤鱼米豆粥

材料 大米、红豆、薏苡仁、绿豆30克，鲤鱼50克，盐、姜葱、料酒适量。

做法

① 大米、红豆、薏苡仁、绿豆洗净，放入清水中浸泡；鲤鱼治净切小块，用料酒腌渍去腥。② 锅置火上，注入清水，加大米、红豆、薏米、绿豆煮至五成熟。③ 放入鲤鱼、姜丝煮至粥将成，加盐调匀，撒葱花便可。

功能效用 鲤鱼有健脾开胃、利尿消肿、止咳平喘、安胎通乳、清热解毒的功效。

鲜滑草鱼粥

材料 草鱼肉50克，腐竹10克，猪骨30克，大米80克，盐、葱花、料酒、枸杞子各适量。

做法

① 大米淘净；草鱼用料酒腌渍；猪骨剁小块，汆水；腐竹温水泡发后切细丝。② 锅置火上，放入大米，加水煮至五成熟。③ 放入草鱼、猪骨、腐竹、枸杞子煮至粥将成，加盐调匀，撒上葱花。

功能效用 草鱼有维持钾钠平衡，消除水肿，调低血压的功效，有利于生长发育。

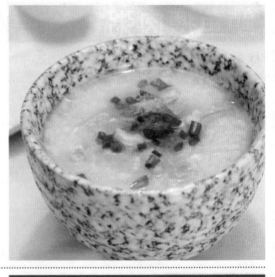

鲜车前草猪肚汤

材料 鲜车前草30克，猪肚130克，薏苡仁、赤小豆各20克，蜜枣3枚，生粉、盐适量。

做法

① 鲜车前草、薏苡仁、赤小豆洗净；猪肚处理干净。② 锅中注水烧沸，加入猪肚汆至收缩，捞出切片。③ 将砂煲内注入清水，煮滚后加入所有食材，小火煲3小时，加盐调味。

功能效用 此汤对脾虚湿盛的妊娠水肿有很好的食疗效果。

产后腹痛

产妇在产褥期内，发生与分娩或产褥有关的小腹疼痛，称为产后腹痛。病因为产后气血运行不畅，瘀滞不通。一般说来，引起女性下腹部疼痛的原因，通常可以分为月经周期引起的疼痛和非月经周期引起的下腹疼痛。可由于产后伤血、百脉空虚、血少气弱、推行无力以致血流不畅而瘀滞，也可由于产后虚弱、寒邪乘虚而入、血为寒凝、瘀血内停不通而致。

典型症状

新产后至产褥期内出现小腹部阵发性剧烈疼痛，或小腹隐隐作痛，多日不解，不伴寒热，常伴有恶露量少，色紫黯有块，排出不畅，或恶露量少，色淡红。

家庭防治

每日按揉腹部数次，轻重自己掌握，一则可以帮助胃肠消化排气，二则有利于子宫复旧，及时排清恶露。

民间小偏方 壹

【用法用量】当归15克，川芎10克，桃仁15克，炙甘草6克，炮姜10克，益母草30克，丹参15克，香附子12克，水煎服。

【功效】活血化瘀，散寒止痛。

民间小偏方 贰

【用法用量】当归15克，熟地黄20克，阿胶15克（烊化），麦冬15克，党参20克，山药20克，甘草6克，续断15克，肉桂5克（焗服），白芍20克，水煎服。

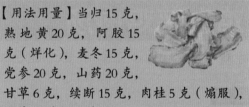

【功效】养血益气。

· 推荐药材食材 ·

【白术】

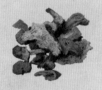

◎具有健脾益气、燥湿利水、止汗、安胎的功效。

【阿胶】

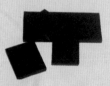

◎具有滋阴、补血、安胎的功效，可治血虚、吐血、衄血、月经不调、胎漏等。

【肉桂】

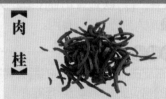

◎性大热，味辛、甘，有补火助阳、引火归源、散寒止痛、活血通经的功效。

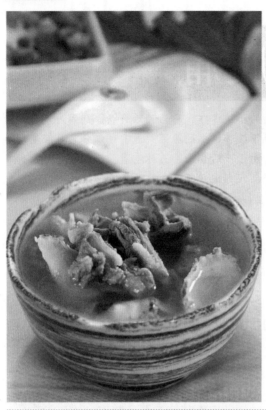

当归生姜羊肉汤

材 料 当归50克，生姜20克，羊肉500克，食盐、酱油、大蒜各适量。

做 法

❶先将羊肉洗净，切成小块，放入沸水锅内汆去血水，捞出凉凉。❷将当归、生姜用水洗净，顺切成大片。❸取砂锅放入适量清水，将羊肉、当归、生姜放入，大火烧沸后，去掉浮沫，改用小火炖至羊肉烂熟，即可食用。

小贴士

买回的新鲜羊肉要及时进行冷却或冷藏，使肉温降到5℃以下，以减少细菌污染，延长保鲜期。

功能效用 此汤是治疗产后腹痛的代表方，当归可补虚劳、化瘀血；生姜、羊肉可暖胞宫、散寒凝。此汤对产后寒凝血瘀引起的腹痛有很好的疗效。

鸡血藤鸡肉汤

材 料 鸡肉200克，鸡血藤、生姜、川芎各20克，盐6克。

做 法

❶鸡肉洗净，汆水；生姜洗净切片；鸡血藤、川芎洗净，放入锅中，加水煎煮，留取药汁备用。❷将汆水后的鸡肉、生姜放入锅中，大火煮开，转小火炖煮1小时，再倒入药汁，煮沸。❸加入盐调味即可食用。

小贴士

带皮的鸡肉含有较多的脂类物质，所以较肥的鸡应该去掉鸡皮再烹制。

功能效用 川芎能活血化瘀，鸡血藤能活血化瘀、通经通络，与川芎配伍，祛瘀能力倍增，对气滞血瘀所致的产后腹痛、闭经痛经、小腹或胸胁刺痛均有很好的疗效。

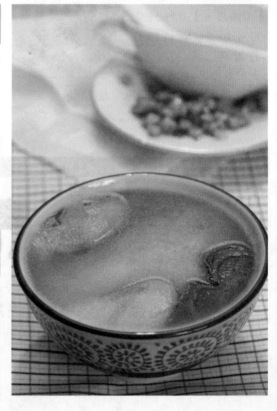

丹参三七炖鸡

材料 乌鸡1只，丹参30克，三七10克，盐5克、姜适量。

做法

①乌鸡洗净切块；丹参、三七洗净，装于纱布袋中。②布袋与鸡同放于砂锅中，加清水600毫升，烧开后，加入姜丝和盐，小火炖1小时，加入味精调味即可。

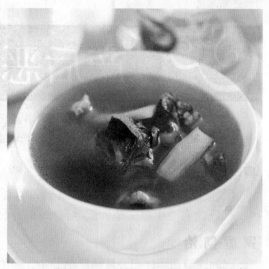

 功能效用 乌鸡滋阴补血，三七、丹参既能止血，又能活血散瘀，可用于治疗各种血瘀、出血证，对产后腹痛有显著效果。

化瘀止痛酒

材料 生地黄250克，丹皮30克，肉桂30克，桃仁30克，白酒500毫升。

做法

①将生地黄、桃仁、丹皮和肉桂捣为细末，和白酒一同煎煮约40分钟。②冷却后，过滤去渣，收贮备用。

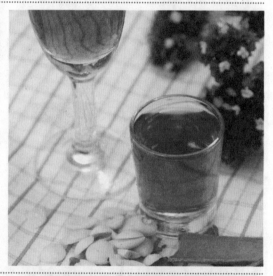

 功能效用 此酒既活血又止血，止血不留瘀，对产后瘀血腹痛、恶露不尽等症均有很好的疗效。

山楂桂皮茶

材料 山楂10克，桃仁10克，桂皮8克，延胡索8克。

做法

①将山楂、桂皮、延胡索、桃仁均洗净，先将桂皮、延胡索、桃仁放入锅中；锅中加水700毫升，大火煮开转小火煮10分钟。②再放入山楂，煎煮3分钟即可关火，取汁饮用。

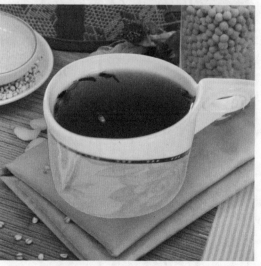

 功能效用 此茶既活血又散寒，对产后内有瘀血阻滞所引起的腹痛有疗效。

产后恶露不尽

产后血性恶露持续10天以上，仍淋漓不尽，称"产后恶露不尽"。是由气血运行失常、血瘀气滞引起的，可服用具有活血化瘀功效的药物进行治疗。

典型症状

产后血性恶露不尽，量或多或少，色淡红、暗红或紫红，或有恶臭气，可伴神疲懒言、气短乏力、小腹空坠，或伴有小腹疼痛拒按。

家庭防治

产后注意适当休息，注意产褥卫生，避免受风寒。且要增加营养，不宜过食辛燥之物，提倡做产后保健操。

民间小偏方　　壹

【用法用量】鸡蛋3个，阿胶30克，米酒100克，精盐1克，先将鸡蛋打入碗里，用筷子均匀地打散，再把阿胶打碎放在锅里浸泡，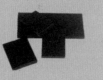加入米酒和少许清水用小火炖煮，待煮至胶化后倒入打散的鸡蛋液，加上一点盐调味，稍煮片刻后即可盛出食用。

【功效】此方对产后阴血不足、血虚生热、热迫血溢引起的恶露不尽有治疗作用。

民间小偏方　　贰

【用法用量】取个大、肉多的新鲜山楂30克，红糖30克，先清洗干净山楂，然后切成薄片，晾干备用。在锅里加入适量清水，放在火上，用大火将山楂煮至烂熟，再加入红糖稍微煮一下，出锅后即可给产妇食用，每天最好食用2次。

【功效】可以促进恶露不尽的产妇尽快化瘀，排尽恶露。

· 推荐药材食材 ·

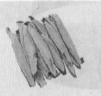
【黄芪】
◎补气固表、利尿排毒、排脓敛疮、生肌，用于中气下陷所致的崩漏带下等病症。

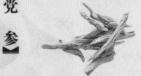
【党参】
◎具有补中益气、健脾益肺的功效，可用于脾肺虚弱、气短心悸、内热消渴等。

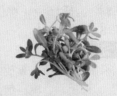
【马齿苋】
◎具有清热解毒、散血消肿、止血凉血的功效，主治产后子宫出血、便血等病症。

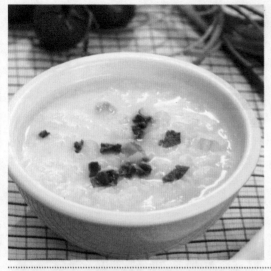

芥菜大米粥

材料 芥菜20克，大米90克，盐2克，香油适量。

做法

❶大米洗净泡发；芥菜洗净，切碎。❷锅置火上，注入清水，放入大米，煮至米粒开花。❸放入芥菜，改用小火煮至粥成，加入盐入味，再滴入香油，拌匀即可食用。

功能效用 芥菜与补中益气的大米合熬为粥，能补中益气。

苦瓜菊花猪瘦肉汤

材料 瘦肉400克，苦瓜200克，菊花10克，盐、鸡精各5克。

做法

❶瘦肉洗净，切块，氽水；苦瓜洗净，去子去瓤，切块；菊花洗净。❷锅中注水，烧沸，放入瘦肉、苦瓜、菊花慢炖，1.5小时后，加入盐和鸡精调味，出锅装入炖盅即可。

功能效用 此汤既可清热解毒、又能补虚，可用来治疗血热型产后恶露不绝。

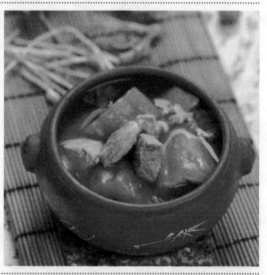

猪肉莴笋粥

材料 莴笋100克，猪肉120克，大米80克，味精、盐、酱油、葱花适量。

做法
❶猪肉洗净，切丝；莴笋洗净，去皮，切丁；大米淘净。❷锅中放水，下入大米，旺火煮开，入猪肉、莴笋，煮至肉熟。❸改小火将粥熬化，调味，撒上葱花即可。

功能效用 莴笋与猪肉合熬煮粥，能补虚养血、滋阴润燥，可治疗产后恶露不净等病症。

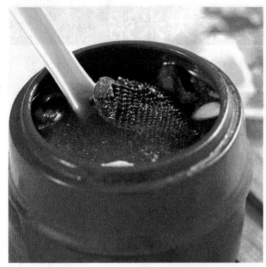

花旗参炖乌鸡

材料 花旗参10克，香附10克，红枣5枚，乌鸡1只，川贝母3克，盐5克。

做法

❶鸡洗净，斩块，放入炖盅内；香附洗净，煎水备用；花旗参、川贝母、红枣均洗净。❷花旗参、川贝母、红枣、乌鸡一起倒入炖盅内，倒入香附汁。❸在火上炖4小时，再加入盐调味即可。

功能效用 此品有补中、益气、生津、活血化瘀、行气止痛的功效。

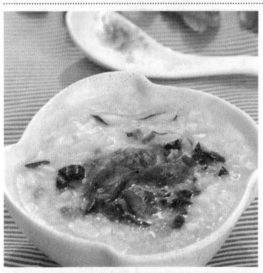

洋葱豆腐粥

材料 大米120克，豆腐50克，青菜、猪肉、洋葱、虾米、盐、味精、香油。

做法

❶豆腐切块；青菜切碎；洋葱切条；猪肉切末；虾米洗净；米泡发。❷锅中注水，入大米烧开，改中火下入猪肉、虾米、洋葱煮至虾米变红。❸放入豆腐、青菜熬至粥成，加盐、味精调味，淋上香油搅匀即可。

功能效用 洋葱有抗糖尿病、杀菌的作用，可用于治疗妇女产后恶露淋漓等症。

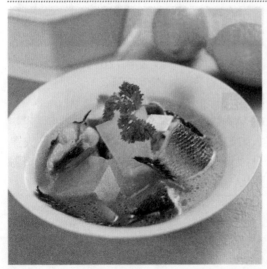

冬瓜黑鱼汤

材料 大黑鱼500克，冬瓜500克，白术、泽兰各10克，盐、黄酒、葱段、生姜片各适量。

做法

❶冬瓜洗净，切片；黑鱼处理干净，切段；白术、泽兰洗净，煎取药汁。❷黑鱼下油锅稍煎，加水、冬瓜、黄酒、盐、白糖、葱姜，煮至鱼熟瓜烂。❸倒入药汁，调味。

功能效用 此品既补气又活血，适合气血亏虚并有瘀滞的产后恶露患者食用，也有利于产后伤口的恢复。

白果莲子糯米乌鸡汤

材料 乌鸡1只，白果25克，莲子、糯米各50克，胡椒、盐各适量。

做法

①乌鸡洗净，斩件，入沸水中汆烫；糯米洗净，用水浸泡。②白果洗净备用；莲子去莲心，泡发备用。③将乌鸡、白果、莲子、糯米放入炖盅中，加开水适量，放入锅内炖蒸2小时，再放入盐、胡椒调味即可。

 功能效用 此汤能健脾补肾、补益气血、止带、除恶露。

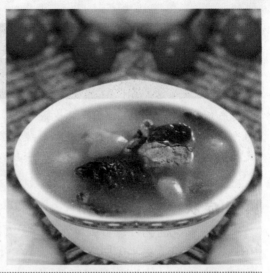

无花果煲猪肚

材料 无花果20克，猪肚1个，蜜枣适量，盐、醋、鸡精、老姜各适量。

做法

①猪肚处理干净；无花果、蜜枣洗净，姜洗净，去皮切片。②锅中注水烧开，将猪肚汆去血沫后捞出。③将所有食材一同放入砂煲中，加清水，大火煲滚后改小火煲2小时，调味。

 功能效用 本品具有补虚损、健脾胃的功效，对产后气血亏虚引起的恶露不绝有一定的食疗效果。

小米鸡蛋粥

材料 小米100克，鸡蛋2个，红糖100克，清水适量。

做法

①小米淘洗干净。②将锅置火上，倒入适量清水，放入小米，先用武火煮沸后，再改用文火熬煮至粥浓，打入鸡蛋，略煮即成。

 功能效用 补脾胃、益气血、活血脉，适用于产后虚弱、口干口渴、虚泻血痢、恶露不净等。

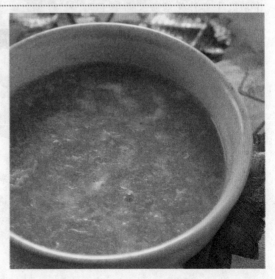

产后缺乳

　　产后哺乳期内，产妇乳汁甚少或全无，称为产后缺乳。本病有虚实之分。虚者多为气血虚弱、乳汁化源不足所致，一般以乳房柔软而无胀痛为辨证要点。实者则因肝气郁结、气滞血凝或乳汁不行所致，一般以乳房胀硬或痛，或伴身热为辨证要点。此外，产妇缺乳与产妇的营养、睡眠、健康状态密切相关。

典型症状

　　产妇在哺乳时乳汁甚少或全无，不足够甚至不能喂养婴儿是缺乳的明显症状。多发生在产后 2～3 天至半个月内。

家庭防治

　　哺乳妈妈常会在喂奶时感到口渴，这是正常的现象。妈妈在喂奶时要注意补充水分，或是多喝豆浆、杏仁粉茶、果汁、原味蔬菜汤等。水分补充适度即可，这样乳汁的供给才会既充足又富含营养。

民间小偏方　　　　壹

【用法用量】人参3克，茯苓10克，甘草3克，芍药6克，川芎3克，当归6克，枳壳6克，桔梗4.5克，用水煎服，每日1剂，每日服2次。

【功效】可补气活血、通络下乳。

民间小偏方　　　　贰

【用法用量】取红豆50～100克，洗净，加水700毫升，入锅中，大火煮至豆熟汤成，去豆饮汤。
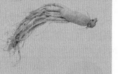
【功效】适用于产后乳房肿胀、乳脉气血壅滞所致的乳无汁。

·推荐药材食材·

红衣花生
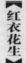
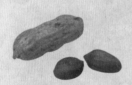
◎具有健脾和胃、养血止血、润肺止咳、利尿、下乳的功效。

猪蹄
◎具有补虚弱、填肾精、健足膝、下乳汁等功效。

鲈鱼
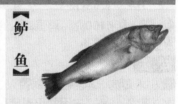
◎具有益脾胃、补肝肾的功效，主治脾虚泻痢、筋骨萎弱、胎动不安、产后缺乳等。

莲子土鸡汤

材料 土鸡肉300克，姜1片，莲子30克，盐、鸡精粉、味精各适量。

做法

1 先将土鸡洗净剁成块，入沸水中汆去血水；莲子洗净，泡发。2 将鸡肉、莲子一起放入炖盅内，加开水适量，隔水蒸2个小时。3 加入盐、鸡精粉、味精调味即可。

 功能效用 本品具有温中益气、补益气血、补虚损、健脾胃的功效，对产后气血亏虚引起的缺乳有很好的补益效果。

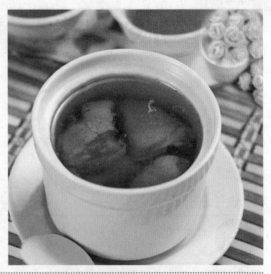

竹笋鲫鱼汤

材料 冬笋200克，鲫鱼1条(约300克)，黄酒、姜丝、葱、盐、味精各适量。

做法

1 鲫鱼处理干净，加黄酒、姜丝、精盐腌渍。2 锅置旺火上，下油，八成热时，放入鲫鱼两面煎黄，倒入冬笋和姜丝，注入清水烧开后，转小火煮至熟透，加入味精调味即可。

 功能效用 此汤对产后乳汁不行有很好的食疗效果。

萝卜干蜜枣猪蹄汤

材料 萝卜干30克，猪蹄600克，通草8克，蜜枣5枚，盐5克。

做法

1 萝卜干浸泡1小时，洗净切块；蜜枣洗净；通草洗净，煎汤。2 猪蹄斩件，洗净，飞水；烧锅，放入清水，煮沸加入以上材料，大火煲滚，改小火煲3小时，加盐调味。

 功能效用 猪蹄具有补虚弱、填肾精、下乳汁等功效，多食可改善因贫血所致的乳汁不行，是常用的下乳佳品。

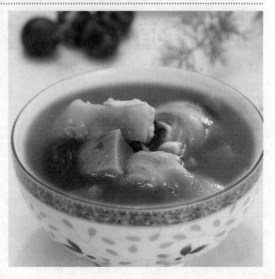

百病食疗大全

通草丝瓜对虾汤

材料 通草6克，对虾8只，丝瓜200克，食油、葱段、蒜、盐各适量。

做法

① 将通草、丝瓜、对虾分别洗干净；虾去泥肠。② 将葱切段；蒜切成细末；丝瓜切条状。③ 起锅，倒入食用油，下虾、通草、丝瓜、葱段、蒜末、盐，用中火煎至将熟时，再放些高汤，烧开即可。

功能效用 此汤对产后乳少、乳汁不行以及乳腺炎均有辅助治疗作用。

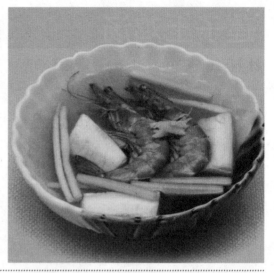

猪蹄凤爪冬瓜汤

材料 猪蹄250克，鸡爪150克，冬瓜、花生各适量，木香10克，盐、鸡精、姜片各适量。

做法

① 猪蹄洗净，斩块，汆水；鸡爪洗净；冬瓜去瓤，洗净切块；花生洗净。② 木香洗净，煎汁备用。③ 将猪蹄、鸡爪、姜片、花生放入炖盅，注入清水，大火烧开，放入冬瓜，改小火煮2小时，加盐、鸡精调味。

功能效用 此汤既补虚又通络，对产后缺乳、乳络不通者效果显著。

枸杞香猪尾

材料 猪尾250克，王不留行10克，牛膝8克，枸杞子适量，盐3克。

做法

① 猪尾洗净，剁段，汆水；枸杞子洗净，浸水片刻。② 将猪尾、枸杞子、王不留行放入瓦煲内，加入适量清水，大火烧沸后改小火煲1.5小时，加盐调味即可。

功能效用 此汤具有行血通经、催生下乳、消肿敛疮的功效。

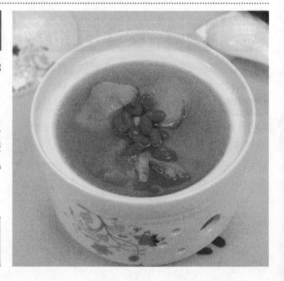

乳腺炎

乳腺炎是指乳腺的急性化脓性感染，是产褥期的常见病，是引起产后发热的原因之一，最常见于哺乳期妇女，尤其是初产妇。

典型症状

在开始时患侧乳房胀满、疼痛，哺乳时尤甚，乳汁分泌不畅，乳房结块或有或无，食欲欠佳，胸闷烦躁等。然后，局部乳房变硬，肿块逐渐增大。常可在 4 ～ 5 日内形成脓肿，可出现乳房搏动性疼痛，局部皮肤红肿、透亮。

家庭防治

可采用按摩的方式治疗。操作前清洗双手、修剪指甲，病人平卧，涂抹润滑油（可用橄榄油），轻拉乳头数次，一手托起乳房，另一手拇指与其余四指分开，五指屈曲，拇指指腹由乳根部顺乳管走向向乳晕方向呈螺旋状推进，另一手示指于对侧乳晕部配合帮助乳汁排出。注意拇指着力点在于向前推进，而不是向下压。两手要轻柔，避免顶触乳房增加病痛。根据病情，每日 1 ～ 3 次，每次 30 分钟，每侧 15 分钟。

民间小偏方　壹

【用法用量】粳米 100 克，蒲公英 50 克，将蒲公英煎水取汁，加粳米煮粥，每日分服。

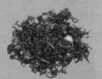

【功效】对乳腺炎溃破后脓尽余热未清者，有显著功效。

民间小偏方　贰

【用法用量】葱须不限量，枯矾少许，将葱须洗净，切碎放入枯矾同捣为泥，捏成黄豆大小丸，每服 4 丸，每日 2 ～ 3 次，服后微发汗。

【功效】治乳疮，具有消肿散瘀、行气活血的作用。

• 推荐药材食材 •

【白蒺藜】
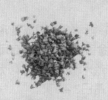

◎具有平肝解郁、活血祛风的功效，主治胸胁胀痛、乳房胀痛等。

【红豆】
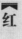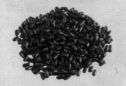

◎具有和血排脓、消肿解毒的功效，可治水肿、痈肿等症。

【丝瓜】
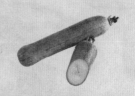

◎具有清热化痰、凉血解毒的功效，主治乳汁不通、痈肿等症。

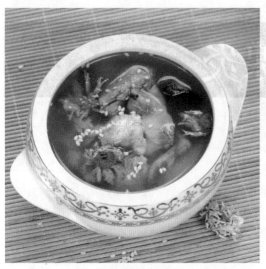

茯苓菊花猪瘦肉汤

材料 猪瘦肉400克，茯苓10克，菊花20克，白芝麻少许，盐5克，鸡精2克。

做法

①瘦肉洗净，切块，汆水；茯苓洗净，切片；菊花、白芝麻洗净。②将瘦肉、茯苓、菊花放入炖锅中，加入清水，炖2小时，加入盐和鸡精，撒上白芝麻关火即可。

功能效用 该方具有疏风清热、解毒消肿、利尿泻火的功效，对急性乳腺炎有一定的辅助治疗作用。

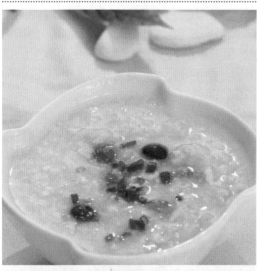

豆腐杏仁花生粥

材料 豆腐、南杏仁、花生仁各20克，大米110克，盐2克，味精1克，葱花3克。

做法

①豆腐切小块；大米洗净泡发半小时。②锅置火上，注水后，放入大米用大火煮至米粒开花。③放入南杏仁、豆腐、花生仁，改用小火煮至粥浓稠时，加入盐、味精，撒上葱花即可。

功能效用 常食用此粥，有清热解毒的功效，可治疗乳腺炎。

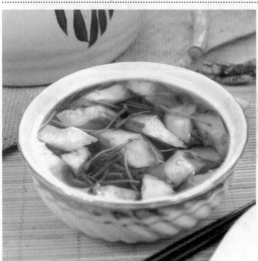

丝瓜银花饮

材料 金银花40克，丝瓜500克。

做法

①丝瓜、金银花洗净；丝瓜切成菱形块状。②锅中下入丝瓜、金银花，加水1000毫升，大火煮开后转中火煮5分钟即可。③可分数次食用，每次300毫升，每日3～5次。

功能效用 丝瓜可清热解毒、通络下乳。金银花清热泻火、解毒消肿，两者合用，清热效果更佳。

胡萝卜玉米罗汉粥

材料 罗汉果、郁李仁各15克，大米100克，胡萝卜、玉米、冰糖适量。

做法

❶大米淘净，入清水浸泡。❷罗汉果放入纱布袋，扎紧封口，放入锅中加适量清水熬汁。❸锅置火上，放入大米、郁李仁，加清水、兑入汤汁煮至八成熟。放入胡萝卜丁、玉米煮至米粒开花，放入冰糖熬煮调匀。

功能效用 常食用此粥，可辅助治疗乳腺炎。

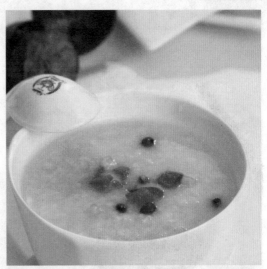

莲藕红豆汤

材料 猪瘦肉250克，莲藕300克，红豆50克，蒲公英10克，姜丝、盐、料酒各适量。

做法

❶将猪瘦肉洗净，切块；莲藕去皮，洗净，切段；红豆洗净；蒲公英洗净，用纱布包好。❷锅内加水，放入猪肉、莲藕、红豆、料酒、姜丝，大火烧沸，用小火煮1小时。❸加入蒲公英包煎10分钟，加盐即成。

功能效用 此汤对辅助治疗急性乳腺炎有很好的效果。

三蔬海带粥

材料 胡萝卜、圣女果、西蓝花、海带丝各20克，大米90克，盐、味精适量。

做法

❶大米浸泡半小时；圣女果、胡萝卜切小块；西蓝花掰小朵。❷锅置火上，加水、大米，大火煮至米粒开花，入圣女果、西蓝花、胡萝卜、海带。❸小火煮至粥成，加盐、味精调味。

功能效用 常食用此粥，可清热解毒。

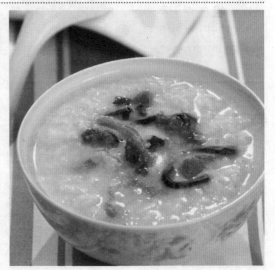

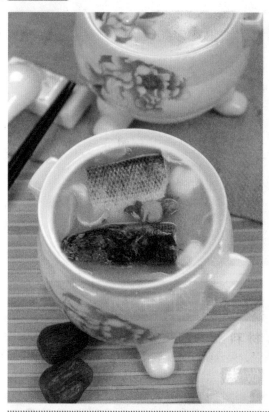

马蹄百合生鱼汤

材料 生鱼300克，马蹄200克，白茅根10克，无花果、淮山、百合、枸杞子各适量，盐少许。

做法

❶生鱼宰杀收拾干净，切块，汆水；马蹄去皮洗净；无花果、淮山均洗净；百合、枸杞泡发洗净。❷将生鱼、马蹄、无花果、淮山、白茅根均放入汤煲中，加入适量清水，大火烧开后用中火炖1小时。❸再放入百合、枸杞子慢慢炖煮10分钟，加入盐调味即可食用。

功能效用 生鱼可补虚、敛疮生肌，促进伤口愈合，对术后急性乳腺炎患者有很好的食疗效果，可预防伤口感染，对乳腺炎初期效果亦佳，能有效缓解红、肿、热、痛症状。

蒲公英茶

材料 蒲公英15克，王不留行10克，金银花8克，甘草6克。

做法

❶将蒲公英、王不留行、金银花、甘草分别洗净。❷先将王不留行、甘草放入锅中，加水700毫升，大火煮开。❸加入蒲公英、金银花，转小火煮5分钟即可关火，滤去药渣，留汁饮用。

小贴士

选购蒲公英应以身干、叶多、色灰绿、根完整、花黄、无杂质者为佳。贮存于通风干燥处，防潮，防蛀。

功能效用 此茶可清热解毒、凉血排脓、疏肝通乳，对急性乳腺炎患者有很好的辅助治疗作用。

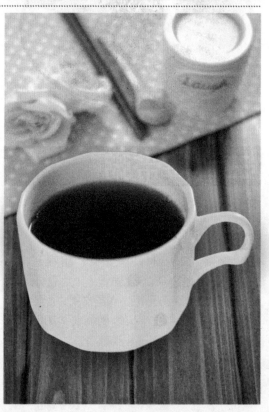

乳腺增生

　　乳腺增生症是正常乳腺小叶生理性增生与复旧不全，乳腺正常结构出现紊乱，属于病理性增生，它是既非炎症又非肿瘤的一类病。在青春期或青年女性中，经前有乳房胀痛、有时疼痛会波及肩背部，经后乳房疼痛逐渐自行缓解，仅能触到乳腺有些增厚，无明显结节，这些是属于生理性的增生，不需要治疗。

典型症状

　　最明显的症状是乳房疼痛。乳房疼痛常于月经前数天出现或加重，行经后疼痛明显减轻或消失。疼痛亦可随情绪变化、劳累、天气变化而波动。这种与月经周期及情绪变化有关的疼痛是乳腺增生病临床表现的主要特点。

家庭防治

　　左手上举或叉腰，用右手检查左乳，以指腹轻压乳房，触摸是否有硬块，由乳头开始做环状顺时针方向检查，触摸时手掌要平伸，四指并拢，用食指、中指、无名指的末端指腹按顺序轻抚乳房的外上、外下、内下、内上区域，最后是乳房中间的乳头及乳晕区。

民间小偏方　　　壹

【用法用量】将250毫升左右的食用醋倒入铝锅中，取新鲜鸡蛋1～2个打入醋里，加水煮熟，吃蛋饮汤，1次服完。
【功效】可治疗乳腺增生。

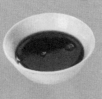

民间小偏方　　　贰

【用法用量】皂刺、陈皮、水八角各15克，木莲藤、白蒺藜花、炮山甲各30克，昆布、海藻各10克，龙衣5克，共研细粉，加水搓为绿豆大小的药丸。每次服5克，每日2次，以黄酒100毫升冲服。
【功效】可治疗乳腺增生。

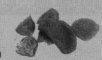

· 推荐药材食材 ·

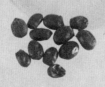

【荔枝核】

◎性温，味甘、微苦，有行气散结、祛寒止痛的功效。

【西蓝花】

◎补骨髓、润脏腑、清热止痛，主治久病体虚、肢体痿软等症。

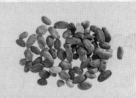

【瓜蒌】

◎具有清热涤痰、宽胸散结的作用，用于乳痈、肺痈、肠痈肿痛等症。

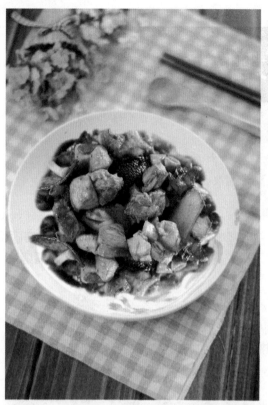

青皮炒兔肉

材料 青皮12克，生姜9克，兔肉150克，料酒、盐、花椒、大葱、姜末、酱油、味精、麻油各适量。

做法

①青皮用温水泡后切小块。②兔肉洗净，切丁，用盐、姜末、葱段、料酒、酱油等稍腌渍。③锅中放油，将兔肉翻炒至肉色发白，然后放入青皮、花椒、生姜、葱段等继续翻炒；待兔肉丁熟时，加酱油、味精等，炒至收干水分，淋上麻油即成。

功能效用 青皮可理气散结、行气止痛，对乳房有结节、胸胁刺痛、经前乳房胀痛明显的乳腺增生患者有很好的治疗效果；兔肉可疏肝解郁、清热解毒、益气补虚，对乳腺增生、乳房疼痛有烧灼感的患者效果较佳。

佛手黄精炖乳鸽

材料 乳鸽1只，佛手10克，黄精15克，枸杞子少许，盐、葱各3克，姜片5克，天麻适量。

做法

①乳鸽收拾干净；天麻、黄精洗净稍泡；枸杞子洗净泡发；葱洗净切段。②热锅注水烧沸，下乳鸽滚尽血渍，捞起。③炖盅注入水，放入天麻、黄精、枸杞子、乳鸽，大火煲沸后改为小火煲3小时，放入葱段，加盐调味即可。

小贴士 应选择皮肤无充血痕迹、无鸽豆、胸肉肥厚、有弹性、有光泽、无异味的鸽肉。食用不完的应放入冰箱冷藏并尽快食用。

功能效用 理气散结、舒肝健脾、活血化瘀，对胸胁胀痛或刺痛、经前乳房胀痛均有疗效。

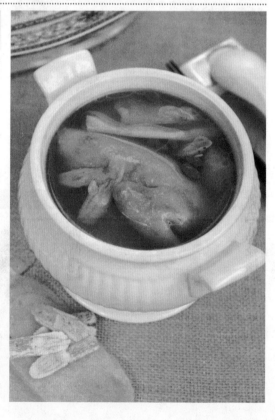

香附豆腐泥鳅汤

 材 料 泥鳅300克，豆腐200克，香附10克，红枣15克，盐少许，味精3克，高汤适量。

做 法

❶将泥鳅处理干净，备用；豆腐切小块；红枣洗净；香附洗净，煎汁备用。❷锅上火倒入高汤，加入泥鳅、豆腐、红枣煲至熟，倒入香附药汁，再次煮开后，加入盐、味精即可食用。

功能效用 活血化瘀、理气止痛，对乳腺增生引起的乳房灼热疼痛有疗效。

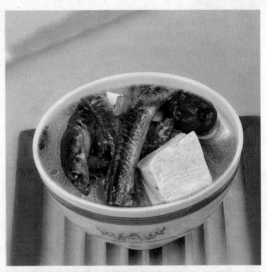

佛手元胡猪肝汤

材 料 佛手10克，延胡索10克，制香附8克，猪肝100克，盐、姜丝、葱花各适量。

做 法

❶将佛手、延胡索、制香附洗净，备用。❷放佛手、延胡索、制香附入锅内，加适量水煮沸，再用小火煮15分钟左右。❸加入已洗净切好的猪肝片，放适量盐、姜丝、葱花，熟后即可食用。

功能效用 此汤能补血调经，对月经不调、乳腺增生患者有益处。

海带海藻瘦肉汤

材 料 瘦肉350克，海带、海藻各适量，盐6克。

做 法

❶瘦肉洗净，切件；海带洗净，切片；海藻洗净。❷将瘦肉汆一下，去除血腥。❸将瘦肉、海带、海藻放入锅中，加入清水，炖2小时至汤色变浓后，加入盐即可。

 功能效用 此汤能消除乳腺增生的隐患，是乳腺增生患者的食用佳品。

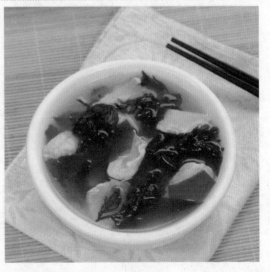

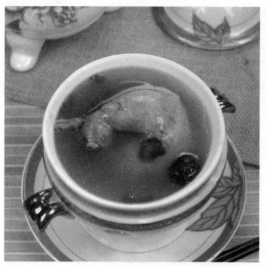

田七薤白鸡肉汤

材料 鸡肉350克，枸杞子20克，田七、薤白、红枣各少许，盐5克。

做法

① 鸡收拾干净，斩件，汆水；田七洗净，切片；薤白洗净，切碎；枸杞子、红枣洗净。

② 将鸡肉、田七、薤白、枸杞子、红枣放入锅中，加适量清水，用小火慢煲2小时加盐即可。

功能效用 行气止痛，对气滞血瘀型乳腺增生有很好的疗效。

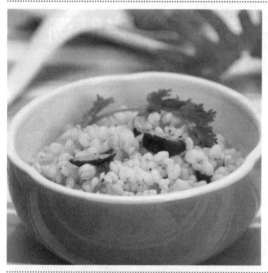

山楂茉莉高粱粥

材料 茉莉花适量，高粱米70克，红枣20克，山楂10克，白糖适量。

做法

① 高粱米泡发洗净；红枣洗净切片；茉莉花洗净；山楂洗净。② 锅置于火上，倒入清水，放入红枣、高粱米煮至熟透。③ 加入山楂、茉莉花同煮至粥成浓稠状，加入白糖拌匀即可。

功能效用 此粥可疏肝解郁、调畅情绪，对乳腺增生患者有一定的辅助治疗效果。

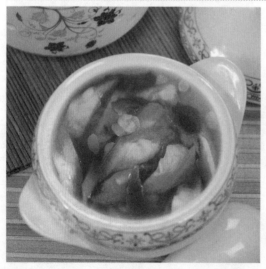

柴胡橘皮饮

材料 柴胡10克，延胡索适量，鲜橘皮15克，丝瓜10克，水600毫升。

做法

① 丝瓜去皮，洗净切块；柴胡、延胡索洗净，煎汁。② 将橘皮、丝瓜放入锅中，加水，旺火煮开转小火煮15分钟。③ 倒入药汁，煮沸后关火，加少许白糖，代茶饮。

功能效用 理气通络，化瘀止痛，对肝郁气滞型的乳腺增生者有一定的食疗效果。

功能性子宫出血

由于内分泌失调所致的子宫内膜发生异常出血为功能性子宫出血，简称功血。

典型症状

临床上分为无排卵型和排卵型。无排卵型功血的症状有：经期紊乱，出血量时多时少，伴有贫血等，多生发于青春期和围绝经期妇女；排卵型功血多发生于生育期妇女，症状有经期提前等。

家庭防治

注意经期卫生，除了要预防全身疾病的发生外，还必须注意经期卫生，每日要清洗会阴部1 2次，并勤换月经垫及内裤；劳逸适度，尽量避免精神过度紧张。

民间小偏方　壹

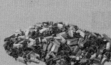

【用法用量】绿茶1克，益母草（干品）20克。以上2味用沸水冲泡大半杯，加盖，5分钟后可饮，可反复冲泡饮至味淡为止。

【功效】主治原发性痛经（指生殖器官无明显器质性病变的痛经），功能性子宫出血兼高血压者亦宜。

民间小偏方　贰

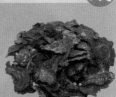

【用法用量】川芎25克，白酒30毫升。川芎、白酒置容器内，再加水250毫升浸泡1小时后，用文火炖煮，分2次服。不饮酒者可单加水炖服。

【功效】活血化瘀。主治功能性子宫出血。

· 推荐药材食材 ·

【田七】

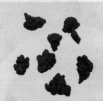

◎具有止血、散血、定痛之功效。主治跌扑瘀肿、胸痹绞痛、血瘀经闭、痛经、产后瘀阴腹痛、疮痈肿痛等。

【人参】

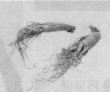

◎大补元气、复脉固脱、补脾益肺、生津止渴、安神益智。用于劳伤虚损、虚咳喘促、妇女崩漏及一切气血津液不足等症。

【红枣】

◎补脾益气，养血安神。适用于气血不足、月经不调、闭经痛经、血虚头痛、眩晕及便秘等症。

莲藕炖排骨

材料 莲藕250克，排骨300克，槐花10克，葱、姜、盐、味精、蒜各适量。

做法

① 莲藕洗净，去皮，切成大块；槐花洗净备用。② 将排骨下入沸水中汆去血水后，捞出。③ 锅中下入排骨、姜片、蒜、莲藕，加适量清水炖1小时后，加入槐花，续煮3分钟，撒入葱花，加入调味料即可。

 功能效用 凉血止血、清肝泻火，可用于治疗血热妄行引起的各种出血病症。

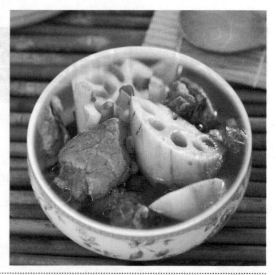

猪骨黄豆丹参汤

材料 猪骨400克，黄豆250克，丹参20克，桂皮10克，料酒5毫升，盐、味精各适量。

做法

① 将猪骨洗净，捣碎；黄豆去杂，洗净。② 丹参、桂皮用干净纱布包好；砂锅加水，将猪骨、黄豆、纱布袋放入锅中，大火烧沸，改用小火炖煮约1小时，拣出布袋，加入盐、味精、料酒即可。

 功能效用 行血止血、暖宫散寒，对寒凝血瘀型功能性子宫出血有较好的疗效。

槐花猪肠汤

材料 猪肠100克，三七各15克，槐花8克，蜜枣20克，盐、姜片各适量。

做法

① 三七、槐花、蜜枣均洗净。② 将猪肠、蜜枣、三七、生姜放入瓦煲内，再倒入适量清水，以大火烧开，转小火炖煮20分钟。③ 再下入槐花炖煮3分钟，加盐调味即可。

 功能效用 清热凉血、止血排脓，对功能性子宫出血的患者有一定的食疗效果。

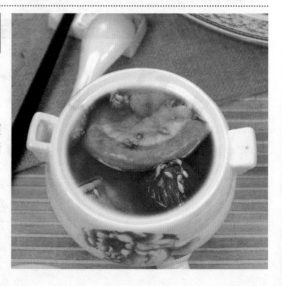

艾蒿茶

 材料 晒干的艾蒿30克，水3杯，蜂蜜2大匙。

做法

①晒干的艾蒿去掉灰尘，切成几段。②将水倒入晒干的艾蒿中。③用筛子过滤出浸泡艾蒿的汤。④把浸泡艾蒿的汤放入碗中，放入少量蜂蜜，趁热喝。

功能效用 艾蒿具有理气血、逐寒湿、温经止血的功效，能使身体暖和，能缩短出血和凝血时间，具有超强的止血作用，尤其适合虚寒性子宫出血。

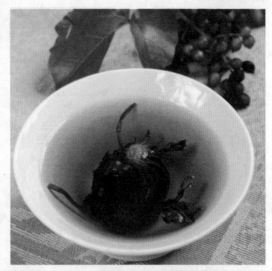

田七炖乌鸡

材料 当归20克，田七8克，乌鸡肉250克，盐5克，味精3克，蚝油5克，枸杞子10克。

做法

①当归、田七洗净；田七砸碎，当归切成片。②乌鸡洗净，斩块，氽水。③将当归、乌鸡、田七、枸杞子放入锅中，加水，大火煮开，转小火煮2小时，加盐、味精、蚝油调味即可。

功能效用 补血活血、调经止痛、调补气血，对功能性子宫出血的患者有较好的食疗效果。

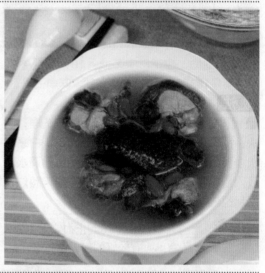

人参莲枣炖乌鸡

 材料 人参15克，红枣10枚，山药75克，乌鸡500克，莲子50克，食用油、味精、盐适量。

做法

①将乌鸡去毛杂，洗净斩块；人参、红枣、莲子、山药用水略冲。②将乌鸡、人参、红枣、莲子、山药置锅中，加水用小火炖烂。③调入油、味精、盐即可。

功能效用 此品有益气摄血的功效，对气虚引起的内分泌失调、功能性子宫出血的患者大有益处。

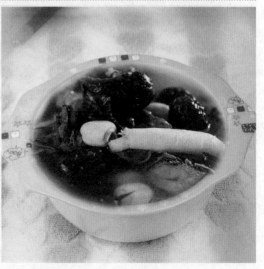

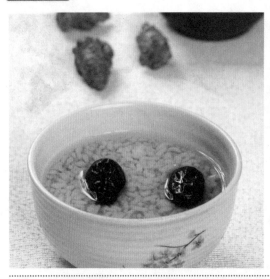

三七粉粥

材料 三七粉3克，红枣5枚，粳米100克，红糖适量。

做法

①粳米洗净；红枣去核，洗净备用。②将三七粉、红枣、粳米一同放入锅中，加水适量煮粥。③待粥将成时，加入红糖搅拌融化即可食用。

 功能效用 此粥既止血又补血，可用于辅助治疗血瘀引起的子宫出血、崩漏下血等病症。

墨鱼鸡肉汤

材料 地榆、槐花、白茅根各10克，红枣10颗，墨鱼100克，鸡肉200克，盐、味精适量。

做法

①将墨鱼泡发开，洗净，切块；鸡肉洗净，切块；红枣洗净去核。②将地榆、槐花、白茅根洗净装入纱布袋，扎紧。③锅内加适量清水，放入墨鱼、鸡块及纱布袋，炖至墨鱼肉熟烂，捞起药袋丢弃，加盐、味精调服。

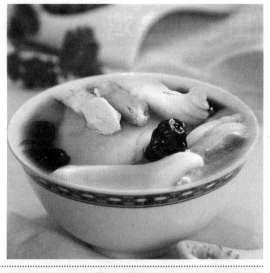

 功能效用 此汤补益气血、收敛止血，对功能性子宫出血有较好的疗效。

乌梅汁

材料 乌梅10颗，冰糖适量。

做法

①将乌梅洗净备用；汤锅上火，加入适量清水，大火煮开。②转用小火慢慢炖煮，直至汤色变成透明深棕色、梅肉化开为止。③继续煎煮，将汤汁煮成浓缩汁，加少许冰糖调味即可。

 功能效用 此汤可潜阳敛阴、清热润燥。对功能性子宫出血有一定的食疗作用。

子宫脱垂

子宫从正常位置沿阴道下降，子宫颈外口达坐骨棘水平以下，甚至子宫全部脱出于阴道口外，称为子宫脱垂。常伴有阴道前、后壁膨出。分娩损伤是发生子宫脱垂的解剖学基础。而未产妇发生子宫脱垂是因生殖器官支持组织发育不良所致。此外，在上述病因基础上，患有长期慢性咳嗽、便秘、腹水或盆腹腔巨大肿瘤均可引起。

典型症状

本病主要病因是盆底支持组织的损伤、薄弱。该病多发于产后体质虚弱，气血受损，分娩时用力太大等。

家庭防治

无论何种程度的子宫脱垂治疗时都应首先考虑增强患者体质，提高机体的抗病能力。注意生活细节可有效防治子宫脱垂，例如：如注意卧床休息，睡时宜垫高臀部或脚部，抬高两块砖的高度；避免长期站立或下蹲、屏气等增加腹压的动作。保持大小便的通畅；适当进行身体锻炼，提高身体素质。

民间小偏方 壹

【用法用量】金樱子干品适量。上药水煎取汁2次，去渣浓缩煎液，以每毫升煎液相当于生药1克为度。每日服120毫升，分早、晚2次服，3日为1疗程。

【功效】滋补肾阴。适用于子宫脱垂。

民间小偏方 贰

【用法用量】黄鳝2条，生姜3片，盐少许。黄鳝去内脏切成段，加姜、盐、适量水煮汤，熟后饮汤食肉。每日1次，连服3～4周。
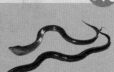
【功效】本方温补脾胃、益气养血，对气虚所致的子宫脱垂有良效。

• 推荐药材食材 •

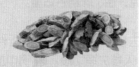
黄芪
◎具有益气固表、利水消肿、敛汗固脱等功效。用于气虚乏力、血虚萎黄、表虚自汗、内热消渴等症。

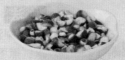
芡实
◎固肾涩精、补脾止泄。治遗精、淋浊、带下、小便不禁、大便泄泻、夜尿等症。

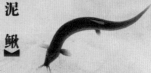
泥鳅
◎具有暖脾胃、祛湿、壮阳、止虚汗、强精补血之功效，可辅助治疗阳痿、痔疮等症。

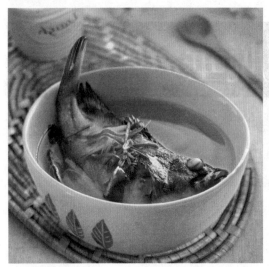

黄芪山药鱼汤

材 料 黄芪15克，山药20克，鲫鱼1条，姜丝、葱花、盐适量。

做 法

❶鲫鱼处理干净，在两侧各划一刀。❷将黄芪、山药放入锅中，加适量水煮沸，然后转小火熬煮约15分钟后转中火，放入鲫鱼煮约10分钟。❸鱼熟后，放入姜、葱、盐调味。

 功能效用 此汤可提高机体免疫力，增强患者体质，对子宫脱垂有一定改善。

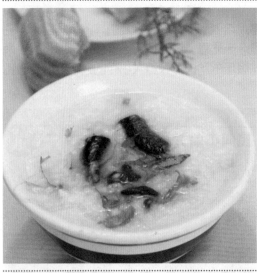

飘香鳝鱼粥

材 料 鳝鱼50克，大米100克，盐、味精、料酒、香菜叶、枸杞子、胡椒。

做 法

❶大米洗净；鳝鱼洗净切小段。❷鳝鱼段入油锅，加料酒、盐炒熟。❸锅置火上，放入大米，加适量清水煮至五成熟。放入鳝鱼段、枸杞子煮至粥将成，加盐、味精、胡椒粉调匀，撒上香菜叶即可。

 功能效用 此粥有补中益血、滋补肝肾的功效。

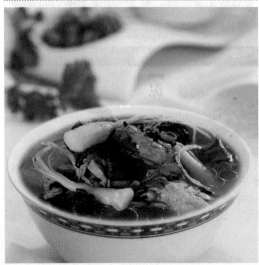

人参雪梨乌鸡汤

材 料 乌鸡300克，雪梨1个，白术15克，黑枣5枚，人参10克，盐、味精各适量。

做 法

❶雪梨洗净，去核切块；乌鸡洗净斩件，氽水；黑枣洗净；人参洗净切段。❷锅中加油烧热，把乌鸡块下入爆香后，加水，再加入余下材料大火炖30分钟后，调味即可。

 功能效用 健脾补虚、补气养血、补肾调经，对子宫脱垂有很好的疗效。

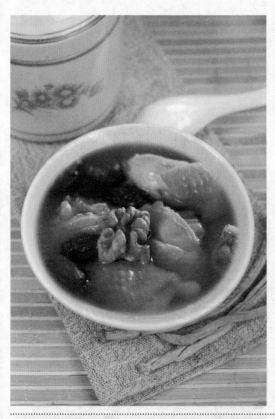

枣鸡汤

材料 当归10克，小北芪15克，红枣8枚，鸡肉150克，盐2小匙，核桃10克。

做法

①鸡肉洗净剁块，当归、小北芪、红枣均洗净。②再将鸡肉放入沸水中汆烫，捞起冲净。③鸡肉、当归、黄芪、红枣、核桃一起盛入锅中，加7碗水以大火煮开，转小火续炖30分钟，起锅前加盐调味即可。

专家点评

红枣是女性滋补身体的最佳干果。在做此汤时也可以适当加些枸杞，增加营养。

功能效用 当归具有养血补虚的功效；小北芪可健脾补气；红枣可补气养血；鸡肉能益气补虚，四味同用，对气血亏虚导致子宫脱垂者大有补益，还能改善患者神疲乏力，面色萎黄等症。

鲜人参炖鸡

材料 家鸡1只，鲜人参2条，猪瘦肉200克，金华火腿30克，花雕酒3毫升，清水1000毫升，生姜2片，食盐2克，鸡精2克，味精3克，浓缩鸡汁2毫升。

做法

①先将家鸡脱毛去内脏后，在背部开刀；猪瘦肉切成大肉粒；金华火腿切粒。②把上述材料飞水去血污，再把所有的原材料装进炖盅炖4小时。③将炖好的汤加入调味料即可。

小贴士

选购人参时以圆长、皮老黄、纹细密、体形美、鞭条须、珍珠节多等，具备这些条件的人参是罕见的珍品。

功能效用 人参大补元气；家鸡具有益气补虚的功效；对体质虚弱导致子宫脱垂的患者有很好的补益作用。

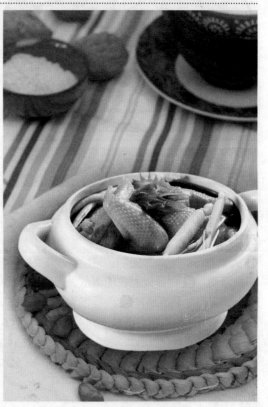

参芪炖牛肉

材料 党参、黄芪各20克，升麻5克，牛肉250克，姜片、黄酒、香油各适量，盐3克。

做法

❶牛肉洗净切块。❷党参、黄芪、升麻分别洗净，同放于纱布袋中，扎紧袋口。❸将药袋与牛肉同放于砂锅中，注入清水500毫升，烧开后，撇去浮沫，加入姜片和黄酒，炖至酥烂，捞出药纱袋，加盐，淋麻油即可。

功能效用 此汤补气固表、益脾健胃。

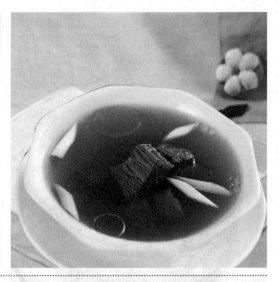

党参老母鸡汤

材料 党参20克，枸杞子、红枣各少许，老母鸡1只，盐3克，姜少许。

做法

❶将老母鸡收拾干净，切块；枸杞子、红枣、党参洗净；姜洗净，切丝。❷锅内注水，放入老母鸡、党参、枸杞子、红枣、姜丝一起炖煮。❸煮至熟时，加入盐调味，起锅装碗即可。

功能效用 此汤具有补气养血、升举内脏的功效，适合因气血亏虚所致的子宫脱垂等慢性消耗性疾病的患者食用。

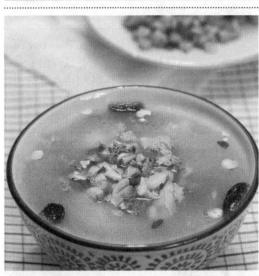

鳝鱼红枣粥

材料 鳝鱼50克，红枣10克，大米100克，盐、鸡精、料酒、姜、胡椒、香菜末适量。

做法

❶大米淘净，用清水浸泡；鳝鱼洗净切段，用料酒腌渍。❷锅置火上，加清水、大米、鳝鱼段、姜末煮至五成熟。❸入红枣煮至粥将成，加盐、鸡精、胡椒粉、香菜末调匀即可。

功能效用 此粥有补中益血的功效，适用于子宫下垂等症。

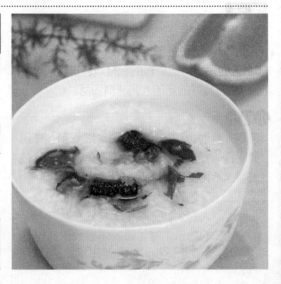

甲鱼芡实汤

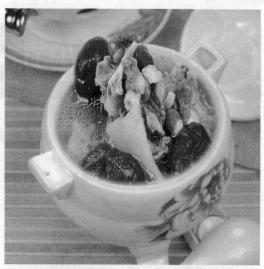

材料 芡实15克，枸杞子5克，红枣4枚，甲鱼300克，盐6克，姜片2克。

做法

① 将甲鱼收拾干净，斩块，氽水。② 芡实、枸杞子、红枣洗净备用。③ 净锅上火倒入水，放入盐、姜片，下入甲鱼、芡实、枸杞子、红枣煲至熟即可。

> **功能效用** 此汤具有滋阴壮阳、强筋壮骨、补益体虚、软坚散结、化瘀和延年益寿的功效。

胡椒猪肚汤

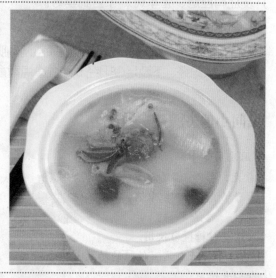

材料 猪肚1个，蜜枣5枚，胡椒15克，盐适量。

做法

① 猪肚处理干净，入沸水中氽烫，刮去白膜后捞出，将胡椒放入猪肚中，以线缝合。② 将猪肚放入砂煲中，加入蜜枣、水，大火煮沸改小火煲2小时，猪肚拆去线，加盐调味。

> **功能效用** 胡椒可暖胃健脾；猪肚能健脾益气、升提内脏，两者合用，对虚寒性内脏下垂的患者大有补益作用。

红枣红米补血粥

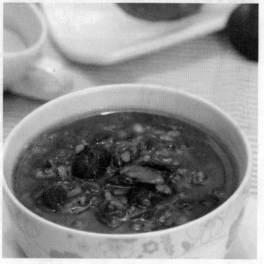

材料 红米80克，红枣、枸杞子各适量，红糖10克。

做法

① 红米洗净泡发；红枣洗净，去核，切成小块；枸杞子洗净，用温水浸泡至回软。② 锅置火上，倒入清水，放入红米煮开。③ 加入红枣、枸杞子、红糖同煮至浓稠状即可。

> **功能效用** 此粥能益气补虚，适用于子宫下垂等症。

女性更年期综合征

女性更年期综合征也是"绝经期综合征"，是由雌激素水平下降而引起的一系列症状。更年期妇女，由于卵巢功能减退，垂体功能亢进，分泌过多的促性腺激素，引起自主神经紊乱而引起的一系列症状。宜选用具有补充雌激素作用的中药材和食材，如豆类、奶类、坚果类、女贞子、杜仲、枸杞等。

典型症状

其主要的临床表现为四肢乏力、失眠忧郁、情绪不稳定、心悸胸闷、性交不适、出汗潮热、月经紊乱、体重增加、肌肉疼痛、血压升高、面部出现皱纹，等等。可能有的并发症有痤疮、老年斑、子宫脱垂等。

家庭防治

取俯卧位，按揉风池、风府及颈项部两侧肌肉5遍，点叩背部足太阳经第一、第二侧线及下肢足太阳经、下肢足少阳经5遍，重点背俞穴，以局部充血发红有热感为度。

民间小偏方 壹

【用法用量】取地骨皮10克，当归10克，五味子6克，一起入锅煎汁，滤渣取汁，加入适量白糖搅匀饮用。

【功效】有清血热、敛汗的功效，适合绝经期妇女饮用。

民间小偏方 贰

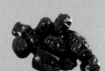

【用法用量】取灵芝9克，蜜枣8颗一起放入砂锅中，加水烧沸，转小火续煮10分钟，捞起灵芝丢弃，留蜜枣及汁，加入蜂蜜，搅匀即可，吃枣喝汁，每日早、晚各1杯。

【功效】有宁心安神、养血补虚的功效，适合绝经期妇女饮用。

• 推荐药材食材 •

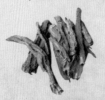
【地骨皮】

◎具有清热凉血的功效，可治虚劳、潮热、盗汗等症。

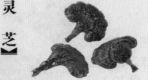
【灵芝】

◎具有补气安神、止咳平喘的功效，用于眩晕不眠、心悸气短、虚劳咳喘等症。

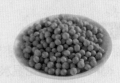
【黄豆】

◎具有宽中下气、益气健脾的功效，可主治脾气虚弱、消化不良等症。

甘麦大枣粥

 甘草15克，小麦50克，大枣10枚。

做法

❶将甘草入锅熬煮，过滤去渣后取汁，备用。

❷将药汁与小麦、大枣一起放入锅中煮粥，调味即可。

 甘草有清热解毒、补脾益气、缓急止痛的功效；小麦有养心、益肾、和血、健脾的功效。三味相伍，能甘缓滋补、宁心安神、柔肝缓急，适用于妇女脏躁症。

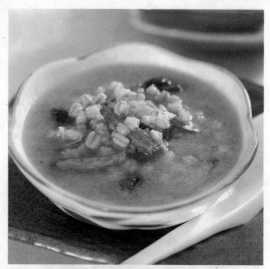

莲子芡实猪心汤

 莲子、芡实各50克，猪心350克，猪瘦肉100克，蜜枣20克，盐适量。

做法

❶将莲子、芡实、猪瘦肉、蜜枣洗净。❷猪心切开两边，洗净空腔里的瘀血，氽烫。❸将2000毫升清水放入瓦煲内，煮沸后放入全部用料，大火煲开后，改小火煲3小时，加盐调味。

 莲子、芡实与猪心同食，对更年期妇女失眠、盗汗、精神恍惚、烦躁易怒等症状有一定的食疗效果。

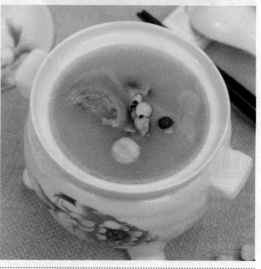

韭菜猪骨粥

 猪骨500克，韭菜50克，大米80克，醋、料酒、盐、味精、姜末、葱花各适量。

做法

❶猪骨斩件，氽烫；韭菜切段；大米淘洗干净。❷猪骨入锅，加水、料酒、姜，旺火烧开，滴入醋，下入大米煮至米粒开花。❸放入韭菜熬煮成粥，加入盐、味精，撒上葱花。

 韭菜有温肾助阳、益脾健胃、行气理血的功效。与猪骨、大米合熬粥，能补肾助阳、益脾健胃。

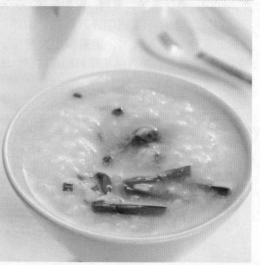

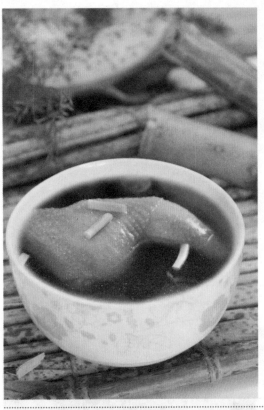

灵芝炖土鸡

材料 灵芝12克，土鸡1只，香菇50克，老姜15克，花雕酒10毫升，盐3克，大葱、鸡粉适量。

做法

① 将灵芝洗净，润透，切片；土鸡肉洗净，入沸水锅中汆去血水，斩成块；香菇洗净，去柄，切块；老姜洗净，去皮，切片。② 炖锅置旺火上，掺入清水，放入土鸡，烧沸，撇去浮沫，放入姜、葱、花雕酒、灵芝用微火炖4小时，捞出姜片不用。③ 再加入盐、鸡精，待汤沸即可食用。

功能效用 灵芝、香菇、土鸡三者配伍，对肝肾虚损、精血不足所致的更年期综合征有较好的疗效，可治疗虚劳、心悸、失眠、神疲乏力等症状。

山药麦芽鸡肫汤

材料 鸡肫200克，山药、麦芽、蜜枣各20克，盐4克，鸡精3克。

做法

① 鸡肫洗净，切块，汆水；山药洗净，去皮，切块；麦芽洗净，浸泡；蜜枣洗净，去掉核，对切，备用。② 锅中放入鸡肫、山药、麦芽、蜜枣，加入清水，加盖以小火慢炖。③ 1小时后揭盖，加入盐和鸡精稍煮片刻，出锅即可食用。

功能效用 麦芽养心神、敛虚汗、养心益肾、除热止渴，对更年期综合征所见的潮热盗汗、五心烦热、失眠健忘有很好的疗效。山药补益肾气，助消化、补虚劳、益气力、长肌肉，还能抗衰老、降压降糖，对更年期女性大有益处。

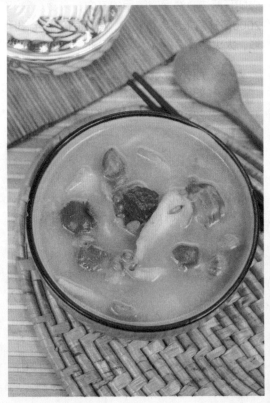

山楂猪骨大米粥

材料 干山楂50克，猪骨500克，大米80克，盐、味精、料酒、醋、葱花各适量。

做法

❶干山楂用温水泡发，洗净；猪骨洗净，斩件，入沸水汆烫，捞出；大米淘净。❷猪骨入锅，加水、料酒，旺火烧开，滴入醋，下入大米煮至米粒开花。❸转小火，放入山楂熬煮成粥，加入盐、味精，撒上葱花即可。

功能效用 山楂、猪骨、大米合熬为粥，有健脾和胃、养心安神的功效。

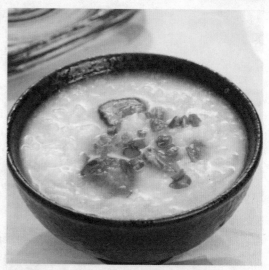

参麦泥鳅汤

材料 太子参20克，浮小麦、泥鳅、猪瘦肉各150克，蜜枣3枚，油10克，盐5克。

做法

❶太子参、浮小麦洗净，用布袋装好扎紧。❷猪瘦肉洗净，切块；蜜枣洗净；泥鳅用开水略烫，洗净表面黏液；锅中下油，将泥鳅煎至金黄。❸瓦煲内加水，煮沸后加入全部原料，大火煲开改小火煲2小时，加盐调味。

功能效用 此品滋阴敛汗、益气、养心、安神，对更年期女性有较好的食疗作用。

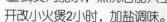

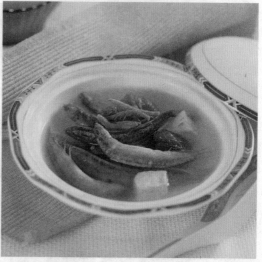

河虾鸭肉粥

材料 洋鸭肉200克，河虾70克，大米80克，料酒、生抽、姜、盐、葱各适量。

做法

❶洋鸭肉切块，用料酒、生抽腌渍，入锅煲好；河虾入锅稍煸捞出；大米淘净。❷锅中注水，下入大米大火煮沸，入姜丝、河虾，转中火熬煮至米粒开花。❸洋鸭肉连汁入锅，改小火煲熟，加盐调味，撒上葱花。

功能效用 鸭肉、河虾与大米合熬粥，有养血固精、养心安神的功效。

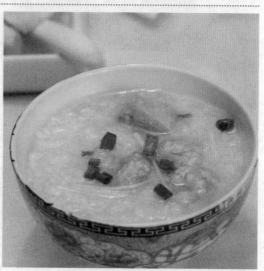

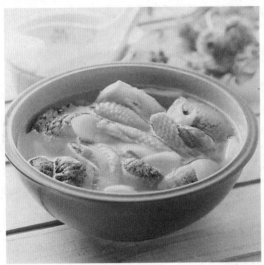

姜片海参炖鸡汤

材料 白参3只，鸡腿1只，姜1段，盐2小匙。

做法

① 鸡肉氽烫，捞起；姜切片。② 海参处理干净，切块，氽烫，捞起。③ 煮锅加6碗水煮开，加入所有材料煮沸，转小火炖约20分钟，加入海参续炖5分钟，加盐调味即成。

功能效用 本品具有养血润燥、益气补虚的功效，可改善更年期女性精血亏虚、月经不调、失眠健忘等症状等。

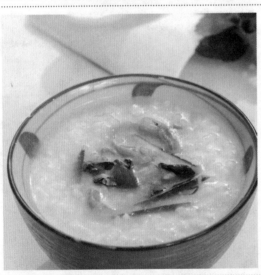

洋葱青菜肉丝粥

材料 洋葱50克，青菜30克，猪瘦肉100克，大米80克，盐3克，鸡精1克。

做法

① 青菜洗净，切碎；洋葱洗净，切丝；猪肉洗净，切丝；大米淘净，泡好。② 锅中注水，下入大米煮开，改中火，下入猪肉、洋葱，煮至猪肉变熟。③ 改小火，下入青菜，将粥熬化，加入盐、鸡精调味即可。

功能效用 常食此粥能治妇女更年期综合征。

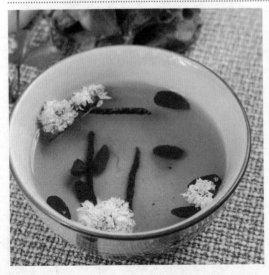

莲心苦丁更年清心茶

材料 苦丁茶3克，莲心1克，菊花3克，枸杞子10克。

做法

① 苦丁茶、莲心、菊花、枸杞子均洗净。② 将以上材料共放入茶杯中，以沸水冲泡，加盖闷10分钟后即成。③ 代茶频饮，可复泡3~5次。

功能效用 常饮此茶能清心火、安心神，对隐性更年期的心情烦躁、面色萎黄、性欲低下等有明显的改善作用。

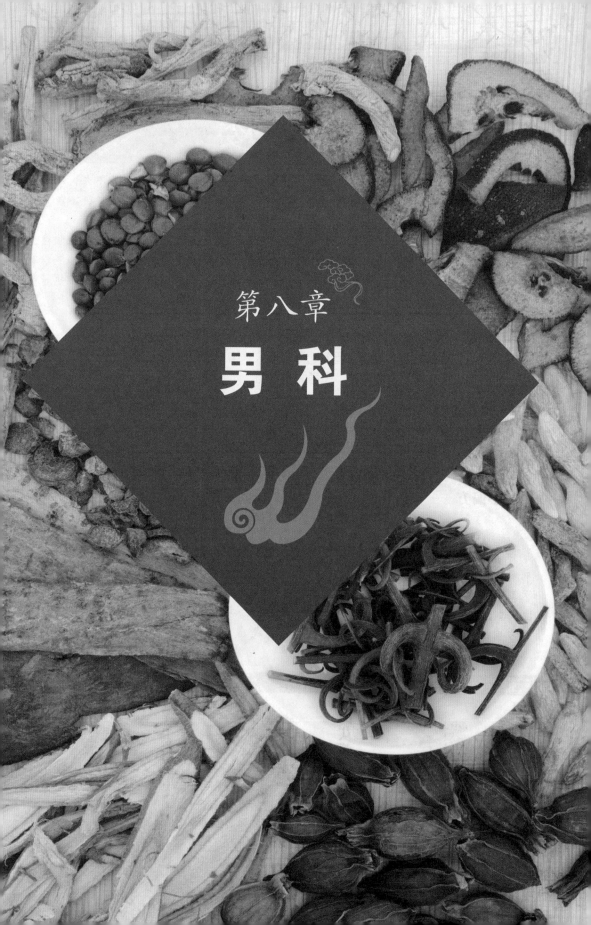

第八章

男　科

阳 痿

　　阳痿，指的是男性在有性欲要求时，阴茎不能勃起、勃起不坚或坚而不久，或虽有勃起且有一定硬度，但不能保持性交的足够时间，或阴茎根本无法插入阴道，不能完成正常性生活。

　　器质性阳痿较为少见，治愈难度大。功能性阳痿较多见，治愈率高。功能性阳痿主要是由紧张、焦虑、性生活过度等精神神经因素，内分泌病变，泌尿生殖器官病变以及慢性疲劳等原因造成的。中医将阳痿称为"阳事不举"，多是虚损、惊恐以及湿热等原因致使宗筋弛纵所致。

典型症状

　　早期表现为阴茎能自主勃起，但勃起不坚不久；中期阴茎不能自主勃起、性欲缺乏、性冲动不强、性交中途痿软；到晚期，患者阴茎萎缩、无性欲、阴茎完全不能勃起。

家庭防治

　　加强体育锻炼，保持充足的睡眠，避免疲劳过度。多吃壮阳食物，如动物内脏、羊肉、牛肉、山药、冻豆腐、花生等，以助提高性能力。

民间小偏方　　　　　壹

【用法用量】冬虫夏草15克，白酒500毫升，将药入白酒中，浸泡7天后酌量饮用。
【功效】适用于阳痿肾阳亏虚症。

民间小偏方　　　　　贰

【用法用量】取制黑附子、甘草各6克，蛇床子、淫羊藿叶各15克，益智仁10克，共为细末，炼蜜丸，做成12丸，每次服1丸，日服3次。
【功效】治阳痿肾阳不足症。

· 推荐药材食材 ·

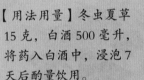

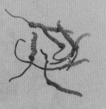

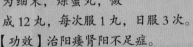

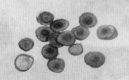

【鹿茸】

◎壮肾阳、补精髓、强筋骨，主治肾虚、阳痿等症。

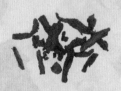

【肉苁蓉】

◎补肾阳、益精血，用于治疗肾虚阳痿、筋骨无力、肠燥便秘。

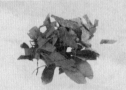

【淫羊藿】

◎补肾阳、强筋骨、祛风湿，主治阳痿遗精、风湿痹痛。

细辛枸杞粥

材料 细辛15克，枸杞子10克，大米50克，葱花适量。

做法

①大米洗净；细辛洗净；葱洗净切成葱花。②锅置火上，倒入清水，放入大米，煮至米粒开花，再加入枸杞子和细辛，转小火熬煮。③待粥成时加盐，撒上葱花即可。

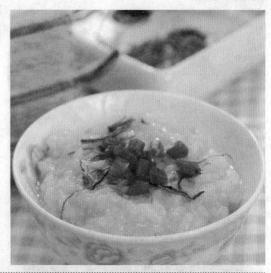

功能效用 此粥解热、利尿、祛痰、镇痛。能治疗虚劳津亏、腰膝酸痛、眩晕耳鸣、内热消渴、血虚萎黄、目昏不明等症。

三草酒

【材料准备】

 老虎须草480克　 木贼草90克　 香花草120克　 白酒3升

【功能效用】 木贼草具有清肝明目、止血止咳、利尿通淋的功效；香花草具有利湿和中、消肿止血的功效。此款药酒具有清热利湿的功效。主治阳痿不举、妇女带下。

【制作过程】

①把上述药材捣碎，装入洁净纱布袋中；
②把装有药材的纱布袋放入合适的容器中；
③将白酒倒入容器中；
④浸泡约7日后拿掉纱布袋即可饮用。

【使用方法】 口服。每日2次，每次30～50毫升。

西汉古酒

【材料准备】

 鹿茸4克　 蛤蚧40克　 狗鞭20克　柏子仁120克　枸杞子200克

 松子仁100克　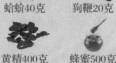 黄精400克　 蜂蜜500克　白酒适量

【使用方法】 口服。每日2次，每次25～50毫升。

【制作过程】

①用酒炙蛤蚧、狗鞭，与其余研粗药材入布袋后入容器，加白酒密封浸泡7日后取滤液；
②把蜂蜜炼至嫩蜜，待温混匀滤液，加白酒至总量5升饮用。

【功能效用】 补肾壮阳，强壮筋骨，益气安神，温肺定喘。主治面色无华、腰膝酸软、肢冷乏力、心悸不宁、失眠健忘、阳痿不举、遗精早泄等。

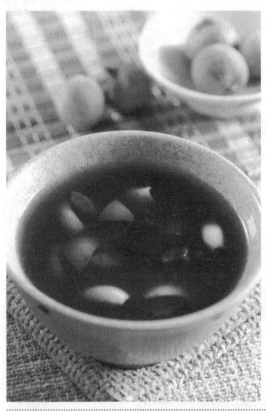

小麦生地百合羹

材料 小麦40克，鲜百合200克，生地15克，桂圆、青梅、山楂糕各10克，冰糖100克，冷水适量。

做法

①将小麦、生地去浮灰，装入纱布袋内，扎紧袋口，放入锅内，加适量冷水烧沸，改用小火煎煮，取汁去药袋。②鲜百合瓣开，去掉筋，用冷水洗净，放入沸水锅内煮熟捞出；青梅瓣成块；山楂糕切成小片。③冰糖研碎，放入锅内加药汁、冷水，用小火溶化，撇去浮沫，加入百合、青梅块、山楂糕片、桂圆肉搅匀，即可盛起食用。

功能效用 本方有固精、助阳、补肾、治带的功能。用于因压力过大导致的阳痿、早泄、遗精、多尿等症。

韭菜虾羹

材料 小虾300克，韭菜40克，嫩豆腐2块，叉烧80克，姜1片，盐4克，淀粉、香油各5克，白糖1克，粟粉20克，色拉油10克，料酒3克，冷水适量。

做法

①将韭菜洗净，切小段；叉烧切小薄片；嫩豆腐洗净切粒。②小虾处理干净，留虾头，加淀粉和适量盐、香油腌渍10分钟，放入沸水锅中汆熟。③坐锅点火，入色拉油烧热，爆香姜片，下虾头爆炒片刻，烹入料酒，加入适量水，煮约15分钟，捞起虾头不要，撇去浮沫。④放入叉烧片、小虾、豆腐粒烧开，勾稀芡，用盐、香油、白糖调好味，放入韭菜段炒匀，即可盛起食用。

功能效用 本方具有固精、助阳、补肾、治带的功能。适用于阳痿、早泄、遗精、多尿等症。

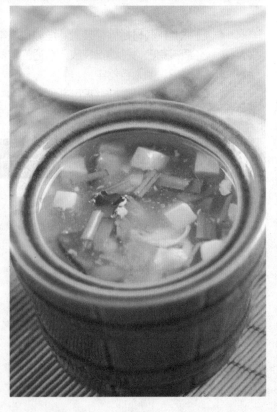

五香狗肉汤

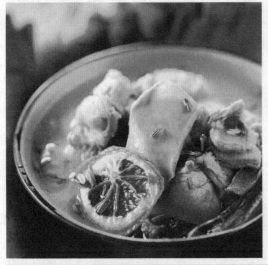

【材料】 狗肉500克，橘皮、桂皮、小茴香、大料、料酒、姜、酱油、白糖各少许。

【做法】

❶将狗肉洗净，切成小块，入沸水烫后洗净，放砂锅内加水。❷投入橘皮、桂皮、小茴香、大料、姜、料酒、酱油、白糖，用武火烧沸后，改文火煨至狗肉烂熟，呈酱红色即成。

功能效用 补中益气、温肾壮阳，用于肾阳不足、腰膝酸软、四肢不温、阳痿不举等症。

助阳酒

【材料准备】

 党参45克　 熟地黄45克　 枸杞子45克　 沙苑子30克　 淫羊藿30克

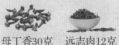 母丁香30克　 远志肉12克　 沉香12克　 荔枝肉21个　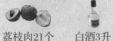 白酒3升

【使用方法】 口服。每日2次，每次15～30毫升。

【制作过程】

❶把诸药材分别捣碎入布袋中；
❷把纱布袋放入容器，加白酒；
❸密封浸泡3日后放入热水中煮15分钟放冷，继续浸泡21日后拿掉纱布袋即可饮用。

【功能效用】党参具有调节胃肠道、促进凝血、促进细胞免疫的功效。此款药酒具有补肾壮阳、健脾宁心的功效。主治阳痿不举、体衰无力。

五子螵蛸酒

【材料准备】

 覆盆子48克　 菟丝子48克　 楮实子48克　 金樱子48克

 枸杞子48克　 桑螵蛸48克　 白酒2升

【使用方法】 口服。每日2次，每次15～30毫升。

【制作过程】

❶将诸药材捣碎入纱布袋中；
❷把纱布袋入容器加白酒密封；
❸每日摇动1次，浸泡约15日后拿掉纱布袋即可饮用。

【功能效用】补肾壮阳，填精益髓，固精缩尿，养肝明目。主治阳痿不举、遗精滑精、肝肾虚损、腰膝酸软、小便频数、视物模糊、白带过多等。

蛤蚧麻雀汤

材料 蛤蚧1个，麻雀1只，生姜3片，盐、味精各适量。

做法

①将蛤蚧洗净，用温水浸软，去皮，切小块。
②将麻雀宰杀，去毛、内脏，洗净；生姜洗净，切片。③将全部材料放入砂煲内，加适量清水，武火煮沸后，改文火煲90分钟，加盐、味精调味即可。

功能效用 本品具有补肾壮阳、益精固涩的功效。适合肾虚阳痿、遗精等症。

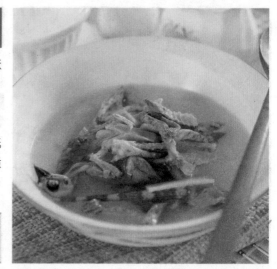

龙凤海鲜粥

材料 蟹2只，虾50克，乳鸽1只，蚝仔1只，冬菜、姜丝、香菜适量。

做法

①蟹宰杀收拾干净，斩块；虾去头尾、脚，洗净；乳鸽宰杀洗净斩块；蚝仔洗净；米淘洗干净备用。②砂锅中注水烧开，放入米煲成粥，加入蟹、乳鸽煮开，煲8分钟。③放入冬菜、姜丝、虾、蚝仔、香菜，稍煮即可。

功能效用 此粥有补气血、益精血的功效。

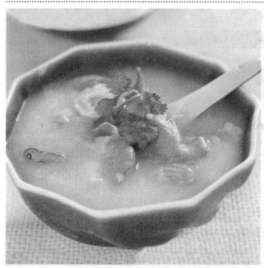

红参海马酒

【材料准备】

红参60克　淫羊藿60克　菟丝子60克　肉苁蓉60克　海狗肾一对

海马30克　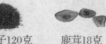韭菜子120克　鹿茸18克　白酒3升

【使用方法】 口服。每晚临睡前饮20～30毫升。

【制作过程】

①将海狗肾进行炙的处理；
②把诸药材捣碎入布袋，再入容器，倒入白酒后密封；
③浸泡约15日后拿掉纱布袋即可饮用。

【功能效用】红参具有补元益气、复脉固脱、益气摄血的功效。此款药酒具有补肾壮阳的功效。主治阳痿不举、腰膝酸软、神倦体乏等。

猪脑粥

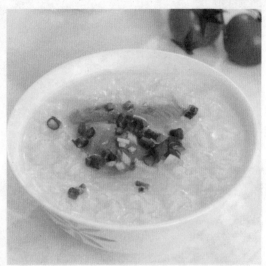

材料 猪脑1个，大米100克，瘦肉3片，葱末、姜末、料酒、盐、味精各适量。

做法

❶ 大米淘净；猪脑用清水浸泡，洗净；将猪脑装入碗中，加入姜末、料酒，入锅中蒸熟。

❷ 锅中注水，下入大米、瘦肉片，倒入蒸猪脑的原汤，熬至粥将成时，下入猪脑，再煮5分钟，加入盐、味精，撒上葱花。

功能效用 猪脑与大米合熬为粥，能益肝肾、补精血。适宜阳痿患者食用。

复方栀茶酒

【材料准备】

 山栀根皮100克
 果仁100克
 蛇床子60克
 淫羊藿60克

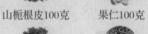 红花6克
 干地龙20克
 冰糖200克
 米酒3升

【使用方法】 口服。每日2次，每次20～25毫升。

【制作过程】

❶ 把诸药材捣碎入纱布袋中；

❷ 把纱布袋放入容器，倒入冰糖和米酒后密封；

❸ 浸泡约7日后去布袋饮用。

【功能效用】 山栀根皮具有清热除烦、通淋止渴的功效。此款药酒具有清热祛风、温肾壮阳的功效。主治肾虚阳痿。

羊肾酒

【材料准备】

 羊肾2对
 仙茅120克
 桂圆肉120克
 淫羊藿120克

沙苑子120克
玉米120克
 白酒10升

【使用方法】 口服。每日2～3次，每次10～15毫升。

【制作过程】

❶ 炮沙苑子、切碎羊肾，与其余捣碎药材同入纱布袋中；

❷ 把纱布袋入容器，加白酒；

❸ 密封浸泡约7日后拿掉纱布袋即可饮用。

【功能效用】 补肾壮阳，补气益血，强健筋骨。主治阳痿不举、食欲不佳、腰膝酸软、精神恍惚、神倦体乏、肢麻肢颤、小腹不温、行走乏力等。

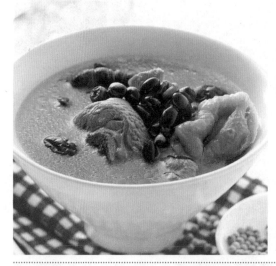

巴戟黑豆鸡汤

【材料】 巴戟天15克，黑豆100克，胡椒粒15克，鸡腿150克，盐5克。

【做法】
❶将鸡腿剁块，放入沸水中氽烫，捞出洗净。
❷将黑豆淘净，和鸡腿、巴戟天、胡椒粒一起放入锅中，加水至盖过材料。❸以大火煮开，再转小火续炖40分钟，加盐调味即可食用。

【功能效用】补肾阳、强筋骨，可辅助治疗阳痿遗精、子宫虚冷、月经失调等病症。

补肾健脾酒

【材料准备】

 白术60克 青皮60克 生地黄60克 厚朴60克 杜仲60克 小茴香60克  黑豆120克 白酒3升

 黑故子60克 陈皮60克 川椒60克 巴戟天60克 白茯苓60克 肉苁蓉60克 青盐30克

【制作过程】
❶将厚朴、杜仲用姜炒，黑故子、黑豆微炒，与其余捣碎药材同入纱布袋中；
❷把纱布袋入容器，加白酒；
❸密封浸泡15日去布袋饮用。

【功能效用】补肾健脾，补火助阳，理气化痰。主治脾肾两虚、阳痿不举、妇女带下、月经不调等。

【使用方法】口服。每日2次，每次空腹温饮10～30毫升。

青松龄药酒

【材料准备】

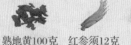 熟地黄100克 红参须12克 红花25克 淫羊藿450克 阿胶10克

 芦根2克 枸杞子50克 鹿茸3.5克 蔗糖200克 白酒3升

【使用方法】口服。每日2次，每次15～20毫升。

【制作过程】
❶把诸药材捣碎入纱布袋中；
❷把纱布袋放入容器；
❸将蔗糖、白酒入容器密封；
❹浸泡约7日后去纱布袋饮用。

【功能效用】此款药酒具有益气补血、补肾壮阳的功效。主治阳痿不举、男性不育、阴虚盗汗等症。

早 泄

早泄，指的是男性在性生活时，阴茎勃起后未进入阴道前，或正当进入以及刚刚进入而尚未进入时便已射精，阴茎随之疲软并进入不应期的情况。

精神因素是引发早泄的主要原因，如过度兴奋或紧张、过分疲劳、心情郁闷、存在自卑心理、对性生活期望过高等。某些器质性疾病，如尿道炎、附睾炎、脊髓肿瘤、慢性前列腺炎、阴茎包皮过长，以及常穿紧身内裤等过度刺激龟头也都会导致早泄。

典型症状

完全性早泄：不同地点、不同时间进行性生活，都出现早泄。

原发性早泄：由精神因素导致，未得到过射精的良好控制感。

继发性早泄：曾有过射精的良好控制感，但后来因器质性因素引发早泄。

家庭防治

在性生活过程中，可以有意识地将注意力转移，待伴侣邻近高潮时再立即移回注意力，以延缓射精时间。平时要节制房事，减少手淫次数，注意增强体质，有助于防治早泄。

民间小偏方　　壹

【用法用量】红枣、山药、白扁豆各20克，莲子、芡实各10克，大米适量，放入锅中，煮成粥分次食用。

【功效】养心，健脾，补肾，适用于早泄、遗精。

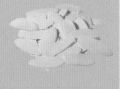

民间小偏方　　贰

【用法用量】将芡实、茯苓捣碎，加水适量，煎至软烂时再加入淘净的大米，煮烂成粥，分次食用，连吃数日。

【功效】补脾益气，主治早泄、阳痿、小便不利、尿液混浊。

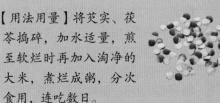

· 推荐药材食材 ·

【金樱子】

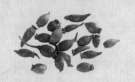

◎能固精室以防治男子遗精、早泄等症。

【泥鳅】

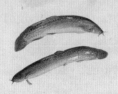

◎具有补中益气、益肾助阳之效，对于肾虚早泄有较好的疗效。

【羊肉】

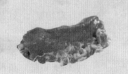

◎温中补虚，可治因体虚羸弱所致阳痿、早泄、遗精等。

北芪枸杞子炖乳鸽

材料 北芪30克，枸杞子30克，乳鸽200克，盐适量。

做法

①先将乳鸽去毛及内脏，洗净，斩件；北芪、枸杞子洗净，备用。②将乳鸽与北芪、枸杞子同放炖盅内，加适量水，隔水炖熟。③加盐调味即可。

功能效用 本品可补心益脾、固摄精气，对遗精、早泄、滑精、腰膝酸软有食疗作用。

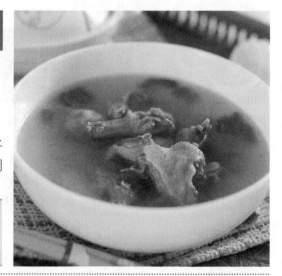

沙苑莲须酒

【材料准备】

沙苑子360克　莲子须120克

龙骨120克　芡实80克　白酒6升

【功能效用】 沙苑子具有温补肝肾、固精缩尿的功效。此款药酒具有养肝益肾、明目固精的功效。主治肝肾不足、遗精早泄、腰膝酸痛、头昏目暗等症。

【制作过程】

①把上述药材捣碎装入洁净纱布袋中；
②把装有药材的纱布袋放入合适的容器中；
③将白酒倒入容器中密封；
④每日摇动数次；
⑤浸泡约7日后拿掉纱布袋即可饮用。

【使用方法】 口服。每日2次，每次10～20毫升。

福禄补酒

【材料准备】

红参20克　红花20克　鹿茸20克　桑寄生30克　锁阳30克　淫羊藿30克　女贞子30克

     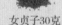

金樱子30克　黄芪30克　玉竹60克　薏苡仁60克　甘草12克　白酒3升

【制作过程】

①炙黄芪、甘草，炒薏苡仁，与其余诸药同入容器，加白酒密封浸泡14天，留渣取药液；
②继续过滤药渣，取滤液与药液混合，再次过滤服用。

【功能效用】 此款药酒具有活血理气、补肾壮阳、强筋壮骨的功效。主治阳痿早泄、肩背四肢关节疼痛等症。

【使用方法】 口服。每日2次，每次10～20毫升。

莲子菠萝羹

 材料 莲子100克，菠萝1个，糖水100克，白糖25克，葱花适量。

做法

①锅置火上，加清水150毫升，放入白糖烧开。②莲子泡发洗净，入糖水锅内煮5分钟，糖水凉凉，捞出莲子，将糖水入冰箱冰镇。③菠萝去皮洗净切成小丁，与莲子一同装入小碗内，浇上冰镇糖水，撒上葱花。

功能效用 本品具有涩精止遗，养心安神等功效，能治疗滑精早泄、失眠等症。

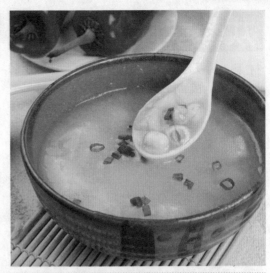

韭菜汁

材料 韭菜子8克，韭菜、芹菜各100克，苹果1个，水100毫升，柠檬汁少许。

做法

①将苹果洗净，去皮，去核；韭菜洗净切段；韭菜子洗净备用；芹菜洗净，摘掉叶子，以适当大小切块。②将韭菜子、韭菜、芹菜、苹果、水、柠檬汁放入榨汁机搅打成汁。③滤出果肉即可。

功能效用 本品具有补肾壮阳、降低血压的作用，可用于肾虚型遗精、早泄等症。

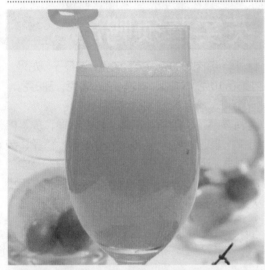

保真酒

【材料准备】

 补骨脂50克　 川楝子16克　 五味子20克　 沉香10克　 茯苓24克　 山药40克　 肉苁蓉40克　 葫芦巴70克

 山茱萸24克　 益智仁30克　 巴戟天40克　 杜仲40克　 远志40克　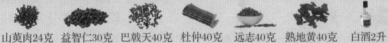 熟地黄40克　 白酒2升　 鹿茸16克

【制作过程】

①将15味药研粗，放入布袋中，然后将此布袋放入容器中；

②加入白酒，密封浸泡30天；

③过滤去渣后，待药酒较澄清，取药液服用。

【功能效用】此款药酒具有温阳活血、补肾壮阳、养护五脏的功效。主治阳痿早泄、肾阳虚亏、性欲低下、男女不育等症。

【使用方法】口服。每天1次，每次10毫升，睡前用温水服。

苁蓉羊肉粥

材料 肉苁蓉30克，羊肉200克，粳米、葱白、生姜、食盐各适量。

做法
①煎煮肉苁蓉，取汁去渣。②粳米、羊肉同药汁共煮。③粥将熟时加入盐、生姜、葱白。

功能效用 肉苁蓉能补肾壮阳、填精益髓、润肠通便、延缓衰老。其与甘温能益气补虚、温中暖下的羊肉合煮为粥，能增强补肾益精的功效。

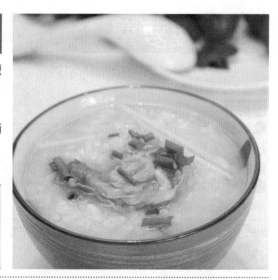

芡实莲须鸭汤

材料 鸭肉1000克，芡实50克，蒺藜子、龙骨、牡蛎各10克，莲须、鲜莲子各100克，盐8克。

做法
①将蒺藜子、莲须、龙骨、牡蛎洗净，放入棉布袋扎紧口；鸭肉汆水，捞出洗净；莲子、芡实洗净，沥干。②将莲子、芡实、鸭肉及中药材棉布袋放入锅中，加7碗水以大火煮开，转小火续炖40分钟，加盐调味即成。

功能效用 补肾固精、止遗止泄，对改善阳痿、早泄、精滑不禁的症状有食疗作用。

蛤蚧菟丝酒

【材料准备】

 蛤蚧2对　　菟丝子60克　　淫羊藿60克　　金樱子40克

沉香6克　　龙骨40克　　白酒4升

【功能效用】 此款药酒具有补肾壮阳、敛汗固精的功效。主治阳痿不举、遗精早泄、腰膝酸软、自汗盗汗、精神不振等。

【制作过程】
①蛤蚧去头足，与其他捣碎药材入布袋再入容器，加白酒；
②每日摇动数次，密封浸泡约30日后拿掉纱布袋即可饮用。

【使用方法】
口服。每日2次，每次15～30毫升。

遗 精

遗精，是指在不发生性交的情况下，精液自行泄出的一种生理现象。值得注意的是，遗精现象存在生理性和病理性的差别。

生理性遗精是正常现象，常发生于青壮年、未婚或婚后分居。青壮年身体健康，精力充沛，睾丸不断分泌大量雄性激素，促使产生大量精子、精浆，当精液达到饱和状态时就会自行排出。病理性遗精主要是由身体虚弱、纵欲过度、长期吸烟、饮酒无度、过食肥甘等因素导致。

典型症状

遗精次数频繁，醒来精液自出，且精液量少而清稀。遗精时，阴茎勃起不坚，或者不能勃起，常伴有头昏、耳鸣、健忘、心悸、失眠、腰酸、精神萎靡等症状。

家庭防治

注意加强营养，增强体质。平时应丰富业余生活，积极参加文体活动，培养多种兴趣爱好。合理起居，节制性欲，戒除手淫等不良习惯。

民间小偏方　壹

【用法用量】肉苁蓉30克，羊肉150克，粳米100克，精盐、味精各适量，羊肉洗净切片，与肉苁蓉、粳米同煮成粥，加调味料调味食用。

【功效】补肾益精，收敛滑泄。

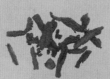

民间小偏方　贰

【用法用量】取萆薢、茯苓、车前子、白术、木通、泽泻、石菖蒲、丹参各10克，黄柏6克，莲子心3克，水煎服，1日1剂，晚上服。

【功效】清热利湿，分清导浊。

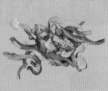

· 推荐药材食材 ·

 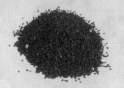

【韭菜子】

◎温补肝肾，可壮阳、固精止遗。

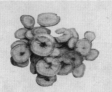

【夜交藤】

◎补中气、行经络、通血脉、治劳伤，可治虚劳、贫血、多汗、滑精等。

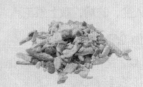

【龙骨】

◎镇惊安神、敛汗固精，用于治疗失眠多梦、遗精淋浊。

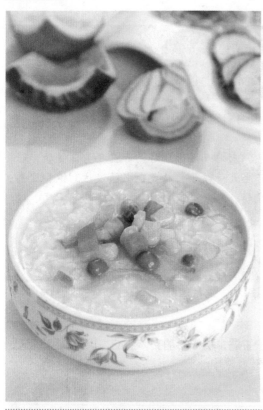

牛筋三蔬粥

材料 水发牛蹄筋、糯米各100克，胡萝卜、玉米粒、豌豆各20克。

做法

❶胡萝卜洗净，切丁；糯米洗净；玉米粒、豌豆洗净；牛蹄筋洗净炖好切条。❷糯米放入锅中，加适量清水，以旺火烧沸，下入牛蹄筋、玉米、豌豆、胡萝卜，转中火熬煮；改小火，熬煮至粥稠且冒气泡，加入盐、味精即可。

小贴士

胡萝卜素是一种脂溶性物质，消化吸收率极差，烹调时应用食油烹制。适合高血压、夜盲症、干眼症、皮肤粗糙者食用。

功能效用 牛蹄筋有强筋壮骨之功效。豌豆能益中气、止泻痢、利小便。胡萝卜能健脾消食、补肝明目、降气止咳。此粥能强筋壮骨、补肾止遗。

鸭肉菇杞粥

材料 鸭肉80克，冬菇30克，枸杞子10克，大米120克，葱花适量。

做法

❶大米淘净；冬菇洗净切片；枸杞子洗净；鸭肉洗净切块，用料酒、生抽腌制。❷油锅烧热，放入鸭肉过油盛出；锅加清水，放入大米旺火煮沸，下入冬菇、枸杞子，转中火熬煮至米粒开花。❸下入鸭肉，将粥熬煮至浓稠，加入盐、味精，撒上葱花。

小贴士

炖制老鸭时，加几片火腿或腊肉，能增加鸭肉的鲜香味。

功能效用 鸭肉有滋补、养胃、补肾、除痨热骨蒸、消水肿、止热痢、止咳化痰的功效。冬菇有补肝肾、健脾胃功效。此粥能滋补肝肾、涩精止遗。

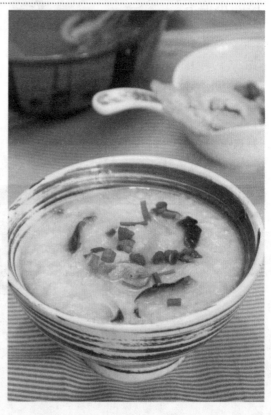

枸杞鸽粥

材料 枸杞子50克，黄芪30克，乳鸽1只，大米80克。

做法

①枸杞子、黄芪洗净；大米淘净；鸽子洗净斩块，用料酒、生抽腌制，炖好。②大米放入锅中，加适量清水，旺火煮沸，下入枸杞子、黄芪；中火熬煮至米粒开花。③下入鸽肉熬煮成粥，调味，撒上葱花即可。

功能效用 枸杞子、黄芪与鸽肉合熬为粥，能补益肝肾、涩精止遗。

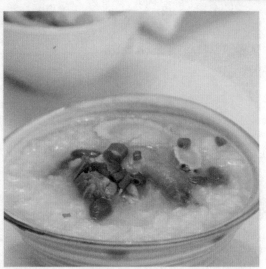

地黄首乌酒

【材料准备】

 生地黄800克　何首乌500克　糯米5千克　酒曲200克

【功能效用】 补肾填精，滋阴养血，乌须黑发。主治精血虚亏、遗精滑精、妇女带下、阴虚骨蒸、烦热口渴、阴伤津亏、须发早白、腰膝酸痛、肌肤粗糙。

【制作过程】

①把生地黄和何首乌放入锅中，加水煎汁，过滤待用；
②把糯米用水浸后沥干，放入锅中蒸到半熟后放冷；
③把药汁倒入冷却后的糯米中，加入酒曲，搅拌均匀后密封；
④用稻草或棉花围在四周保温使其发酵，约7日后味甜即可饮用。

【使用方法】 口服。每日3次，每次10～20毫升。

六神酒

【材料准备】

 人参120克　白茯苓120克　麦冬120克　生地黄300克
 枸杞子300克　杏仁160克　白酒3升

【功能效用】 补精益髓，健脾养胃，益气补血，健步驻颜，延年益寿。主治遗精滑精、腰膝酸软、头昏目眩、大便秘结、肌肤粗糙、面色无华。

【制作过程】

①其余诸药材捣碎，加水5升入砂锅煎至1升，再加入白酒煮至总量2升，加入研细的人参、白茯苓混匀后密封；
②密封浸泡7日后过滤饮用。

【使用方法】 口服。每日2次，每次15～25毫升。早晚空腹饮用效果更佳。

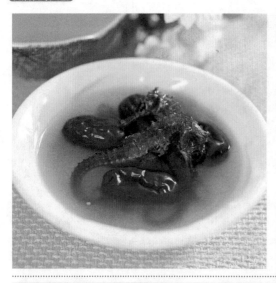

海马汤

材料 海马2只，枸杞子15克，红枣5颗，生姜2片。

做法

❶将枸杞子、红枣均洗净；枸杞子用冷水泡发。❷海马泡发洗净。❸所有材料加水煎煮30分钟即可。

功能效用 本品具有温阳益气、补肾滋阴等功效，可改善阳痿遗精、腰膝酸软等症状。

健阳酒

【材料准备】

当归15克

枸杞子15克

黑故子15克

白酒2升

【功能效用】 此款药酒具有补肾壮阳、填精益髓、养肝明目、强筋壮骨、补血益精的功效。主治肾阳虚衰、精血不足、遗精滑精、腰膝酸痛、头晕目眩、视力下降等。

【制作过程】

❶把上述药材捣碎，装入洁净纱布袋中；

❷把装有药材的纱布袋放入合适的容器中；

❸将白酒倒入容器中密封；

❹隔水加热30分钟后取出放冷；

❺静置1日后拿掉纱布袋即可饮用。

【使用方法】 口服。不拘时，视个人身体情况适量饮用。

首乌归地酒

【材料准备】

何首乌96克

当归48克

生地黄64克

黑芝麻仁48克

白酒2升

【功能效用】 此款药酒具有乌须黑发、补肝益肾、补益精血、清热生津的功效。主治精血虚亏、遗精滑精、妇女带下、腰膝酸痛、头昏目眩、体倦乏力、须发早白等。

【制作过程】

❶把上述药材捣碎，装入洁净纱布袋中；

❷把装有药材的纱布袋放入合适的容器中；

❸将白酒倒入容器中；

❹隔水用小火煮沸数次，取出放冷后密封；

❺浸泡约7日后拿掉纱布袋即可饮用。

【使用方法】 口服。每日2次，每次15～20毫升。

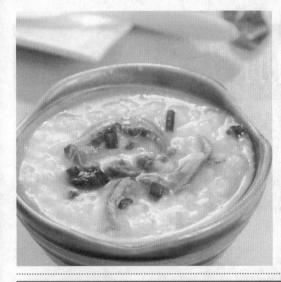

猪肚槟榔粥

材料 白术10克，槟榔10克，猪肚80克，大米120克，葱花2克。

做法

①大米淘净，浸泡半小时至发透；猪肚洗净切条；白术、槟榔洗净。②锅中注水，放入大米，旺火烧沸，下入猪肚、白术、槟榔、姜末，转中火熬煮。③粥成时，加入盐、鸡精，撒上葱花。

功能效用 此粥具有补脾益气的功效。

熙春酒

【材料准备】

生地黄240克

枸杞子300克

龙眼肉300克

女贞子300克

淫羊藿300克

绿豆240克

猪油800克

白酒10升

【功能效用】 补肝益肾，益气补血，强筋健骨，润肺止咳，健步驻颜。主治遗精滑精、阳痿不举、腰膝酸软、心悸心慌、久咳干咳、肌肤粗糙等。

【制作过程】

①把诸药材捣碎入纱布袋中；
②把纱布袋入容器，加白酒。
③猪油入铁锅炼好，趁热与药酒拌匀，日晃数次，密封浸泡20日后，去布袋饮用。

【使用方法】 口服。每日3次，每次10～20毫升。饭前饮用效果更佳。

巴戟熟地酒

【材料准备】

巴戟天120克

熟地黄90克

甘菊花120克

枸杞子60克

制附子40克

川椒60克

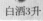
白酒3升

【功能效用】 此款药酒具有补肾壮阳、散寒除湿、悦颜明目的功效。主治肾阳久虚、阳痿不举、遗精早泄、腰膝酸软等。

【制作过程】

①将巴戟天去心，与其余捣碎药材入布袋再入容器加白酒；
②密封浸泡约7日后拿掉纱布袋即可饮用。

【使用方法】 口服。每日2次，每次10～20毫升。

前列腺炎

前列腺炎是一种急、慢性炎症，主要由前列腺特异性和非特异感染所致而引发的局部或全身症状。

按照病程分，可将前列腺炎分为急性前列腺炎和慢性前列腺炎，前者由致病菌侵入前列腺所致，后者多因前列腺充血、尿液化学物质刺激、病原微生物感染、不良心理因素和免疫性因素诱发产生。

典型症状

急性前列腺炎：尿频、尿急、尿痛、尿血、会阴部放射性坠胀疼痛，常伴有高热、寒战、头痛、全身疼痛、神疲乏力、食欲不振等症状。

慢性前列腺炎：会阴、阴茎、肛周部、尿道、耻骨部或腰骶部等部位疼痛，尿频、尿急、尿痛，常伴有性欲减退、射精痛、射精过早、心情忧郁、失眠等症状。

家庭防治

勤洗澡，坚持每天用温水和除菌皂清洁外生殖器和会阴部，彻底清除细菌，避免前列腺感染，预防前列腺炎产生。

民间小偏方　　　　壹

【用法用量】取马蹄（带皮）150克，洗净去蒂，切碎捣烂，加温开水250毫升，充分拌匀，滤去渣皮，饮汁，每日2次。

【功效】生津润肺，化痰利肠，通淋利尿，消痈解毒，凉血化湿。

民间小偏方　　　　贰

【用法用量】取薏米30克，粳米100克，倒入锅中，加适量清水后煮成粥，每天1剂，连服20天。

【功效】清热利湿，能有效治疗慢性前列腺炎。

· 推荐药材食材 ·

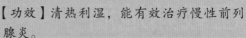

【土茯苓】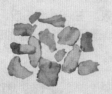

◎解毒散结、祛风通络、利湿泄浊，用于治疗水肿、前列腺炎、梅毒。

【白茅根】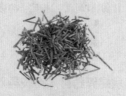

◎凉血止血、清热解毒、利尿通淋，用于治疗小便淋漓涩痛、尿血、前列腺炎。

【芡实】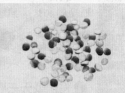

◎固肾涩精、补脾止泄，用于治疗遗精、淋浊、尿频、尿失禁。

五子下水汤

材料 地肤子、覆盆子、车前子、菟丝子、栀子各10克，鸡内脏1份，姜丝、葱丝、盐各适量。

做法

①将鸡内脏洗净，切片。②将所有药材洗净放入棉布袋内扎好，放入锅中，加水以大火煮沸，转小火煮20分钟。③捞弃棉布袋，转中火，放入所有食材，待汤再开，加盐调味即可。

功能效用 补肾利尿、消炎止痛。

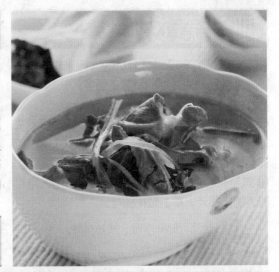

酸浆草酒

【材料准备】

鲜酸浆草适量

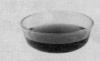
黄酒适量

【功能效用】 鲜酸浆草具有清热解毒、消肿利尿及化疾的功效。此款药酒具有清热解毒、利尿消肿的功效。主治小便不通、尿路感染、小腹胀满。

【制作过程】

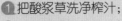

①把酸浆草洗净榨汁；
②把榨好的酸浆草汁装入干净的容器内；
③加入等量黄酒后密封；
④摇动使充分混匀即可饮用。

【使用方法】 口服。每日1次，每次30～50毫升。

山枝根酒

【材料准备】

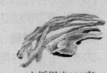
山栀根皮100克

白酒1升

【功能效用】 山栀根皮具有养血通淋的功效。此款药酒具有养肺益肾、祛风除湿、活血通络的功效。主治前列腺炎、虚劳咳喘、风湿性关节疼痛、遗精早泄等。

【制作过程】

①把山栀根皮切碎，装入洁净纱布袋中；
②把装有山枝根皮的纱布袋放入合适的容器中；
③加入白酒后密封；
④浸泡约7日后拿掉纱布袋，过滤后即可饮用。

【使用方法】 口服。每日2次，每次30毫升。

椰汁薏苡仁羹

材料 薏苡仁80克，椰汁50克，玉米粒、胡萝卜、豌豆各15克，冰糖及葱花适量。

做法

①薏苡仁洗净；玉米粒、豌豆洗净；胡萝卜洗净，切丁。②锅置火上，注入水，加入薏苡仁煮至米粒开花，加入玉米粒、胡萝卜、豌豆。

③煮至米粒软烂时，加入冰糖煮至溶化，待凉时，加入椰汁，撒上葱花即可。

功能效用 此品可健脾渗湿、清热排脓。

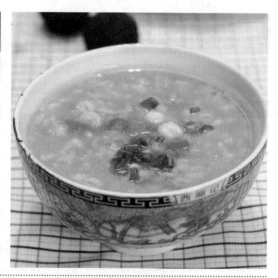

荠菜酒

【材料准备】

荠菜1千克　　　草薢200克　　　黄酒2升

【功能效用】 荠菜具有维持人体机能新陈代谢、明目、通便的功效。此款药酒具有清热利尿、利湿去浊的功效。主治白浊、膏淋、小便痛疾、风湿痹痛。

【制作过程】

①把荠菜和草薢切碎，装入洁净纱布袋中；
②把装有药材的纱布袋放入合适的容器中；
③将黄酒倒入容器中；
④隔水煮沸后取出放冷，密封；
⑤浸泡1日后拿掉纱布袋过滤即可饮用。

【使用方法】 口服。每日2次，每次30～50毫升。

二山芡实酒

【材料准备】

山药150克　　山茱萸150克　　芡实150克　　熟地黄150克

莲子100克　　菟丝子200克　　白酒3升

【功能效用】 山药具有补脾益肺、补肾涩精的功效。此款药酒具有补肾益精、收敛固涩的功效。主治慢性前列腺炎、尿频、白浊等。

【制作过程】

①把山药、山茱萸、芡实、熟地黄、莲子、菟丝子切碎，放入纱布袋再入容器；
②加白酒，密封浸泡约7日后拿掉纱布袋即可饮用。

【使用方法】 口服。每日2～3次，每次20～30毫升。

土茯苓鳝鱼汤

材料 当归8克，土茯苓20克，赤芍10克，鳝鱼、蘑菇各100克，盐5克，米酒10克。

做法

①鳝鱼洗净，切小段；当归、土茯苓、赤芍、蘑菇洗净。②将鳝鱼、蘑菇、当归、土茯苓、赤芍放入锅中，以大火煮沸后转小火续煮20分钟。③加入盐、米酒即可。

功能效用 此品可除湿解毒、利尿通淋、补气养血。

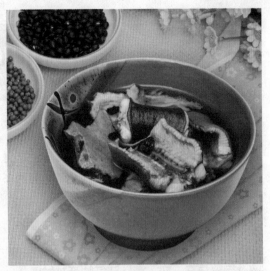

灯芯草雪梨汤

材料 灯芯草15克，雪梨1个，冰糖适量。

做法

①将雪梨洗净，去皮、核，切块；灯芯草洗净备用。②锅内加适量水，放入灯芯草，文火煎沸。③煎约20分钟后，加入雪梨块、冰糖，再煮沸即成。

功能效用 清热滋阴，利水通淋。用于前列腺炎伴阴虚口干舌燥、小便短赤等症的辅助治疗。

仙茅益智仁酒

【材料准备】

仙茅60克

益智仁40克

山药60克

白酒2升

【功能效用】仙茅具有补肾壮阳、强筋健骨、散寒祛湿的功效。此款药酒具有补肾固精、缩尿止遗的功效。主治肾虚遗尿、腰膝冷痛、畏寒怕冷等症。

【制作过程】

①把仙茅、益智仁、山药捣碎，再装入洁净纱布袋中；
②把装有药材的纱布袋放入合适的容器中；
③加入白酒后密封；
④每日摇动1次，浸泡约15日后拿掉纱布袋即可饮用。

【使用方法】口服。每日2～3次，每次10～30毫升。

前列腺增生

前列腺增生，俗称前列腺肥大症，是因人体内雄激素与雌激素的平衡失调导致的一种前列腺的良性病变。

前列腺位于膀胱与原生殖膈之间，尿道从前列腺体中间穿过。男性性腺内分泌紊乱是前列腺增生的主要原因，但具体机制尚不明确。患有前列腺增生要及时治疗，以免诱发其他生殖系统疾病。

典型症状

尿频、尿急、夜尿增多、血尿、排尿费力、性欲亢进，严重的还会引发肾积水、尿潴留、膀胱结石、疝、痔、肺气肿等并发症。

家庭防治

饮食应以清淡、易消化为主，多吃新鲜的蔬菜水果，少食辛辣刺激之品，戒酒，以减少前列腺充血的概率，防止诱发前列腺增生。

民间小偏方　壹

【用法用量】取大黄、毛东青、银花藤各30克，吴茱萸、泽兰各15克，川红花12克。用适量清水煎煮，滤取药汁1500毫升，待温热时坐浴15～20分钟。早晚坐浴1次，15天为1疗程。

【功效】清热解毒，治小便淋漓不尽、尿后尿道口灼热。

民间小偏方　贰

【用法用量】取艾叶60克，石菖蒲30克，放入锅中炒热，温度在60～70℃，用密纱布包起，敷于脐部，时间以能承受为限，然后取下稍停再敷上。每天1次，10天1疗程。

【功效】治疗肾气不足引起的夜尿增多、小便短少而清、小便不畅。

· 推荐药材食材 ·

【熟地黄】

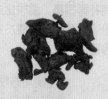

◎补血滋润、益精填髓，用于强心、利尿、抗增生、抗真菌等。

【巴戟天】

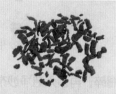

◎补肾助阳、强筋壮骨，主治小便不禁、风寒湿痹、腰膝酸软。

【白果】

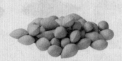

◎敛肺定喘、止带缩尿，治疗淋病、尿频、哮喘。

绿豆茯苓薏米粥

 材料 绿豆200克，薏米200克，土茯苓15克，冰糖10克。

做法

❶绿豆、薏米淘净，盛入锅中，加6碗水。❷土茯苓碎成小片，放入锅中，以大火煮开，转小火续煮30分钟。❸加冰糖煮融即可。

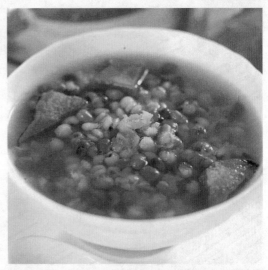

功能效用 土茯苓有解毒除湿的功效，可以用于治疗膀胱湿热、淋浊、小便频繁涩痛等症。

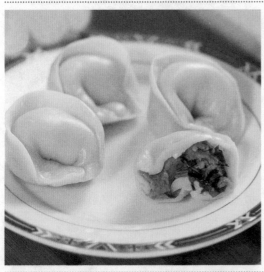

菠菜素肉饺

 材料 菠菜100克，素肉150克，水饺皮500克，盐5克，味精3克，糖7克，麻油、淀粉各少许。

做法

❶菠菜洗净，切成碎末；素肉剁碎与菠菜、盐、味精、糖、麻油、淀粉做成馅料。❷取一张面皮，放入馅料包好，再将面团扭成元宝形捏紧。❸将做好的饺子入锅中蒸熟即可。

功能效用 此品能促进人体红细胞的合成，从根本上达到补肾壮阳的功效。

韭菜绿豆芽

 材料 韭菜100克，绿豆芽250克，葱姜丝、盐、味精、香油各适量。

做法

❶豆芽洗净；韭菜择洗净，切段。❷锅中加油烧热后下入葱丝、姜丝爆香，再放入绿豆芽煸炒几下。❸下入韭菜段翻炒均匀，加盐、味精、香油调味即成。

功能效用 绿豆芽含有丰富的蛋白质、脂肪及B族维生素，可以起到补肾、利尿、消肿、滋阴壮阳等功效。

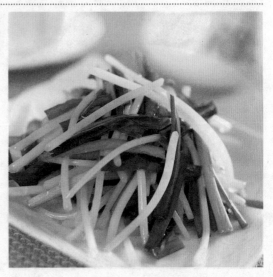

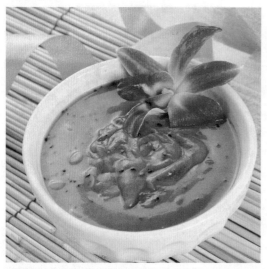

油茶面

材料 面粉50克，花生仁20克，黑芝麻10克，白糖5克。

做法

① 花生仁洗净，碾成碎末。② 锅烧热，放入面粉、花生、黑芝麻翻炒至两面微黄。③ 盛出放入碗中，倒入少许开水，调匀，加入白糖即可。

 黑芝麻含大量的"木脂素"成分。它是一种植物雌激素，可抑制前列腺组织的增生。

半枝莲蛇舌草茶

材料 半枝莲50克，白花蛇舌草50克，不加任何调味料。

做法

① 将半枝莲、白花蛇舌草洗净，放入煮锅。② 加水至盖满材料，以大火煮开，转小火慢煮30分钟。③ 去渣取汁当茶饮。

 半枝莲有清热解毒、利尿消肿、散瘀止痛的功效。可用于慢性前列腺炎。

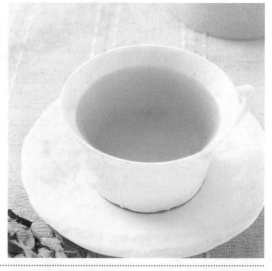

核桃冰糖炖梨

材料 核桃仁30克，梨150克，冰糖30克。

做法

① 梨洗净，去皮，切块；核桃仁洗净。② 将梨块、核桃仁放入煲中，加入适量清水，用小火煲30分钟。③ 加入冰糖调味即可。

 梨有润肺、养肾的功效，尤其是干燥的气候最易伤肺，而肺气损伤又会引起胃气下降等问题，此时可以在饮食中加入梨。

知母玄参茶

材料 知母10克，玄参10克，清水400毫升，冰糖适量。

做法

①知母、玄参用清水洗干净。②全部材料加水400毫升（约2碗清水）煮成200毫升，取汁去渣加入适量冰糖搅匀即可饮用。

功能效用 玄参性微寒，归肺、胃、肾经。有清热凉血、泻火解毒的功效。知母能润肾燥而退骨蒸，可用于慢性前列腺炎。

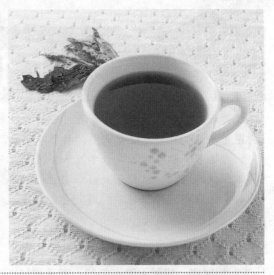

银耳西红柿汤

材料 银耳30克，西红柿120克，冰糖适量。

做法

①银耳用温水泡发，去杂洗净，撕碎。②西红柿洗净切块；冰糖捣碎，备用。③锅内加适量水，放入银耳、西红柿块，大火烧沸，调入冰糖后，再煮沸即成。

功能效用 银耳是一味滋补良药，它滋润而不腻滞，具有滋阴补肾，补脾开胃、润肺生津，提神补气等功效。

绿茶乌梅粥

材料 大米100克，绿茶10克，乌梅肉35克，盐3克，红糖2克。

做法

①大米泡发；绿茶洗净，煎汁。②锅置火上，加入适量清水，倒入姜茶汁，放入大米，大火煮开。再加入乌梅肉同煮至浓稠，放入青菜煮片刻，加入盐、红糖拌匀即可。

功能效用 此汤可收敛生津、补脾健胃、滋阴润燥。有消炎祛痰，解毒抗癌等食疗作用。

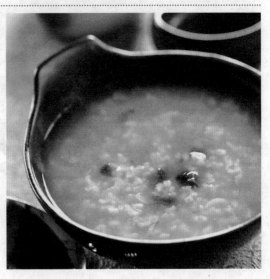

男性不育症

　　男性不育症，是指正常育龄夫妇婚后性生活正常，在1年或更长的时间内，未采取任何避孕措施，且女方检查正常，由于男方原因造成的女方不孕。

　　男性不育症分为原发性不育和继发性不育两种，造成男性不育的原因常见的有精液异常、生精障碍、抗精子免疫和男性性功能障碍等。男性要注意加强自我保护，养成健康的生活习惯，增强体质，避免导致不育症因素的产生。重视婚前检查，做到早发现早治疗，以免婚后痛苦。

典型症状

　　射精疼痛，排尿困难，白浊，精子数量稀少，无精症，常伴有阳痿、早泄、不射精等性功能障碍等症状。

家庭防治

　　平时要避免长时间骑自行车、泡热水澡、穿紧身内裤，以防睾丸温度长期过高，影响其生精功能。

民间小偏方　　　　　　壹

【用法用量】取山药、海参各30克，莲子20克，大米60克，将药材和大米煮成粥，加入适量冰糖，搅匀后食用。每天1次。

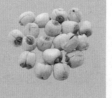

【功效】治精液稀、精子少，适用于肾阴虚亏型不育。

民间小偏方　　　　　　贰

【用法用量】取枸杞、龙眼肉、菟丝子各15克，五味子10克，熟鸽蛋（去壳）4枚，将上药共炖，加适量白糖，拌匀后食用。每天1次。

【功效】治阳痿、遗精、早泄、精子少、腰腿酸痛，适用于肾精亏虚型不育。

● 推荐药材食材 ●

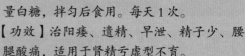

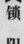
【锁阳】
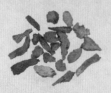
◎补肾阳、益精血、润肠通便，用于治疗腰膝痿软、阳痿滑精、肠燥便秘、男性不育。

【鹿茸】
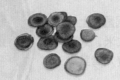
◎生精补髓、养血益阳、强健筋骨、益气强志，治一切虚损。

【虾】
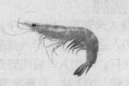
◎其肉性温，有壮阳益肾、补精之功，适用于肾虚阳痿、遗精早泄、体虚不育者。

沉香五花酒

【材料准备】

玫瑰花30克

蔷薇花30克

梅花30克

韭菜花30克

沉香30克

核桃仁300克

米酒3升

白酒3升

【功能效用】此款药酒具有补肾助阳、益肾固精的功效。主治肾精不足、阳痿不举、男子不育、女子不孕、痢疾等。

【制作过程】
① 把诸药材切碎入纱布袋中；
② 把纱布袋入容器，加白酒；
③ 密封浸泡30日后去纱布袋；
④ 把米酒倒入容器后混匀即可饮用。

【使用方法】
口服。视个人身体情况适量饮用。

还春口服液

【材料准备】

红参60克

鹿茸20克

淫羊藿60克

三七60克

枸杞子60克

白酒2升

【功能效用】红参具有复脉固脱、益气摄血的功效。此款药酒具有补气养血、生津壮阳、宁心安神的功效。主治肾虚型男性不育症、性功能减退、妇女更年期综合征。

【制作过程】
① 把上述药材捣碎，装入洁净纱布袋中；
② 把装有药材的纱布袋放入合适的容器中；
③ 加入白酒后密封；
④ 浸泡约15日后拿掉纱布袋即可饮用。

【使用方法】
口服。每日2次，每次10毫升。

种子药酒

【材料准备】

淫羊藿500克

核桃仁240克

怀生地240克

枸杞子120克

五加皮120克

白酒4升

【功能效用】此款药酒具有补肾助阳、益精养血的功效。主治肾精不足所致的不孕不育症。

【制作过程】
① 把上述药材捣碎，装入洁净纱布袋中；
② 把装有药材的纱布袋放入合适的容器中；
③ 将白酒倒入容器中密封；
④ 隔水加热，蒸透后取出放冷；
⑤ 浸泡约7日后拿掉纱布袋即可饮用。

【使用方法】
口服。每日2次，每次10～15毫升。

淫羊交藤酒

【材料准备】

 淫羊藿80克
 夜交藤80克
 仙茅80克
路路通80克　桂圆肉80克
 白酒2升

【功能效用】淫羊藿具有补肾壮阳、强筋健骨、散风祛湿的功效。此款药酒具有补肾壮阳、益精养血的功效。主治男性不育症、阳痿早泄等。

【制作过程】

①把诸药材切碎入纱布袋中；
②把纱布袋入容器，加白酒；
③密封浸泡约30日后拿掉纱布袋即可饮用。

【使用方法】
口服。每日2次，每次40毫升。

魏国公红颜酒

【材料准备】

 莲子40克
 松子仁40克
 白酒2升
白果仁40克　桂圆肉40克

【功能效用】此款药酒具有滋阴壮阳、益肾固精、补益心肺、养心安神的功效。主治男子不育、身体虚弱、心悸怔忡、神倦体乏等。

【制作过程】

①将莲子去心；
②将莲子、松子仁、白果仁、桂圆肉切碎，装入洁净纱布袋中；
③把装有药材的纱布袋放入合适的容器中；
④加入白酒后密封；
⑤浸泡约15日后拿掉纱布袋即可饮用。

【使用方法】
口服。每日2次，每次30～50毫升。

晒参山药酒

【材料准备】

 山药120克
 生晒参60克
 白酒4升　海狗肾2只

【功能效用】此款药酒具有补肾助阳、填精补髓、固气补元的功效。主治不育症、阳痿精衰、虚损劳伤、畏寒肢冷、腰膝冷痛、心腹疼痛等。

【制作过程】

①把海狗肾、生晒参、山药分别捣碎，装入洁净纱布袋中；
②把装有药材的纱布袋放入合适的容器中；
③加入白酒后密封；
④浸泡约7日后拿掉纱布袋即可饮用。

【使用方法】
口服。每日2次，每次15～20毫升。

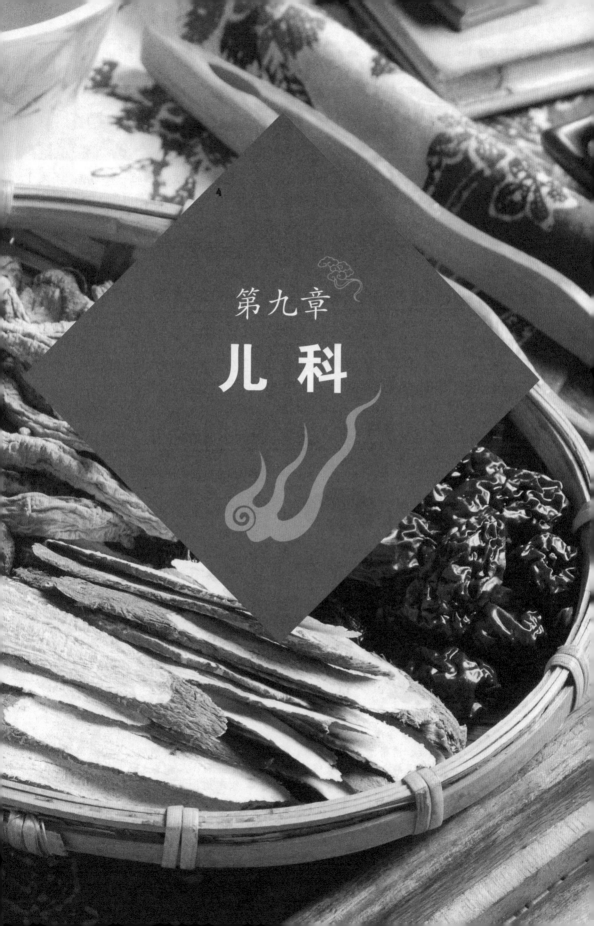

第九章

儿 科

小儿流涎

小儿流涎就是小儿流口水，是指口中唾液不自觉从口内流溢出的一种病症。多发于断奶前后，一岁左右的婴儿。随着生长发育，流口水的现象就会逐渐消失。如果到了2岁以后宝贝还在流口水，就可能是异常现象，如脑瘫、先天性痴呆等。另外，若宝贝患口腔溃疡或脾胃虚弱，也会流涎不止。

典型症状

患儿不断流涎，浸渍于两颊及胸前，衣服胸前部常被浸润湿透，且口腔周围发生粟粒样红疹及糜烂。

家庭防治

平时要注意护理好孩子口腔周围的皮肤，每天至少用清水清洗两遍。让脸部、颈部保持干爽，避免患上湿疹。在皮肤发炎期间，更应该保持皮肤的整洁、清爽。

民间小偏方　　壹

【用法用量】制南星30克、生蒲黄12克，醋适量。前2味共研细末，加醋制成饼，包在小儿足心稍前涌泉穴处，男左女右，12小时更换新药。

【功效】主治流涎。

民间小偏方　　贰

【用法用量】绿茶2克，白术12克，甘草3克。后2味加水600毫升，煮沸10分钟，加入绿茶，分3次温服，复泡再饮，每日1剂。

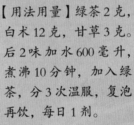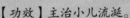

【功效】主治小儿流涎。

·推荐药材食材·

【益智仁】

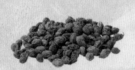

◎温脾暖肾、固气涩精。治疗腰腹冷痛、多唾流涎、遗精、小便余沥、夜尿频等常见病症。

【甘草】

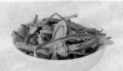

◎具有补脾益气、清热解毒、祛痰止咳、调和诸药等功效。用于咳嗽痰多、脾胃虚弱、倦怠乏力、四肢挛急疼痛、痈肿疮毒等症。

【雪梨】

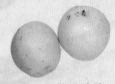

◎具有辅助治风热的功效，并有润肺、凉心、消痰、降火、解毒之功。

韭菜枸杞粥

材料 白米100克，韭菜、枸杞子各15克，盐2克，味精1克。

做法

①韭菜洗净，切段；枸杞子洗净；白米泡发洗净。②锅置火上，注水后，放入白米，用大火煮至米粒开花。③放入韭菜、枸杞子，改用小火煮至粥成，加入盐、味精入味即可。

小贴士

韭菜在常温下容易变黄、腐烂，可用纸巾将其包好放入冰箱冷藏。

功能效用 枸杞子具有补气强精、滋补肝肾、抗衰老、止消渴、暖身体、抗肿瘤的功效。韭菜具有健胃、提神、止汗固涩、补肾助阳、固精等功效。韭菜、枸杞子、大米合熬成粥，有温脾暖肾的功效。

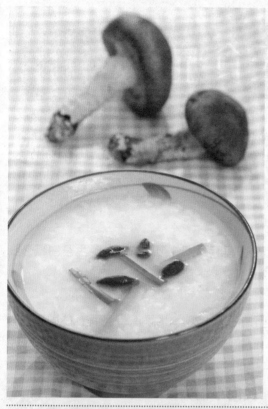

多味水果粥

材料 梨、杧果、西瓜、苹果、葡萄各10克，大米100克，冰糖5克。

做法

①大米洗净，用清水浸泡片刻；梨、苹果洗净切块；杧果、西瓜取肉切块；葡萄洗净。②锅置火上，放入大米，加适量清水煮至粥将成。③放入所有水果煮至米粒开花，加冰糖熬融后调匀便可。

专家点评

此粥香甜可口，其中的水果可以按照孩子的喜好选择添加。

功能效用 梨有助消化、利尿通便的功效。杧果能延缓细胞衰老。西瓜有开胃口、助消化、去暑疾的功效。苹果有健脾养胃、润肺止咳、养心益气等作用。葡萄有降低胃酸、利胆的功效。

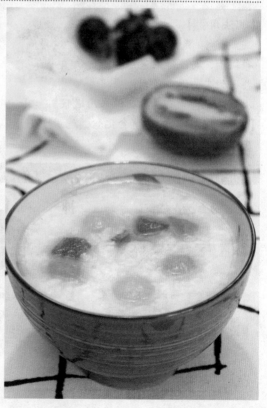

小儿厌食症

小儿厌食症是指以小儿（主要是3～6岁）较长期食欲减退或食欲缺乏为主的症状。它是一种症状，并非一种独立的疾病。通俗的理解就是食欲好的孩子，视进食为乐事，到时间就想进餐。食欲不好的孩子，厌倦进食，视进食为负担，即使色香味均好的美食，也没有兴趣，这种饮食状态，就叫厌食。如果厌食持续时间较长，就会影响儿童身高、体重的正常增长。

典型症状

脾胃失调，食欲减退，恶心呕吐，手足心热，睡眠不安，腹胀或腹泻。舌苔白腻，脉滑数。

家庭防治

用手掌轻轻顺时针按摩患儿腹部100次，坚持每天1次，1周为一个疗程，能够起到调理脾胃、通调脏腑的作用，进而治疗小儿厌食。

民间小偏方　　　　　　　　壹

【用法用量】山楂360克，菜菔子90克，将山楂洗净烘干，与洗净的菜菔子共研细末，混匀备用。每次服3克，每日3次，粳米汤送服。

【功效】健脾行气、消食化积，适用于小儿厌食症。

民间小偏方　　　　　　　　贰

【用法用量】鸡内金5克，洗净炙酥研末，拌入粳米粥内食用，甜咸自便。

【功效】消积化滞，主治小儿厌食、面色无华、时而腹痛腹胀、矢气恶臭者。

· 推荐药材食材 ·

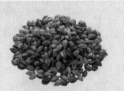

【麦芽】

◎具有消食、和中、下气的功效。治食积不消、脘腹胀满、食欲不振等。

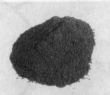

【神曲】

◎具有健脾和胃、消食调中的功效，治饮食停滞、胸痞腹胀、呕吐泻痢等。

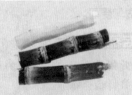

【甘蔗】

◎具有清热解毒、生津止渴、和胃止呕等功效，主治消化不良、反胃呕吐等。

橘皮粥

材料 橘皮15克，粳米50克，葱花3克。

做法

❶橘皮研为细末。❷粳米加水煮粥。❸粥熟时放入橘皮末稍煮，撒上葱花即可。

功能效用 橘皮有理气健脾、燥湿化痰的功效，能治疗由脾胃气滞所致的厌食，与粳米一同煮粥，有顺气健胃、化痰止咳的功效，对治疗脾胃气滞、脘腹胀满、消化不良、食欲不振、恶心呕吐、胸膈满闷等症有良好的疗效。

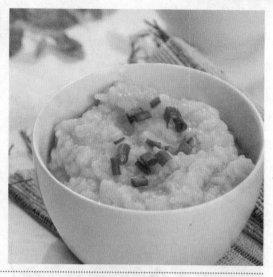

香菜大米粥

材料 鲜香菜少许，大米90克，红糖5克。

做法

❶大米洗净；香菜洗净，切成细末。❷锅置火上，注入清水，放入大米用大火煮至米粒绽开。❸放入香菜，改用小火煮至粥浓稠后，加入红糖调味，即可食用。

功能效用 香菜有健脾开胃的功效。粳米有补中益气、健脾养胃、益精强志、和五脏、通血脉、聪耳明目的功效。香菜与粳米煮粥，有开胃的功效。

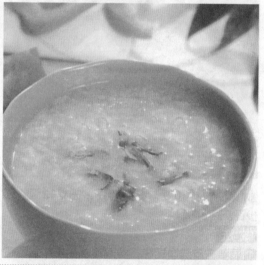

毛豆糙米粥

材料 毛豆仁30克，糙米80克，盐2克。

做法

❶糙米泡发洗净；毛豆仁洗净。❷锅置火上，倒入清水，放入糙米、毛豆煮开。❸待煮至浓稠状时，加入盐拌匀即可。

功能效用 毛豆有健脾宽中、润燥消水、清热解毒、益气的功效。糙米中含有大量纤维素，有减肥、降低胆固醇、通便等功能，有改善肠胃功能、净化血液、预防便秘、减肥及排毒等作用。

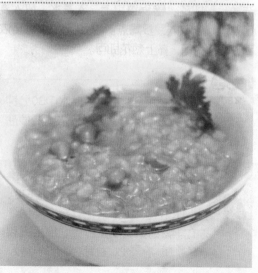

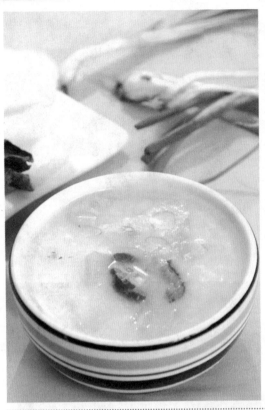

鲜藕雪梨粥

材料 莲藕、红枣、雪梨各20克，大米80克，蜂蜜适量。

做法

① 雪梨去皮洗净，切片；红枣去核洗净；莲藕洗净切片；大米洗净备用。② 锅置火上，放入水，大米煮至米粒绽开，放入雪梨、红枣、莲藕。③ 用小火煮至粥成，调入蜂蜜即可。

专家点评

熬煮此粥时也可以将水果切碎，这样既可以增加粥的香味，又利于儿童进食。

功能效用 莲藕有清热凉血、通便止泻、健脾开胃功效。雪梨能促进食欲，帮助消化，并有利尿通便和解热的作用，可用于高热时补充水分和营养。煮熟的雪梨有助于肾脏排泄尿酸和预防痛风、风湿性关节炎。此粥亦适合小儿厌食症。

菠萝麦仁粥

材料 菠萝30克，麦仁80克，白糖12克，葱少许。

做法

① 菠萝去皮洗净切块，浸泡在淡盐水中；麦仁洗净；葱切花。② 锅置火上，入清水，放入麦仁煮至熟，放入菠萝同煮。③ 改用小火煮至浓稠，调入白糖，撒上葱花即可。

小贴士

将菠萝切块，浸泡在糖水或淡盐水中30分钟左右，待有害物质析出，用凉开水清洗掉盐味，再进行食用。

功能效用 菠萝营养丰富，有清热解暑、生津止渴的功效，可用于治疗消化不良、小便不利、头昏眼花等症。麦仁含有丰富的糖类、蛋白质、维生素和矿物质，有养心、益肾、健脾的功效。

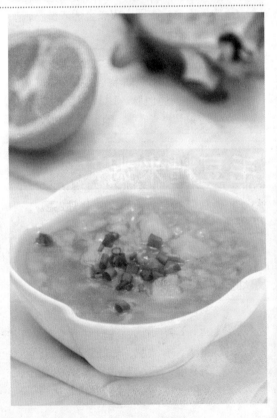

小儿夜啼

　　婴儿白天能安静入睡，入夜则啼哭不安、时哭时止，或每夜定时啼哭，甚则通宵达旦，称为夜啼。多见于新生儿及6个月内的小婴儿。中医认为小儿夜啼常因脾寒、心热、惊骇、食积而发病。

典型症状

　　脾胃虚寒：症见小儿面色青白，四肢欠温，喜伏卧，腹部发凉，弯腰蜷腿哭闹，不思饮食，大便溏薄，小便清长，舌淡苔白，脉细缓，指纹淡红。

　　心热受惊：症见小儿面赤唇红，烦躁不安，口鼻出气热，夜寐不安，一惊一乍，身腹俱暖，大便秘结，小便短赤，舌尖红，苔黄，脉滑数。

　　惊骇恐惧：症见夜间啼哭，面红或泛青，心神不宁，惊惕不安，睡中易醒，梦中啼哭，声惨而紧，呈恐惧状，紧偎母怀，脉象唇舌多无异常变化。

　　乳食积滞：症见夜间啼哭，厌食吐乳，嗳腐泛酸，腹痛胀满，睡卧不安。

家庭防治

　　按摩百会、四神聪、脑门、风池（双），由轻到重，交替进行。患儿惊哭停止后，继续按摩2～3分钟。用于惊恐伤神症。

民间小偏方 壹

【用法用量】蝉蜕、灯芯草各3克，洗净水煎，每日1剂，分3～4次口服，连服2～3剂。

【功效】尤宜于婴儿病后体弱、余热未尽、虚烦不寐、惊哭夜啼之症。

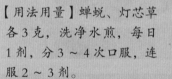

民间小偏方 贰

【用法用量】取乌药、僵蚕各10克，蝉蜕15克，琥珀3克，青木香6克，雄黄5克，洗净研细末备用。用时取药10克，用热米酒将药末调成糊状，涂在敷料上，敷脐。每晚换一次，7天为一个疗程。一般一个疗程治愈。

【功效】可治疗小儿夜啼。

• 推荐药材食材 •

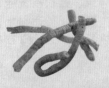

【远志】

◎具有安神益智、祛痰、消肿的功效，用于治疗惊悸、神志恍惚等症。

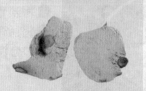

【茯神】

◎具有宁心、安神、利水的功效，用于治疗心虚惊悸、健忘、失眠、惊痫等症。

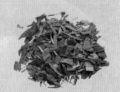

【淡竹叶】

◎甘淡渗利、性寒清降，主治小儿惊痫、喉痹、烦热等。

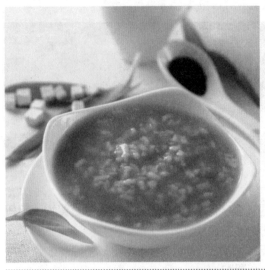

砂仁茯苓粥

 材料 砂仁3粒，茯苓6克，粳米150克，清水2000毫升，冰糖适量。

做法

❶将砂仁、茯苓研成细末。❷将粳米洗净，放进锅中，加上砂仁及茯苓细末和适量水，❸先用大火煮沸，再改用小火煮至粥成，加入冰糖搅匀，可定时给小儿喂食。

| 功能效用 | 温中和胃，健脾安神，适用于小儿脾胃虚寒夜啼。 |

姜糖饮

材料 生姜10克，红糖10克。

做法

❶将生姜去皮，洗净，切片。❷再把生姜放进锅中加适量水，用小火一起煎煮大约半小时。❸最后再加上红糖，搅拌均匀，给小儿喂食即可。

| 功能效用 | 温中散寒，适用于小儿脾胃虚寒夜啼，大便溏泄，腹中冷痛者。 |

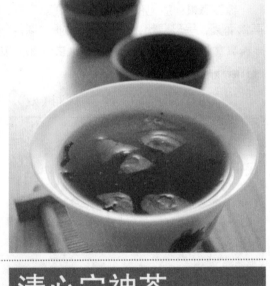

清心宁神茶

材料 淡竹叶3克，灯芯草1撮，绿茶1克，蝉衣1克。

做法

❶将淡竹叶、灯芯草、蝉衣各洗净，备用。❷将所有材料放进锅中，加适量水，用小火煮20分钟煮沸，倒入茶杯中。❸可依个人口味加白糖调味。

| 功能效用 | 清心安神。主治小儿夜啼，手足心热或午后潮热，口干。 |

小儿营养不良

　　长期摄食不足是营养不良的主要原因。一般表现为体重不增或减轻，皮下脂肪逐渐消失，一般顺序为腹、胸背、腰部、双上下肢、面颊部。重者肌肉萎缩、运动功能发育迟缓、智力低下、免疫力差，易患消化不良及各种感染。

　　蛋白质-热能营养不良、缺铁性贫血、单纯性甲状腺肿和眼干燥症，被称为"世界四大营养缺乏病"。

典型症状

　　主要表现为脂肪消失、肌肉萎缩及生长发育停滞，同时也可造成全身各系统的功能紊乱，降低人体的抵抗力，给很多疾病的发生和发展创造了条件。最常见的症状有面色苍白、烦躁不安、拒食等。

家庭防治

　　针刺中脘、天枢、气海、足三里，配合刺双手四缝，出针后挤出黄色液体，用清洁消毒棉花拭干，隔日一次，有健脾胃、消积滞作用。

民间小偏方　　　　壹

【用法用量】鲜蚌肉500克，先用冷开水洗干净，放入白糖100克浸1小时，取汁。每服3汤匙，每天3次。

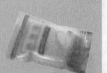

【功效】能改善胃口，缓解营养不良。

民间小偏方　　　　贰

【用法用量】疳积草15克，姜、葱各50克，均洗净捣烂，加入鸭蛋白1个搅匀，外敷脚心一夜。隔3天一次，每疗程5～7次。

【功效】可缓解小儿营养不良。

· 推荐药材食材 ·

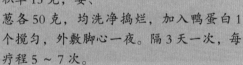

【鸡内金】

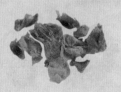

◎具有消积滞、健脾胃的功效，治食积胀满、呕吐反胃、疳积、消渴等症。

【鲜蚌肉】

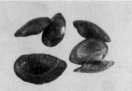

◎具有清热、滋阴、明目、解毒的功效，治烦热、消渴等。

【荞麦】

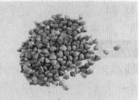

◎具有开胃宽肠、下气消积的功效，治胃肠积滞、慢性泄泻等症。

牛奶山药麦片粥

材料 牛奶100克，山药10克，麦片50克，红枣2颗，白糖3克。

做法

❶麦片洗净；红枣洗净；干山药洗净后切成小丁；葱洗净，切花。❷锅置火上，加适量水，放麦片，大火煮开。❸加入山药同煮至浓稠状，再倒入牛奶煮5分钟后，加白糖即可。

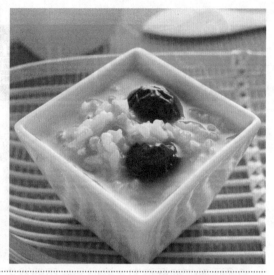

功能效用 具有补脾养胃、宁心安神的功效，适用于小儿营养不良者。

山楂山药茶

材料 山楂10克，山药15克，白糖适量，清水600毫升。

做法

❶将山楂、山药洗净。❷将药材放进锅中，加适量水，用大火煮5分钟。❸加糖，待温即可饮用。

功能效用 本方酸甜可口，可以增加食欲，补脾益气，对小儿营养不良有一定的食疗作用。

红枣带鱼粥

材料 陈皮10克，红枣5颗，糯米、带鱼各50克，香油15克，盐5克。

做法

❶糯米洗净，泡水30分钟；带鱼洗净切块，沥干；红枣泡发洗净；陈皮洗净。❷陈皮、红枣、糯米加适量水大火煮开，转用小火煮至成粥。❸加入带鱼煮熟，再拌入香油和盐调味即可。

功能效用 此粥具有养肝补血、行气健脾、增强食欲等功效。

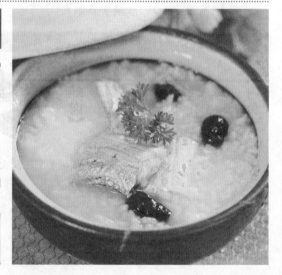

小儿惊风

惊风是小儿常见的一种急重病症，又称"惊厥"，俗名"抽风"。惊风是中枢神经系统功能紊乱的一种表现，引发的原因较多，如高热、脑炎、脑膜炎、大脑发育不全、受到惊吓、癫痫等都可引发小儿惊风。

典型症状

惊风一般分为急惊风和慢惊风。急惊风的主要症状为突然发病，出现高热、神昏、惊厥、牙关紧闭、两眼上翻、角弓反张，可持续几秒至数分钟，严重者可反复发作甚至呈持续状态而危及生命。慢惊风主要表现为嗜睡、两手握拳、手足抽搐无力、突发性痉挛等症。

家庭防治

无论什么原因引起的惊风，未到医院前，都应尽快地控制惊厥，因为惊厥会引起脑组织损伤，先要让患儿在平板床上侧卧，以免气道阻塞。如患儿窒息，要立即做人工呼吸。可用毛巾包住筷子或勺柄垫在其上下牙齿间，以防其咬伤舌头。发热时用冰块或冷水毛巾敷头和前额。惊风时切忌喂食物，以免食物呛入呼吸道。

民间小偏方　壹

【用法用量】取天麻 3 ~ 5 克洗净，与绿茶 2 克一同放入杯中，冲入适量的沸水，加盖闷 5 分钟即可趁热饮用。

【功效】有平肝熄风、镇静安神的作用，适用于小儿惊风等症。

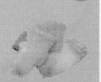

民间小偏方　贰

【用法用量】取蝉蜕 3 克，朱砂 0.6 克，薄荷叶 24 克，洗净一同研成细末，分数次用开水送服。

【功效】有抗惊厥、抑制癫痫发作的作用，适用于小儿惊风患者。

● 推荐药材食材 ●

 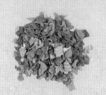

【石决明】

◎具有平肝潜阳、清肝明目、镇静抗惊吓的功效。

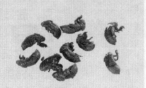

【蝉蜕】

◎具有抗惊厥、抑制癫痫发作的作用，可治小儿惊风、癫痫等症。

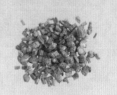

【防风】

◎具有有发表、祛风、止痛的功效，主治外感风寒、头痛、破伤风等。

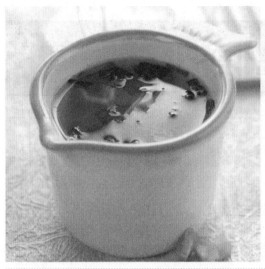

蝉蜕薄荷茶

材料 蝉蜕15克，薄荷汁15毫升，果糖15克，冰块适量。

做法
❶蝉蜕洗净，放入锅内，加水煎汁，去渣取汁，放凉。❷将冰块放入杯内约2/3满。❸加入果糖、薄荷汁、蝉蜕汁，摇匀即可饮用。

功能效用 本品具有熄风止痉、清热安神的功效，适合小儿惊风、夜间啼哭不止、口渴咽干患者饮用。

枣仁粳米羹

材料 粳米100克，酸枣仁末15克，白糖适量。

做法
❶将酸枣仁、粳米分别洗净，备用；酸枣仁用刀切成碎末。❷锅中倒入粳米，加水煮至将熟，加入酸枣仁末，搅拌均匀，再煮片刻。❸起锅前，加入白糖调好味即可。

功能效用 本品具有益气镇惊，安神定志的功效，对小儿惊风、夜间啼哭等患者有食疗效果。

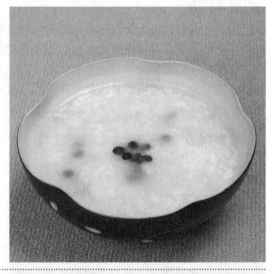

天麻炖鹌鹑蛋

材料 天麻片10克，鹌鹑蛋2只，生姜片3克，盐适量。

做法
❶天麻洗净；鹌鹑蛋洗净。❷将天麻片、姜片和鹌鹑蛋放入炖锅中，加适量清水，以大火煮沸，将鹌鹑蛋捞出剥去蛋壳，再放入锅中改用小火炖至熟烂。❸加入盐调味即可。

功能效用 本品具有补血和血、平肝熄风的功效，可改善小儿惊风、神昏高热、夜啼等症状。

小儿遗尿

小儿遗尿是指3岁后小儿不自主地排尿，常发生于夜间熟睡时，多为梦中排尿，尿后并不觉醒。中医认为，遗尿为"虚症"，由于脏腑虚寒所致，如肾与膀胱气虚，而导致下焦虚寒，不能约束小便，或者上焦肺虚，中焦脾虚而成脾肺两虚，固摄不能，小便自遗。除虚寒外，还有挟热的一面，肝经郁热，火热挟湿，内迫膀胱，可导致遗尿。

典型症状

肾气不足型：睡中遗尿，一夜可发生 1～2 次，或更多次，醒后方觉，兼见面色无华、智力低下、反应迟钝、腰膝酸软、甚则手足不温、舌质淡、脉象沉迟无力、指纹淡。

肺脾气虚型：睡中遗尿，但尿频而量少，兼面白神疲、四肢乏力、食欲不振、大便溏薄、舌淡、脉缓或弱、指纹色淡。

肝经湿热型：睡中遗尿，小便黄臊，性情急躁，夜间磨牙，面赤唇红，舌苔黄腻，脉弦滑或滑数。

家庭防治

经常发生遗尿的孩子，他的遗尿时间往往固定在半夜的某一段时间里，家长可以在孩子经常遗尿的时间之前叫醒孩子，或用闹钟叫醒孩子，让他自己起床小便，坚持一段时间，就能形成条件反射。

民间小偏方　　壹

【用法用量】生葱白一根，洗净捣烂，每晚睡前敷肚脐，用布包好，次日晨揭去，连用 3～5 天。

【功效】可治愈小儿遗尿。

民间小偏方　　贰

【用法用量】车前草15克，猪膀胱1个，二者洗净加水共煮熟，去药渣服用。

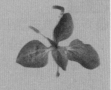

【功效】适用于因肝经湿热所致的小儿遗尿。

• 推荐药材食材 •

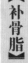 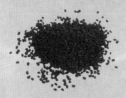

【补骨脂】

◎具有补肾助阳的功效，可治肾虚冷泻、遗尿、滑精、小便频数等。

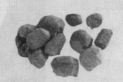

【桑螵蛸】

◎具有补肾固精功效，可治遗精、白浊、小便频数、遗尿等症。

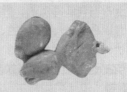

【猪膀胱】

◎具有缩小便、健脾胃的功效，可治尿频、遗尿、消渴无度等。

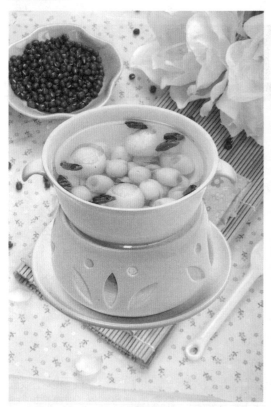

桂圆莲子羹

材料 桂圆肉20克，枸杞子10克，莲子50克，白糖10克。

做法

❶将莲子洗净，泡发；枸杞子、桂圆肉均洗净；枸杞子泡发备用。❷锅置火上，注入适量清水后，放入莲子熬煮30分钟后，下入枸杞子、桂圆肉。❸煮熟后放入白糖调味，即可食用。

小贴士

莲子一定要先用热水泡一阵再烹调，否则硬硬的不好吃，还会延长烹调时间。火锅内加入莲子，有助于均衡营养。若莲子受潮生虫，应立即晒干，热气散尽凉透后再收藏。

功能效用 本品具有补血养心、安神除烦、涩精固泻等功效。

玉竹茶

材料 玉竹5克，冷水800毫升，白糖适量。

做法

❶将玉竹洗去浮尘，备用。❷锅置旺火上，加入冷水烧开。❸将玉竹放进杯中，加开水冲泡。❹可依个人口味加上少许白糖调味，可代茶饮用。

小贴士

玉竹具有润肺滋阴，养胃生津的功效。选购时以条粗长、淡黄色、饱满质结，半透明状，糖分不足者为佳。条细瘦瘦、色深体松或发硬，糖分不足者为次。

功能效用 本方具有补阴益肾、生津止渴的功效。适用于体质虚弱、肾气不固引起的遗尿。

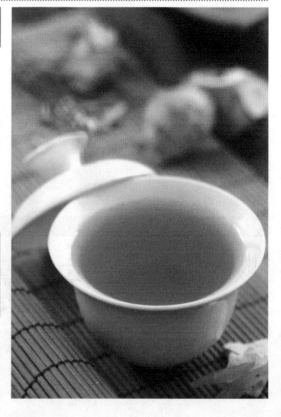

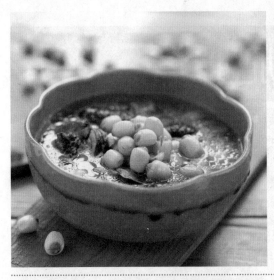

白果莲子乌鸡汤

材料 白果30克，莲子50克，乌鸡腿1只，盐5克。

做法

① 鸡腿洗净、剁块，汆烫后捞出冲净；白果、莲子洗净。② 将鸡腿放入锅中，加水至盖过材料，以大火煮开，转小火煮20分钟。③ 加入莲子，续煮15分钟，再加入白果煮开，最后加盐调味即成。

 功能效用 滋阴补肾、缩尿固精、健脾养胃。可用于小儿遗尿、成人遗精滑泄等症。

四味猪肚汤

材料 益智仁10克，芡实30克，淮山、莲子(去心)各20克，猪肚1具，盐适量。

做法

① 将猪肚洗净，切块；益智仁、芡实、淮山、莲子冲洗干净。② 锅中加水，放入猪肚、益智仁、芡实、淮山、莲子，文火炖熟。③ 加盐调味即可。

 功能效用 补益脾肾、缩尿止遗。可用于因脾肾虚弱引起的遗尿、泄泻、盗汗、自汗等症。

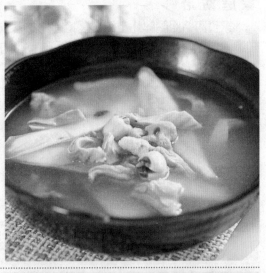

薏苡仁猪肠汤

材料 薏苡仁20克，猪小肠120克，米酒5毫升。

做法

① 薏苡仁洗净，用热水泡1小时；猪小肠放入开水中汆烫至熟，切小段。② 将猪小肠、500毫升水、薏苡仁放入锅中煮沸，转中火煮30分钟。③ 食用时倒入米酒即成。

 功能效用 本品具有健脾渗湿、除痹止泻的功效，对寒湿痹痛、脾虚泄泻有食疗作用。

小儿肥胖症

　　医学上对儿童体重超过按身高计算的平均标准体重20%的，即可称为小儿肥胖症。超过20%～29%为轻度肥胖，超过30%～49%为中度肥胖，超过50%为重度肥胖。

　　肥胖症分两大类，无明显病因称单纯性肥胖症，儿童大多数属此类；有明显病因称继发性肥胖症，常由内分泌代谢紊乱、脑部疾病等引起。

典型症状

　　以5～6岁或青少年为发病高峰。患儿食欲极好，喜食油腻、甜食，懒于活动，体态肥胖，皮下脂肪丰厚，面颊、肩部、乳房、腹壁脂肪积聚明显。

家庭防治

　　家长应督促肥胖儿童每日坚持运动，养成习惯。可先从小运动量活动开始，而后逐步增加运动量与活动时间。应避免剧烈运动，以防增加食欲。

民间小偏方　　　壹

【用法用量】生首乌、夏枯草、山楂、泽泻、莱菔子各10克，药材先用清水洗净浸泡30分钟，再煎煮2次，药液兑匀后分2次服，每日一剂。

【功效】可治疗肥胖症。

民间小偏方　　　贰

【用法用量】取二丑、薏米、红豆各30克，大贝20克，大黄、月石各10克，药材洗净共研为细末，过筛。每次1～5克，每日2次，温开水冲服。

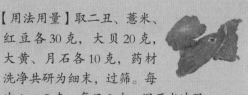

【功效】可治疗肥胖症。

·推荐药材食材·

【泽泻】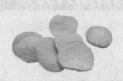

◎具有利水、渗湿、泄热的功效，治小便不利、水肿胀满等。

【冬瓜】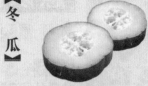

◎具有清热解毒、利水消肿、减肥美容的功效，能减少体内脂肪，有利于减肥。

【绿豆】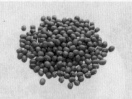

◎具有降压、降脂、滋补强壮、调和五脏、保肝、清热解毒、利水消肿的功效。

八宝高纤饭

材料 糙米、长糯米、黄豆各10克，黑糯米4克，白米20克，大豆、燕麦各8克，莲子、薏仁、红豆各5克，不用调味料。

做法

❶全部材料洗净入锅，加水没过材料，浸泡1小时，沥干。❷加入一碗半的水，放入电饭煲煮熟既成。

 这种饭富含纤维质，可以增加饱腹感，降低热量吸收。

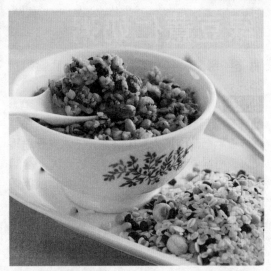

香菇素菜包

材料 包子皮1000克，油菜200克，香菇200克，竹笋100克，发酵粉25克，植物油200克，白糖300克，盐1克，味精1克。

做法

❶油菜去老叶，剁成末，挤干水分；香菇、笋泡软切成末，与调味料及油菜和成馅。❷将包子皮包入馅料，呈圆形花心开口。❸醒发后上笼蒸，沸水蒸6分钟即可。

 竹笋具有低脂肪、多纤维的特点，既能促进肠道蠕动，又助消化。

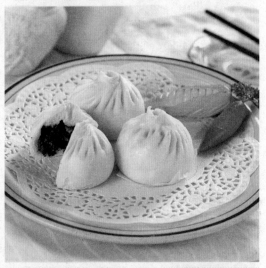

花菜拌西红柿

材料 花菜300克，西红柿2个，香菜50克，白糖3克，盐适量，味精少许，香油5克。

做法

❶花菜洗净，切成小朵，放在沸水中烫熟。❷将西红柿洗净去皮，剖开，去子，切成碎块；将香菜去根，洗净，切成小段。❸将处理好的所有材料放入盘内，撒上盐、白糖、味精，淋上香油，拌匀即可。

 此品含有丰富的食物纤维，容易有饱足感，还会吸附多余脂肪使之排出。

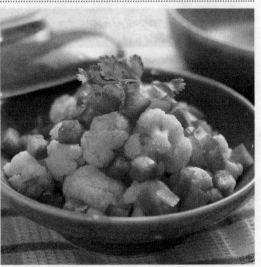

绿豆薏仁奶粥

材料 薏苡仁40克，绿豆60克，低脂奶粉25克。

做法

①将绿豆与薏苡仁洗净，泡发。②砂锅洗净，将绿豆与薏苡仁加入水中滚煮，待水煮开后转文火，将绿豆煮至熟透，汤汁呈黏稠状。③滤出绿豆、薏苡仁中的水，加入低脂奶粉搅拌均匀后，再倒入锅中即可。

功能效用 此品可利尿解毒、健脾渗湿。

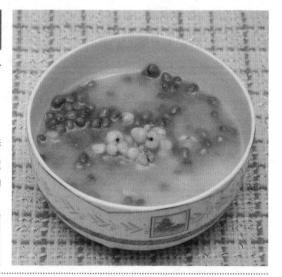

银丝竹荪汤

材料 竹荪15克，粉丝1把，豆苗20克，盐、味精各1匙，麻油1/4匙。

做法

①粉丝用温水泡发，烫熟。②竹荪摘除尾端伞组织后，放入滚水中加白醋数滴，煮沸3分钟，捞出切段。③锅中放素高汤，下调味料煮沸，放入粉丝、竹荪片和豆苗煮滚即成。

功能效用 竹荪能够保护肝脏，减少腹壁脂肪的积存，有"刮油"的作用，从而起到减肥、降血压和降血脂的效果。

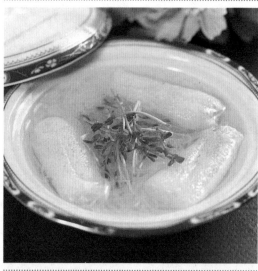

红花绿茶饮

材料 红花5克，绿茶5克。

做法

①将红花、绿茶洗净，沥干水分备用。②锅置火上加500毫升清水烧开。③用沸水冲泡，加盖，过滤即可。

功能效用 此茶可降低血脂、活血化瘀。主治血瘀痰浊型高脂血症、症见身体肥胖、胸闷刺痛。孕妇不能饮用。

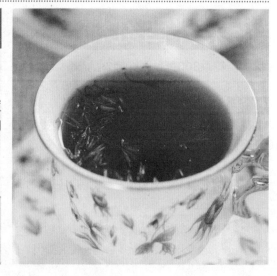

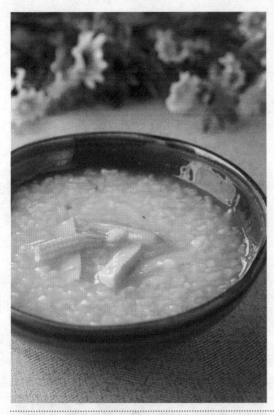

竹荪玉笋粥

材料 粳米100克，竹荪50克，玉米笋（罐装）75克，精盐1克，味精1.5克，冷水1000毫升。

做法

① 将粳米淘洗干净，用冷水浸泡半小时，捞出，沥干水分。② 竹荪用温水泡至回软，洗涤整理干净，改刀切段。③ 玉米笋洗净，改刀切小段备用。④ 锅中加入1000毫升冷水，置于火上，将洗好的粳米放入锅中，先用旺火烧沸，然后转用小火慢慢熬煮。⑤ 等粥再次烧沸后，加入准备好的竹荪和玉米笋，用盐和味精调好味，搅拌均匀，再煮约20分钟，即可盛起食用。

 功能效用 减肥降脂，解暑清热，健脾止泻，提高免疫力。

冬瓜冬笋冬菇汤

材料 冬瓜500克，水发冬菇、罐头冬笋各100克，盐3克，菜油10克，鲜汤100克。

做法

① 将冬瓜去皮、去瓤，洗净，切成片；冬笋也切成片；冬菇去蒂，切成薄片。② 将锅置旺火上，倒入菜油烧至七成热时，放入冬瓜微炒，掺入鲜汤。③ 将冬瓜煮至将熟时，加入冬笋片、冬菇片同煮，至冬瓜变软，加入盐调味起锅，入汤盆即可。

小贴士

烹饪前，冬菇用水先浸泡1天，经常换水，这样既能泡发彻底，又不会使营养大量流失。

 功能效用 冬瓜是利尿、助消化、消水肿的蔬菜，可以帮助排除体内多余的水分，使肾脏功能维持正常的运作，可消除浮肿的现象。

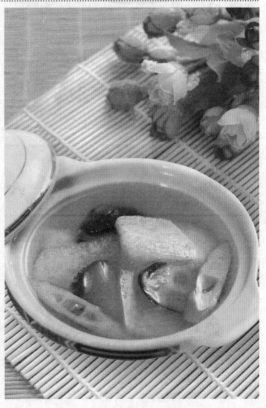

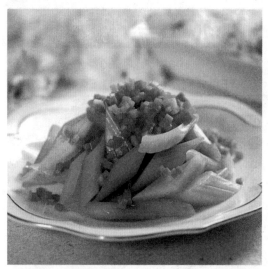

蒜汁西芹

材料 西芹250克，胡萝卜50克，蒜50克，盐5克，味精2克。

做法

①先将西芹洗净用斜刀法切段；胡萝卜洗净切成粒；蒜洗净炸成汁备用。②锅中加水烧沸，将西芹放入锅中焯水后捞起，沥干水分。③将西芹倒入盘中，并调入盐、味精拌匀，撒上少许胡萝卜粒，淋入蒜汁即可。

功能效用 胡萝卜和蒜可促进肠蠕动和消化液的分泌，加快新陈代谢。

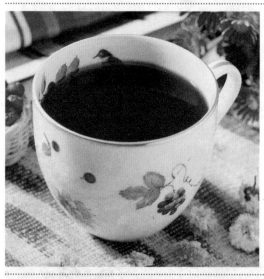

菊花山楂饮

材料 菊花10克，山楂15克，红茶包1袋，糖蜜1汤匙（约10克）。

做法

①将菊花、山楂均洗净，备用。②将所有材料放入锅中加水600克。③水开后再煮10分钟，滤渣即可。

功能效用 山楂可健脾消积，对减肥有利，被中医用来治疗单纯性肥胖。此茶可改善高血脂、瘦身减肥。

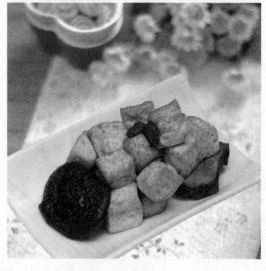

茯苓白豆腐

材料 茯苓30克，枸杞子适量，豆腐500克，香菇、精盐、料酒、淀粉、清汤各适量。

做法

①将豆腐挤出水，洗净切块，煎至金黄；香菇洗净；枸杞子和茯苓洗净泡发。②将清汤、精盐、料酒以及枸杞子、茯苓倒入锅内烧开，勾好芡，倒入炸好的豆腐块中搅拌切匀，与香菇片炒匀即成。

功能效用 此品可益脾和胃、祛湿减肥。

小儿腮腺炎

流行性腮腺炎，俗称"痄腮""流腮"，是儿童和青少年中常见的呼吸道传染病，多见于4～15岁的儿童和青少年，亦可见于成人，好发于冬、春季，在学校、托儿所、幼儿园等儿童集中的地方易暴发流行，曾在我国多个地方发生大流行，成为严重危害儿童身体健康的重点疾病之一。本病由腮腺炎病毒引起，该病毒主要侵犯腮腺，也可侵犯各种腺组织、神经系统及肝、肾、心脏、关节等几乎所有的器官。

典型症状

腮腺肿胀以耳垂为中心，向周围蔓延，边缘不清楚，局部皮肤不红，表面灼热，有弹性感及触痛。腮腺管口可见红肿。患儿感到局部疼痛和感觉过敏，张口、咀嚼时更明显。部分患儿有颌下腺、舌下腺肿胀症状，同时伴中度发热，少数高热。

家庭防治

腮腺炎病毒对紫外线敏感，照射30分钟可以杀死，故病人的衣物、被褥就应经常日晒消毒。多注意口腔卫生，可每天用淡盐水漱口3～4次，要多饮开水，保持口腔清洁。

民间小偏方　　壹

【用法用量】取夏枯草、板蓝根各15克，洗净水煎，每日一剂，分2次口服，连服3～5天。
【功效】清热解毒，缓解小儿腮腺炎。

民间小偏方　　贰

【用法用量】取板蓝根30克、银花、贯众各15克，洗净水煎，每日一剂，分2次口服，连服3～5天。
【功效】清热消炎，可缓解流行性腮腺炎的症状。

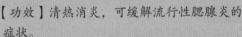

• 推荐药材食材 •

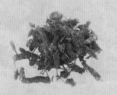

【夏枯草】

◎具有清肝散结的功效，治瘰疬、瘿瘤、肺结核、急性黄疸型传染性肝炎等。

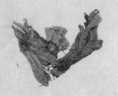

【地胆草】

◎性寒，味苦、辛，能清热解毒、凉血消肿、止咳利尿，可治各种炎症性疾病。

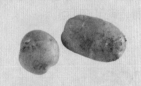

【土豆】

◎具有补气、健脾、消炎的功效，可治腮腺炎、烫伤。

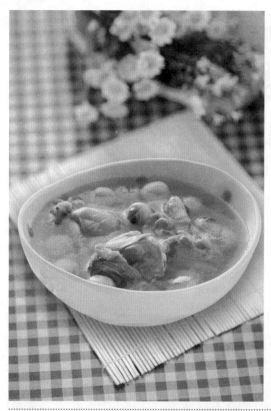

柴胡莲子田鸡汤

材料 莲子150克，茯苓、柴胡、麦冬各10克，黄芩、参片、地骨皮各5克，车前子8克，甘草3克，田鸡3只，盐适量。

做法

①将莲子除外的中药材略冲洗，装入棉布袋，扎紧。②莲子洗净，与棉布袋一同放入锅中，加水1200毫升，以大火煮开，再用小火煮30分钟。③田鸡宰杀，洗净，剁块，放入汤内煮沸，捞弃棉布袋，加盐调味即可。

小贴士

田鸡含有丰富的蛋白质、糖类、水分和少量脂肪，肉味鲜美。但田鸡与鳝鱼不能同食，否则会导致消化不良。

 功能效用 此品可发散风热，解毒消肿。

赤芍银耳饮

材料 赤芍、柴胡、黄芩、知母、夏枯草、麦冬各5克，牡丹皮3克，玄参6克，梨1个，白糖120克，罐头银耳300克。

做法

①将所有的药材洗净；梨洗净、切块，备用。②锅中加入所有药材，加上适量的清水煎煮成药汁。③去渣取汁后加入梨、罐头银耳、白糖，煮至滚即可。

 小贴士

银耳宜用开水泡发，泡发后应去掉未发开的部分，特别是那些呈淡黄色的东西。银耳主要用来做甜汤。

功能效用 滋阴泻火，消肿止痛。用于腮腺肿痛有烧灼感、口干咽燥者。

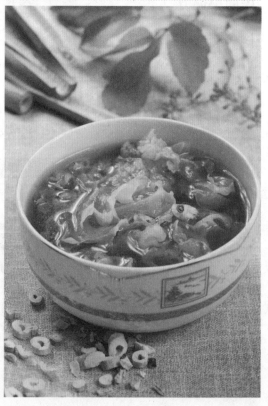

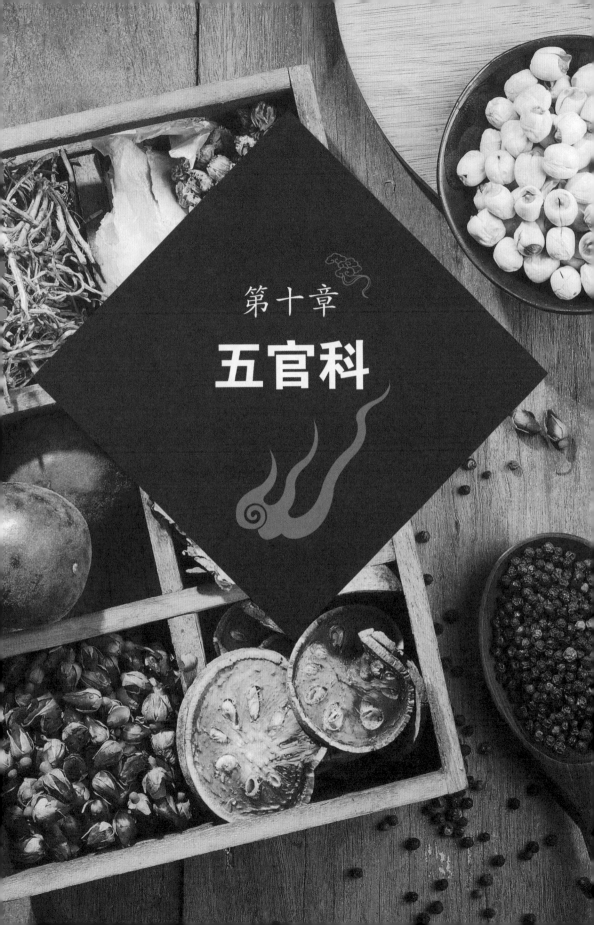

第十章

五官科

口腔溃疡

口腔溃疡，又称为"口疮"，是发生在口腔黏膜上的浅表性溃疡，大小可从米粒至黄豆大小，成圆形或卵圆形，溃疡面为凹形，周围充血，可因刺激性食物引发疼痛，一般一至两个星期可以自愈。口腔溃疡成周期性反复发生，医学上称"复发性口腔溃疡"。可一年发病数次，也可以一个月发病几次，甚至新旧病变交替出现。口腔溃疡诱因可能是局部创伤、精神紧张、食物、药物、激素水平改变及维生素或微量元素缺乏。

典型症状

好发于口腔黏膜角化差的部位，溃疡呈圆形或椭圆形，大小、数目不等，边缘整齐，周围有红晕，感觉疼痛。

家庭防治

口腔溃疡发病时多伴有便秘、口臭等现象，因此应注意排便通畅。要多吃新鲜水果和蔬菜，还要多饮水，至少每天要饮 1000 毫升水，这样可以清理肠胃，防治便秘，有利于口腔溃疡的恢复。

民间小偏方　壹

【用法用量】吴茱萸捣碎，过筛，取细末加适量好醋调成糊状，涂在纱布上，敷于双脚涌泉穴，24 小时后取下。

【功效】可一般敷药 1 次即有效，可治愈口腔溃疡。

民间小偏方　贰

【用法用量】漱口后可以将少许白糖涂于溃疡面，每天 2～3 次。

【功效】可缓解口腔溃疡引起的疼痛。

· 推荐药材食材 ·

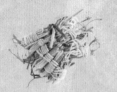

【灯芯草】

◎其性微寒，味甘、淡，可清心降火，可治小儿惊热、口腔溃疡、泌尿系统炎症、疮疡。

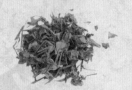

【鱼腥草】

◎清热解毒，主治热毒痈肿、溃疡脓毒等。

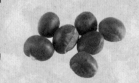

【板栗】

◎养胃健脾、补肾强筋、活血止血。主治反胃、泄泻、腰脚软弱、口疮。

土茯苓绿豆老鸭汤

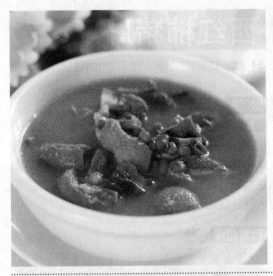

材料 土茯苓20克，陈皮3克，老鸭500克，绿豆200克，盐少许。

做法

❶先将老鸭洗净，斩件，备用。❷土茯苓、绿豆和陈皮用清水浸透，洗干净备用。❸瓦煲内加入适量清水，先用武火烧开，然后放入土茯苓、绿豆、陈皮和老鸭，待水再开，改用文火继续煲3小时左右，加盐调味即可。

 功能效用 此品可清热解毒，利尿祛湿。

石斛炖鲜鲍

材料 鲜鲍鱼3只，石斛10克，生地10克，龙骨40克，盐5克，味精3克，生姜2片，高汤200克。

做法

❶鲍鱼去内脏，洗净；龙骨与鲍鱼入沸水中汆烫，捞出洗净，放入炖盅内。❷注入200克高汤，放入洗净的石斛及生地、生姜片炖3小时。❸用勺将汤表面的油渍捞出，加入盐、味精调味即可。

 功能效用 此品可清热解毒、凉血生津。

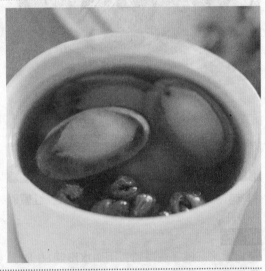

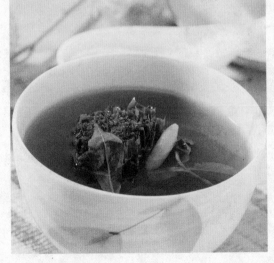

麦冬竹叶茶

材料 麦冬15克，淡竹叶10克，绿茶3克，沸水适量。

做法

❶将麦冬、淡竹叶洗净，和绿茶三者混合放进杯内。❷往杯内加入600毫升左右的沸水。❸然后盖上杯盖闷20分钟，滤去渣后即可饮用。

 功能效用 滋阴润肺、生津止渴。用于口腔溃疡伴口干咽燥、尿黄便秘等症者。

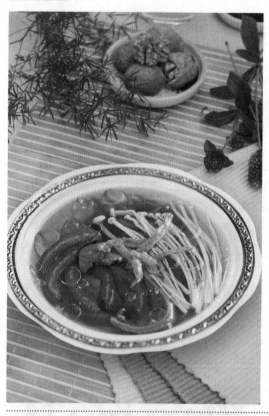

西红柿猪肝汤

材料 猪肝150克，金针菇50克，西红柿1个，盐、酱油各5克，味精3克。

做法

① 猪肝洗净切片；西红柿入沸水中稍烫，去皮，切块；金针菇洗净。② 将切好的猪肝入沸水中汆去血水。③ 锅上火，加入油，下猪肝、金针菇、西红柿，加入适量清水煮10分钟，加入盐、酱油、味精即可。

专家点评

此汤含有丰富的维生素，可以为身体及时补充所缺营养。而且此汤清淡，不会对溃疡面造成刺激，减轻进食时的疼痛感。

功能效用 此汤可凉血平肝、健脾降压、清热利尿。对肝血亏虚引起的两目干涩、目赤肿痛、口腔溃疡、口舌生疮有食疗作用。

糯米莲子羹

材料 莲子30克，糯米100克，蜂蜜、红椒碎各少许。

做法

① 将糯米、莲子洗净后，用清水浸泡1小时。② 把糯米、莲子放入锅内，加适量清水，置火上煮粥。③ 煮至莲子熟后，放入蜂蜜调匀，撒上红椒碎便可。

小贴士

在蒸煮糯米前要先浸泡2个小时。蒸煮的时间要控制好，煮过头的糯米会失去了糯米的香气；若煮的时间不够长，糯米便会过于生硬。

功能效用 此品可滋阴清热，健脾止泻。可适用于口腔溃疡及食欲不振、湿热泄泻等症者。

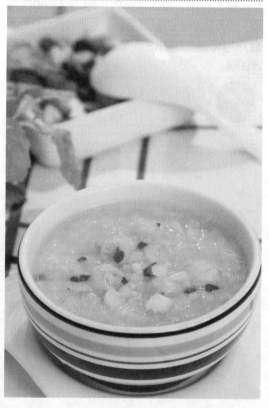

鼻 炎

　　鼻炎是鼻黏膜或黏膜下组织因病毒感染、病菌感染、刺激物刺激等，导致鼻黏膜或黏膜下组织受损，引起的急性或慢性炎症。鼻炎大多是由着凉感冒引起的，要加强锻炼，增强抵抗力，如晨跑、游泳、冷水浴、冷水洗脸等都可增强体质，提高人体对寒冷的耐受力。避免过度疲劳、睡眠不足、受凉、吸烟、饮酒等，因为这些因素能使人体抵抗力下降，造成鼻黏膜调节功能变差，病毒乘虚而入而导致发病。

典型症状

　　鼻塞，多涕，嗅觉下降，头沉，头痛，头昏，食欲不振，易疲劳。

家庭防治

　　用手指在鼻部两侧自上而下反复揉捏鼻部5分钟，然后轻轻点按迎香（在鼻翼旁的鼻唇沟凹陷处）和上迎香（鼻唇沟上端尽头）各1分钟。每天用手指推压迎香穴36～100下。长期坚持会有明显的效果。

民间小偏方　　壹

【用法用量】以香油滴入每侧鼻腔3滴，每日滴3次。
【功效】清热润燥、消肿化瘀。用于治疗各种鼻炎。

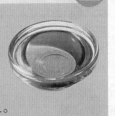

民间小偏方　　贰

【用法用量】老干丝瓜2条，烧灰研末保存。每次服15克，每日早晨用开水送服。
【功效】化瘀、解毒。主治鼻窦炎、副鼻窦炎流臭鼻涕。

·推荐药材食材·

 【辛夷】
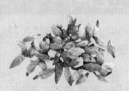
◎散风寒、通鼻窍，主治风寒头痛、鼻塞、鼻渊、鼻流浊涕。

【苍耳子】
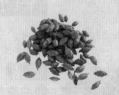
◎散风除湿、通鼻窍，主治风寒头痛、鼻渊流涕、风疹瘙痒、湿痹拘挛。

【大蒜】
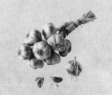
◎其气熏烈，能通五脏、达诸窍；其性热善散，可通鼻窍。

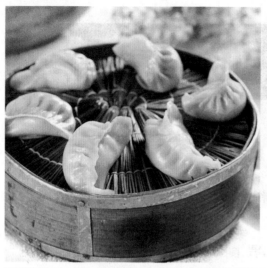

翠玉蒸饺

材料 菠菜500克，面粉500克，素肉750克，盐1克，味精1克，胡椒粉少许，香麻油少许。

做法

1 菠菜榨汁和面粉搅和在一起，搓成淡绿色面团，素肉剁碎，加入调味料拌成馅。2 把面团搓成条，擀成水饺皮形状，包入素肉馅，捏成花饺子形状。3 上笼用旺火蒸熟即可。

 功能效用 菠菜含有丰富的维生素C、胡萝卜素、蛋白质，以及铁、钙、磷等矿物质，过敏性鼻炎患者多食有好处。

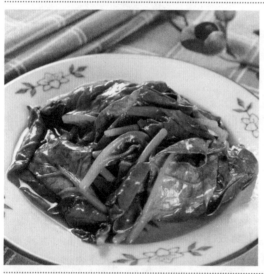

蒜蓉木耳菜

材料 木耳菜300克，蒜3粒，油8毫升，香油5毫升，盐适量，味精适量。

做法

1 将木耳菜洗净后，去掉根部；蒜洗净切成片。2 锅内放入少许油，将蒜炒香。3 放入木耳菜翻炒几下，再放入盐、味精，炒匀后，淋入香油，起锅装盘即可。

 功能效用 木耳菜有清暖解毒，滑肠凉血的功效，可用于过敏性问题。

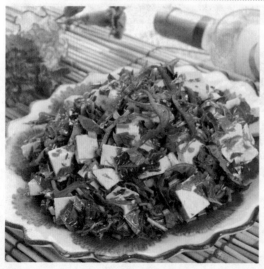

香椿拌豆腐

材料 老豆腐150克，鲜香椿50克，盐5克，味精2克，香油50毫升，葱油3毫升。

做法

1 豆腐洗净，切丁；香椿洗净，切末。2 锅中注入水烧开，分别放入豆腐和香椿烫一下，捞出沥干水分。3 将备好的豆腐和香椿摆入盘中，加入调味料拌匀，即可食用。

 功能效用 豆腐有益气和中，生津润燥，清热解毒的功效。

香菜黄豆汤

材料 香菜150克，黄豆200克，姜3克，加盐5克调味。

做法

① 取新鲜香菜择洗净，切成小段；姜切片。② 黄豆洗净，加适量水先煮15分钟。③ 15分钟后加入香菜段、红椒片、姜片再煮10分钟，加入盐即可。

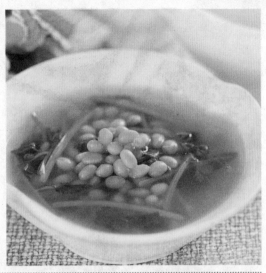

功能效用 此汤对过敏鼻炎、遇冷流清涕、打喷嚏有不错的缓解效果。

蝴蝶薄撑

材料 糯米粉500克，面粉100克，胡萝卜50克，韭菜25克，鸡蛋1个，盐5克，味精8克，糖12克，香油适量。

做法

① 将所有原料洗净，均切成粒；糯米粉、面粉拌匀，打入鸡蛋，加入盐和原材料，做成薄撑浆。② 煎锅上火，将薄撑浆分次煎至两面金黄。③ 将薄撑浆摆入盘中呈蝴蝶形即可。

功能效用 韭菜属于暖性食物，过敏性鼻炎患者会伴有畏寒怕冷，可以多吃韭菜。

决明山楂茶

材料 决明子、山楂、菊花各10克，冰糖适量，清水500毫升。

做法

① 决明子、山楂冲净，与500毫升水同煮约10分钟。② 磁杯以热水烫过，放入菊花，将山楂、决明子煮的水倒入杯中，待菊花泡开，即可饮用。

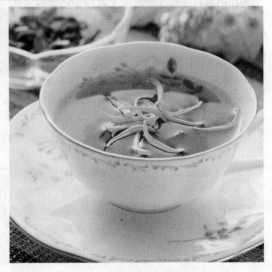

功能效用 此茶能清热解毒、清肝明目、镇定安神。

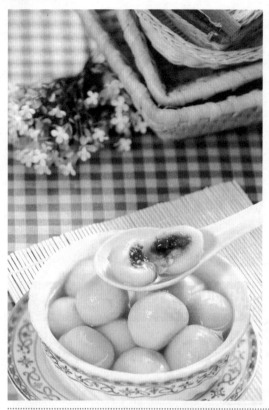

宁波汤圆

材料 糯米粉250克，瓜子仁40克，核桃仁40克，红糖50克。

做法

1 瓜子仁、核桃仁碾碎和红糖一起下锅炒至金黄色，盛入碗中拌匀，成馅料。2 将糯米粉和成面团，搓成条后，切成小段。3 分别将小面团中间按出凹形状，放入馅，用手对折压紧，揉成圆状，逐个包好。4 锅烧开水，下入汤圆煮，待汤圆浮起后，加入少许冷水，煮至汤圆再次浮起时即熟。

专家点评

本品香甜软糯，口感细滑，但不宜多吃，容易导致消化不良。

功能效用 核桃仁味甘性温，能补肾助阳、补肺敛肺、镇咳祛痰、润肠通便。

菊花薰衣草茶

材料 菊花、蒲公英各10克，薰衣草2克，冰糖适量或不用任何调味料。

做法

1 菊花、蒲公英用清水冲洗干净。2 全部材料加水600毫升（约3碗清水）煮成300毫升（约1.5碗）后，取汁去渣即可饮用。

小贴士

菊花茶不以菊花头外观的可人而为上品，花朵白皙、朵大的菊花反而不如颜色泛黄、又小又丑的菊花品质高。

功能效用 薰衣草的香气有助于通鼻窍，静心安抚、缓解心情烦躁而导致的失眠。此茶对过敏性鼻炎、遇冷流清涕、打喷嚏，以及清热解毒、清肝热、治疗肝热目赤肿痛有一定的缓解功效。

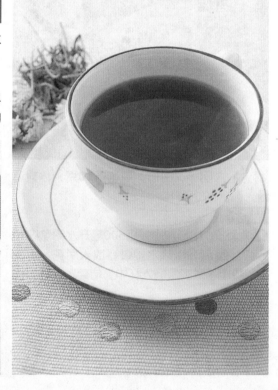

辛夷花鹧鸪汤

材料 辛夷花25克，蜜枣3颗，鹧鸪1只，盐适量。

做法
将辛夷花、蜜枣洗净。②将鹧鸪宰杀，去毛和内脏，洗净，斩件，氽水。③将辛夷花、蜜枣、鹧鸪放入炖盅内，加适量清水，武火煮沸后改文火煲2小时，加盐调味即可。

功能效用 此汤有散风寒、通鼻窍的作用，可辅助治疗属寒证鼻炎。

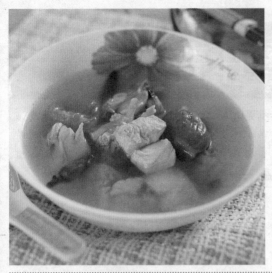

丝瓜络煲猪瘦肉

材料 丝瓜络100克，猪瘦肉60克，盐4克，清水2000毫升。

做法
①将丝瓜络洗净；猪瘦肉洗净切块。②丝瓜络、猪瘦肉同放锅内煮汤，至熟加少许盐调味。③饮汤吃肉，为1日量，分2次食用。5天为1个疗程，连用1~3个疗程。

功能效用 清热消炎、解毒通窍。用于肺热鼻燥引起的鼻炎、干咳等症。

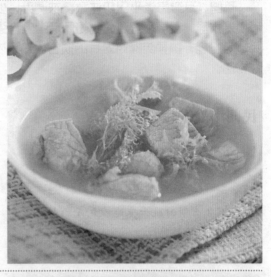

薄荷茶

材料 薄荷15克，茶叶10克，冰糖适量，开水300毫升。

做法
将薄荷洗净，和茶叶一起放入杯内，加热水冲泡。②加入适量冰糖，待冰糖溶化后搅拌均匀即可饮用。

功能效用 清凉润燥、清利通窍。适用于鼻燥、咽喉不适、鼻塞干痒等症者。

耳鸣耳聋

　　耳鸣、耳聋是耳部疾病的常见症状。耳鸣是指病人自觉耳内鸣响，如闻蝉声，或如潮声。耳聋是指不同程度的听觉减退，甚至丧失。耳鸣可伴有耳聋，耳聋亦可由耳鸣发展而来。西医的耳科病变（如中耳炎）、多急性热性传染病（如流行性感冒）、颅内病变（如脑肿瘤）、药物中毒以及高血压、贫血、神经衰弱等疾病，均可出现耳鸣耳聋。

典型症状
　　症状是耳内有嗡嗡声，常伴有耳痛、失眠、听力下降、厌食等症状。

家庭防治
　　耳鸣、耳聋患者平日应注意精神调养，少思虑静养神，可收听柔和音乐。居处、工作环境要肃静，噪声不宜过大。如环境中噪音强度超过80　90分贝时，可采取塞耳塞、戴耳罩等措施，以预防噪声对耳的损害。注意休息，减少房事，忌浓茶、咖啡、烈酒等刺激性物品。

民间小偏方　　壹

【用法用量】石菖蒲60克，生甘草10克。每日1剂，水煎分2次服。病久者同时服六味地黄丸或汤剂。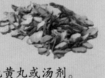
【功效】主治耳鸣。

民间小偏方　　贰

【用法用量】葱白150克，红枣150克，龙眼120克。先煮后2味，后下葱白，煮熟服之。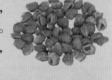
【功效】主治病后耳鸣、耳聋，兼见头晕目暗、腰膝酸软。

·推荐药材食材·

【葱白】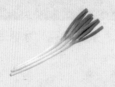

◎具有发汗解表，通达阳气的功效。主要用于外感风寒、阴寒腹痛、脉微、厥逆、腹泻等症。

【枸杞】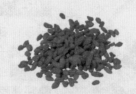

◎具有养肝、滋肾、润肺之功效，主治肝肾亏虚、目视不清、腰膝酸软、阳痿遗精、虚劳咳嗽等症。

【山茱萸】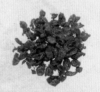

◎补益肝肾，涩精固脱。用于眩晕耳鸣、腰膝酸痛、阳痿等症。

肾气乌鸡汤

材料 熟地、淮山各15克，山茱萸、丹皮、茯苓、泽泻各10克，牛膝8克，乌鸡腿1只。

做法

1 将乌鸡腿洗净，剁块，放入沸水中氽烫，去掉血水。 2 将乌鸡腿及所有的药材放入煮锅中，加适量水至盖过所有的材料。 3 以武火煮沸，然后转文火续煮40分钟左右，加入盐即可。可只取汤汁饮用。

功能效用 此品可滋阴补肾、温中健脾。

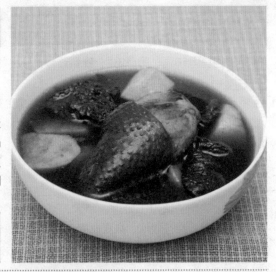

河车鹿角胶粥

材料 鹿角胶15克，鲜紫河车1/4具，粳米100克，生姜3片，葱白、食盐各适量。

做法

1 粳米洗净煮成粥，待沸后放入鹿角胶、紫河车块、生姜、葱白同煮为稀粥。 2 煮好后加入食盐调味。 3 每日1剂，分2次温服。

功能效用 此品可补肾阳、益精髓。适用于肾气不足所致的耳鸣失聪、精力不济、遗精滑泄等。

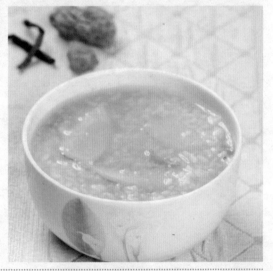

杜仲牛肉

材料 杜仲20克，枸杞子15克，牛肉500克，绍酒2汤匙，姜片、葱段各少许，鸡汤2大碗。

做法

1 牛肉洗净，切片，氽烫，去血水。 2 杜仲和枸杞子用水冲洗一下，然后和牛肉、姜片、葱段、鸡汤一起放入锅中，加适量水，用武火煮沸后，转文火将牛肉煮至熟烂。 3 起锅前拣去杜仲、姜片和葱段，加盐调味即可。

功能效用 补肝肾、强筋骨、聪耳明目。

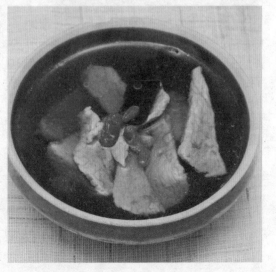

何首乌黄精茶

材料 何首乌10克，黄精8克，蜂蜜适量。

做法

①将何首乌、黄精洗净。②锅置于火上，加入1000毫升水，将何首乌、黄精放入，煮2小时。③调入蜂蜜，温服。

功能效用 此品可滋阴养肝、补肾聪耳、养血降脂。适用于肾虚、早醒、耳鸣耳聋、腰膝酸软、高脂血症、冠心病、老人体虚便秘失眠者。

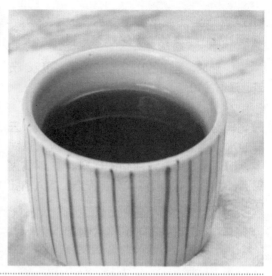

牛膝猪腰汤

材料 韭菜子100克，鲜田七50克，续断10克，牛膝15克，猪腰300克，盐、味精、葱末、姜末、米醋各适量。

做法

①将猪腰洗净，切片，汆水。②田七择洗净；韭菜子、续断、牛膝洗净备用。③净锅上火倒入油，将葱、姜炝香，倒入水，加入盐、味精、米醋，放入所有原料，小火煲熟。

功能效用 补益肝肾、强筋健骨。

丝瓜莲子鸭羹

材料 鸭肉250克，鲜莲子100克，丝瓜30克，火腿粒20克，料酒、味精、盐、油、葱段、姜片、胡椒粉、淀粉各适量。

做法

①鸭肉洗净，切粒；莲子去壳及心；丝瓜去皮，洗净切粒。②锅内放油烧热，烹入料酒，加入水、鸭肉、火腿、莲子、盐、味精、胡椒粉烧沸，再入丝瓜烧至入味即可。

功能效用 本方可治肾虚腰痛、遗精盗汗、精子量少、耳鸣耳聋等症。

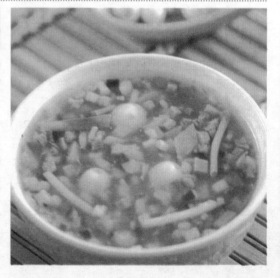

流行性结膜炎

俗称"红眼病"，季节性传染病，经常发生在夏秋季，传染性极强，常可暴发流行。红眼病多是双眼先后发病，患病早期，病人感到双眼发烫、烧灼、畏光、眼红，自觉眼睛磨痛，像进入沙子般地疼痛难忍，紧接着眼皮红肿、眼屎多、怕光、流泪。早晨起床时，眼皮常被分泌物粘住，不易睁开。有的病人结膜上出现小出血点或出血斑，分泌物呈脓性，严重的可伴有头痛、发热、疲劳、耳前淋巴结肿大等症状。

典型症状

患者主要表现为外眼疾病，其主要症状为瘙痒、流泪、畏光和黏性分泌物。或是耳前、下颌淋巴结肿大并压痛。

家庭防治

习惯常用温水和肥皂洗手，不与他人共用眼药水或眼膏；眼睛红肿时，不宜佩戴隐形眼镜，不宜眼部化妆；使用纸巾或一次性毛巾，避免反复感染；一旦发现眼部感染，应立即去医院诊治。

民间小偏方　壹

【用法用量】蜂蜜25克，谷精草12克，绿茶12克。将后两味加水250毫升煮沸5分钟，去渣，加蜂蜜，分3次饭后服，每日1～2剂。
【功效】本方适用于急性结膜炎。

民间小偏方　贰

【用法用量】金钱草、夏枯草、龙胆草各30克，菊花100克。前3味水煎成500毫升药液，分早、晚2次服。另用菊花煎水500毫升，每晚熏洗患眼。
【功效】主治急性结膜炎。

• 推荐药材食材 •

【桑叶】

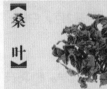

◎祛风清热、凉血明目。主治风湿发热、头痛、目赤、口渴、肺热咳嗽、风痹、瘾疹、下肢水肿等症。

【决明子】

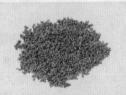

◎清肝明目、利水通便。主治风热赤眼、青盲、雀目、肝炎、肝硬化、腹水、习惯性便秘等症。

【枸杞子】

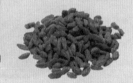

◎滋肾润肺、补肝明目。用于治疗肝肾阴亏、腰膝酸软、头晕目眩、目昏多泪等症。

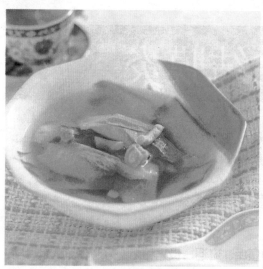

板蓝根丝瓜汤

材料 板蓝根20克，丝瓜250克，盐适量，清水200毫升。

做法

①将板蓝根洗净；丝瓜洗净，连皮切片，备用。②砂锅内加水适量，放入板蓝根、丝瓜片。③大火烧沸，再改用小火煮15分钟至熟，去渣，加入盐调味即可。

功能效用 本品能清热解毒、泻火明目，对流感、流行性结膜炎、流脑、粉刺、痱子等症有食疗作用。

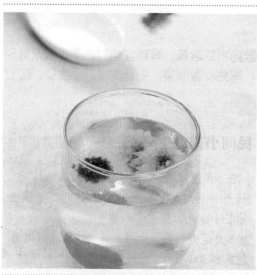

枸杞子菊花茶

材料 白菊花10克，枸杞子15克，薄荷5克，白开水1杯。

做法

①将菊花、枸杞子、薄荷洗净备用，②将上述3味放入保温杯中，用沸水冲泡，③加盖闷10～15分钟即可。

功能效用 本品能清热泻火，滋阴明目，对结膜炎、白内障、高血压病等症有食疗作用。

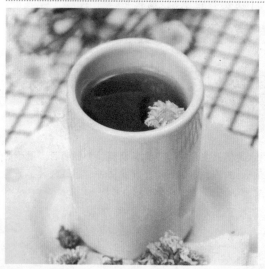

茯苓清菊茶

材料 菊花5克，茯苓7克，绿茶2克，白糖、清水适量。

做法

①将茯苓磨粉备用；菊花、绿茶洗净。②将茯苓粉、菊花、绿茶放入杯中，用300毫升左右的开水冲泡即可。

功能效用 本品能疏风清热、清肝明目。

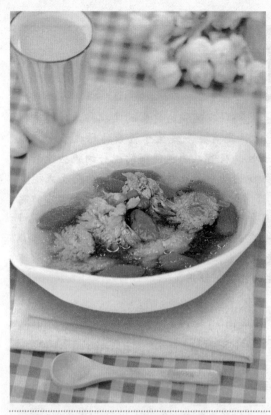

菊花枸杞子绿豆汤

材料 枸杞子10克，干菊花8克，绿豆120克，高汤适量，红糖8克。

做法

①将绿豆淘洗干净；枸杞子、干菊花用温水洗净备用。②净锅上火倒入高汤烧开，下入绿豆煮至快熟时，再下入枸杞子、干菊花煲至熟透。③最后加入红糖搅匀即可。

小贴士

烹制绿豆前可先将其放入水中浸泡2~3小时，可减少其煮熟时间。可煮食、炖汤、研磨成粉等，还可制成绿豆糕等食物。不可生食。

功能效用 清热解毒，养肝明目。适用于流脑、急性结膜炎，症见头痛、眩晕、目赤等患者饮用。

鳝鱼苦瓜枸杞子汤

材料 鳝鱼300克，苦瓜40克，枸杞子10克，高汤适量，盐少许。

做法

①将鳝鱼处理干净、切成小段，汆水；苦瓜洗净，去子，切片；枸杞子洗净备用。②净锅上火，倒入高汤，下入鳝段、苦瓜、枸杞子，大火烧开，适当熬煮，加入盐，煲至熟即可。

专家点评

此汤鱼肉鲜滑，苦瓜清凉去火。在制作时可将鳝鱼用刀背从头至尾拍打一遍，这样更易入味。

功能效用 此汤可清热解毒、养血祛风、降糖降压。对风湿痹痛、疮肿、热病烦渴、痱子、眼结膜炎、小便短赤、糖尿病、高血压病有食疗作用。

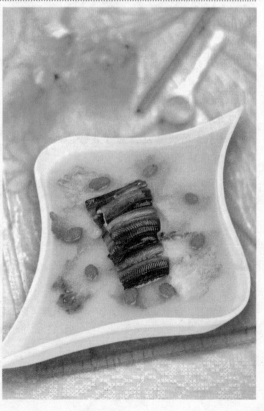

夜盲症

　　夜盲亦称"昼视""雀目""月光盲"，是一种夜间视力失常的疾病，是对弱光敏感度下降，暗适应时间延长的重症表现。先天性夜盲症多发生于近亲结婚之子女，以10～20岁发病较多，常双眼发病，男性多于女性。夜盲症为视网膜的视杆细胞功能紊乱而引起的暗适应障碍。在光的作用下，视杆细胞内的视紫红质漂白，分解为全反式视黄醛和视蛋白。凡是影响足量的维生素A供应，正常的杆体细胞功能及视网膜色素上皮功能等阻碍视紫红质光化学循环的一切因素，均可导致夜盲。夜盲症患者应尽量避免在夜间开车，天气状况不好的白天也应尽量避免。如要开车，应保持前灯的干净，以增加患者在夜间的可见度；在光线不足的白天，应避免佩戴太阳眼镜。服用大量的维生素A虽然可在数小时内使状况有所改善，但须在临床医生的指导下使用。

典型症状

　　夜间或白天在黑暗处不能视物或视物不清。

家庭防治

　　多吃一些维生素A含量丰富的食品，如鸡蛋、动物肝脏等。

民间小偏方　　　　　壹

【用法用量】绣球防风20克，洗净，加入适量的水熬煮内服，每剂1日，分2次服用。
【功效】专治夜盲症，对于皮疹、疳积、痈肿也有很好的疗效。

民间小偏方　　　　　贰

【用法用量】枸杞30克，大豆100克，洗净同煮为粥。
【功效】补益肝肾，对于夜盲症有较好的疗效。

·推荐药材食材·

【决明子】

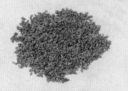

◎清热明目，用于目赤涩痛、目暗不明、风热赤眼、青盲等症。

【南瓜】

◎入脾、胃二经，润肺益气、宽肠明目，用于辅助治疗夜盲症。

【胡萝卜】

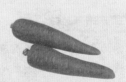

◎健脾消食、补肝明目，用于小儿营养不良、夜盲症等的辅助治疗。

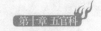

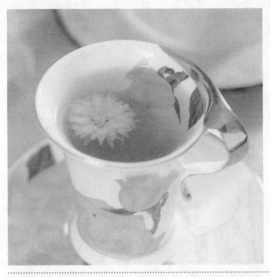

菊花决明饮

材料 菊花10克，决明子15克，白砂糖适量，清水800毫升。

做法

① 将决明子洗净打碎；菊花洗净。② 将菊花和决明子一同放入锅中，煎水。③ 过滤，取汁，加入适量白砂糖即可。

 功能效用

清热解毒、清肝明目、利水通便。可辅助治疗夜盲症、青光眼、白内障、便秘等症。

桑麻糖水

材料 黑芝麻80克，桑叶20克，蜂蜜适量，清水800毫升。

做法

① 桑叶洗净，烘干，研成细末；黑芝麻捣碎。② 锅置旺火上，加入水、黑芝麻、桑叶末煎煮40分钟。③ 稍凉后加入蜂蜜调味即可饮用。

 功能效用

养肝补肾、滋阴降火。适用于辅助治疗夜盲症、便秘、结膜炎等症。

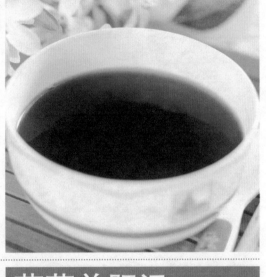

菠菜羊肝汤

材料 谷精草、夏枯草各15克，菠菜500克，羊肝1块。

做法

① 将菠菜洗净，焯熟；羊肝洗净汆水，切成片；谷精草、夏枯草均洗净。② 将菠菜、羊肝、谷精草、夏枯草一起放入锅内，加水煎煮至熟即成。

 功能效用

养肝明目、补充维生素A。适用于辅助治疗夜盲症、老眼昏花、白内障等症。

枸杞子鹌鹑鸡肝汤

材料 鸡肝150克，枸杞子叶10克，鹌鹑蛋150克，盐5克，生姜3片。

做法

① 鸡肝洗净切片；枸杞子叶洗净。② 鹌鹑蛋入锅中煮熟后，剥去蛋壳；生姜去皮，洗净，切片。③ 将鹌鹑蛋、鸡肝、枸杞子叶、生姜一起加水煮5分钟，加入盐煮至入味。

功能效用 此汤可滋补肝肾、养血明目。对眼睛干涩、疲劳、视力下降、夜盲症、青光眼有食疗作用。

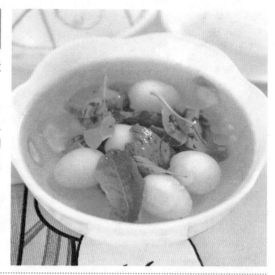

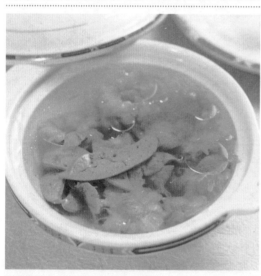

菊花羊肝汤

材料 鲜羊肝200克，菊花5克，生姜片、葱花各5克，盐2克，料酒10毫升，胡椒粉、味精各1克。

做法

① 鲜羊肝洗净切片，汆水；菊花洗净，浸泡。② 锅内加油烧热，下姜片煸出香味，注水，加入羊肝片、胡椒粉、盐煮至汤沸，放入菊花、味精、葱花煲至熟即可。

功能效用 此汤可清热祛火、养肝明目。对消除眼睛疲劳、恢复视力有食疗作用。

决明子鸡肝苋菜汤

材料 苋菜250克，鸡肝2副，决明子15克，盐2小匙。

做法

① 苋菜剥取嫩叶和嫩梗，洗净，沥干；鸡肝洗净，切片，去血水后捞出，冲净。② 决明子装入纱布袋扎紧袋口，放入煮锅中，加水1200毫升熬成高汤，捞出药袋。③ 在汤中加入苋菜，煮沸后下肝片，加盐调味即可。

功能效用 此汤可清肝明目、疏风止痛。对肝炎、夜盲、风热眼痛等症有食疗作用。

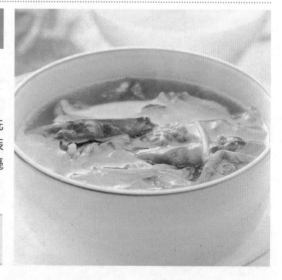

决明子杜仲鹌鹑汤

材料 鹌鹑1只，杜仲50克，山药100克，决明子15克，枣6颗，姜5片，盐8克，味精3克。

做法

❶鹌鹑洗净，去内脏，剁成块。❷杜仲、枣、山药洗净备用；决明子装入纱布袋扎紧，加清水1200毫升熬成高汤，捞出药袋。❸汤中加入杜仲、枣、山药、生姜，大火煮沸改小火煲3小时，加盐和味精调味即可。

功能效用 此汤可补益肝肾、疏肝明目。对高血压、夜盲症、风热眼痛有食疗作用。

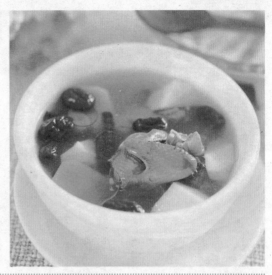

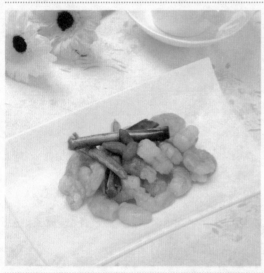

枸杞子韭菜炒虾仁

材料 枸杞子10克，虾200克，韭菜250克，盐5克，味精3克，料酒、淀粉适量。

做法

❶将虾去壳及虾线洗净；韭菜洗净切段；枸杞子洗净泡发。❷将虾抽去泥肠，放入淀粉、盐、料酒，腌渍5分钟。❸锅置火上放油烧热，下入虾仁、韭菜、枸杞子炒至熟，加入盐和味精即可。

功能效用 本品具有补肾壮阳、通乳、滋阴、健胃的功效。

鸡肝胡萝卜汤

材料 鸡肝1副，胡萝卜适量，盐、料酒少许，冷水适量。

做法

❶将胡萝卜洗净，去皮，切片，放入冷水锅内煮沸。❷鸡肝洗净，切成薄片，用料酒腌渍片刻去除腥味。❸投入洗净的鸡肝煮熟，加盐调味即成。

功能效用 补肝益肾，养血明目，防治夜盲症。

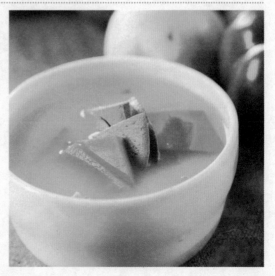

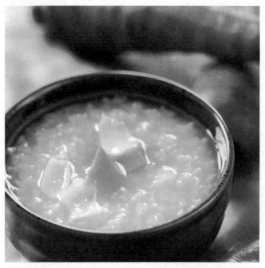

南瓜百合粥

材料 粳米100克，南瓜150克，百合75克，盐1克，味精1克，冷水适量。

做法

① 粳米淘净；南瓜去皮、子，洗净切块；百合洗净，焯烫，沥干水分。② 锅中加入适量冷水，将粳米放入，用旺火烧沸，再下入南瓜块，转小火煮约半小时，下入百合及盐、味精，煮至粥稠，即可盛起食用。

功能效用 清肝明目，防治夜盲症。

蛋液鲫鱼羹

材料 鲫鱼1条（约300克），鸡蛋4只，盐2克，料酒3克，味精1.5克，香油4克，葱末3克，姜末2克，清汤200克，冷水适量。

做法

① 鲫鱼处理干净。② 鸡蛋打散，加入盐、料酒、味精和清汤搅匀。③ 鲫鱼放入蛋液中间，上屉蒸15分钟，待蛋羹定型时，取出。④ 撒上葱末、姜末即可。

功能效用 清热解毒，利尿散结，养肝明目。

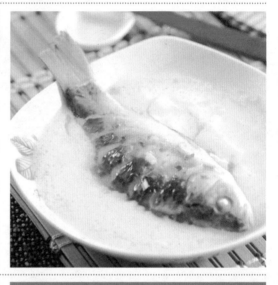

猪皮麦冬胡萝卜汤

材料 胡萝卜、麦冬各50克，猪皮100克，猪骨高汤、姜、盐各适量。

做法

① 麦冬泡软；将猪皮洗净，切条；胡萝卜刷洗干净，切块。② 将猪骨高汤倒入汤锅，煮沸，将所有材料放入汤里，文火炖1小时。待猪皮与胡萝卜熟软后，加入盐调味即可。

功能效用 润泽肌肤，抗衰老。可以帮助造血活血，促进新陈代谢，保护视力，防治夜盲症。

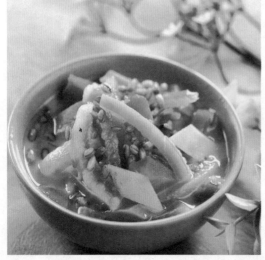

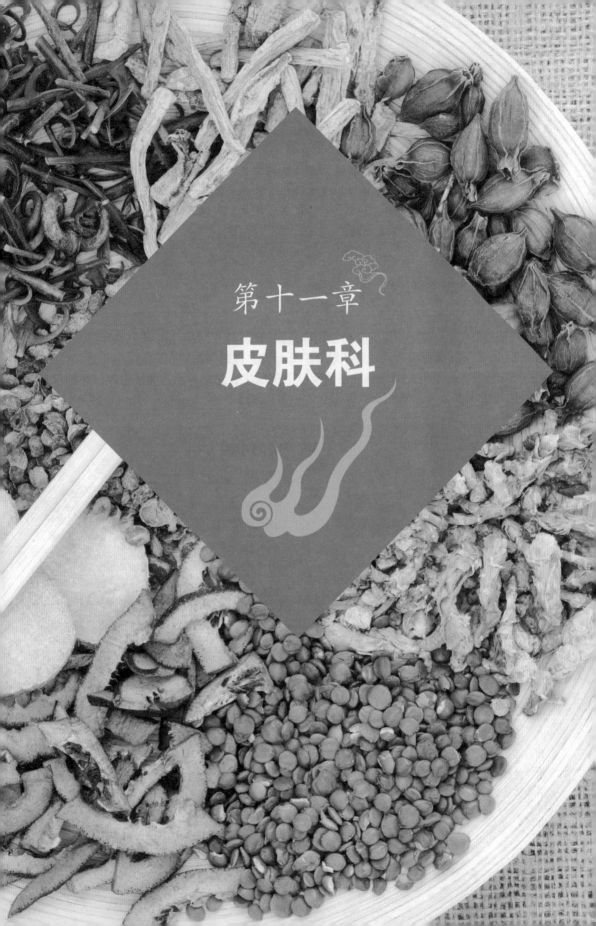

第十一章
皮肤科

痤 疮

　　痤疮，俗称青春痘、粉刺、暗疮，是皮肤科常见病、多发病。痤疮常自青春期开始发生，好发于面、胸、肩胛等皮脂腺发达部位。表现为黑头粉刺、炎性丘疹、继发性脓疱或结节、囊肿等。多为肺气不宣，兼感风寒、风热、风湿，以致毛窍闭塞，郁久化火致经络不通，痰凝血瘀，生成痤疮。

典型症状

黑头粉刺，白头粉刺，毛孔粗大，红肿。

家庭防治

　　皮肤油腻的人，晨起和睡前交替使用中性偏碱香皂和仅适合油性皮肤使用的洗面奶洗脸，并用双手指腹顺皮纹方向轻轻按摩 3～5 分钟，以增强香皂和洗面奶的去污力，然后用温水或温热水洗干净，彻底清除当天皮肤上的灰尘、油垢。若遇面部尘埃、油脂较多，应及时用温水冲洗。一般洗脸次数以每日 2～3 次为宜。

民间小偏方　　　壹

【用法用量】蕺菜 20 克，洗净，加水煎成浓汤，口服，每日数次。同时，将蕺菜叶捣烂，取其汁，涂抹于患处，每日 4 次。

【功效】活血、通络、治痤疮。

民间小偏方　　　贰

【用法用量】将丹参研成细粉，装瓶。每次 3 克，每日 3 次内服。一般服药 2 周后痤疮开始好转，6～8 周痤疮数减少。以后可逐渐减量，巩固疗效后，可停药。

【功效】活血化瘀，治疗痤疮。

· 推荐药材食材 ·

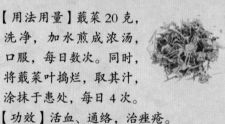

薏米

◎归脾、肺、肾经，有渗湿利水、健脾止泻、舒筋、清热排脓之功效。

枇杷叶

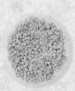

◎归肺、胃经，煎汁洗脓疮、溃疡、痤疮有良效，亦可内服。

苦瓜

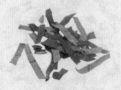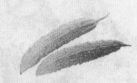

◎归心、肺、脾、胃经，有清热解毒、除邪热、润泽肌肤的功效。

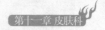

山药红枣粥

 材料 糯米100克，山药粉50克，薏仁75克，荸荠粉25克，红枣5颗，冰糖20克。

做法

1 糯米、薏仁淘净，用冷水浸泡3小时，捞出，沥干水分；红枣去核，洗净。 2 薏仁、糯米、红枣下入锅内熬煮成粥。 3 待糯米软烂时，边搅拌边将山药粉洒入锅内，约煮20分钟，将荸荠粉和冰糖入锅搅匀即可。

功能效用 排毒养颜，祛除青春痘。

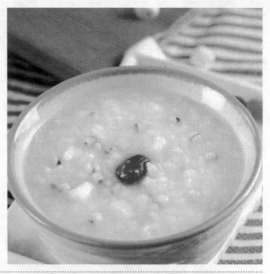

芦荟苹果汁

 材料 芦荟20克，苹果1个，凉开水50毫升，冰块4块。

做法

1 将芦荟洗净后切成小块；苹果洗净，去皮去核，切成小块。 2 将芦荟块和苹果块倒入榨汁机中，加入凉开水，搅打成汁。 3 杯中放入冰块，将芦荟苹果汁倒入其中即可。

功能效用 消炎除螨，祛除青春痘。

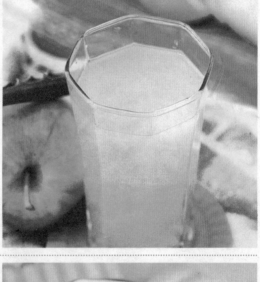

茉莉花鸡粒羹

 材料 鸡肉150克，鲜香菇150克，茉莉花30朵，蛋清20克，姜1片，盐4克，淀粉10克，色拉油5克，香油3克，冷水适量。

做法

1 茉莉花洗净；香菇洗净切丝。 2 鸡肉洗净切粒，加盐、淀粉腌渍。 3 锅内加入水烧开，下鸡肉粒、香菇丝、盐煮至肉熟，勾芡，下蛋清拌匀，淋入香油，撒上茉莉花。

功能效用 净化肌肤，祛除青春痘。

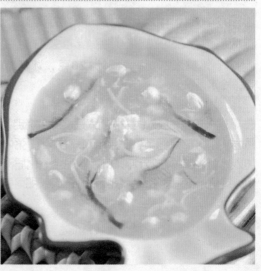

枸杞菊花排骨汤

材料 枸杞、菊花各20克，排骨100克，姜1片，盐少许，冷水适量。

做法

① 将洗净的排骨切成约3厘米大小备用；将枸杞、菊花用冷水洗净。② 放约8碗水烧开，加入排骨、姜及枸杞，武火煮开后改用中火煮约30分钟。③ 在汤快煲好前放入菊花，加盐调味即可。

功能效用 清热、解毒、明目、养颜、祛痘。

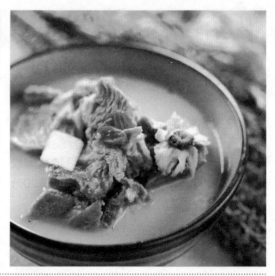

益母草黑豆鸡蛋汤

材料 益母草30克，黑豆50克，鸡蛋3只，蜜枣3颗，冷水1200毫升。

做法

① 益母草、黑豆洗净，浸泡；蜜枣、鸡蛋洗净。② 将冷水1200毫升与以上原料一同放入瓦煲内，待鸡蛋煮熟后，取出去壳，再放回煲内，文火煲1小时即可。

功能效用 活血行瘀，润泽肌肤，治青春痘。

椰汁黑糯米粥

材料 黑糯米200克，椰汁120克，冰糖10克，冷水适量。

做法

① 黑糯米淘净，放入锅中，加入适量冷水烧沸，然后转小火熬煮约半小时至米粒软烂。② 粥内加入冰糖，继续煮2分钟，待冰糖完全溶化后离火，待糯米粥温度稍降，加入椰汁调匀，即可盛起食用。

功能效用 补血养颜，美白皮肤，预防青春痘。

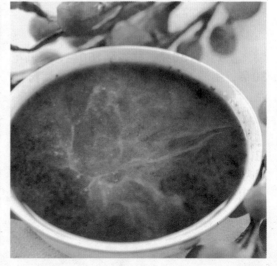

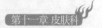

甜杏仁羹

材料 甜杏仁200克，平菇10个，黑木耳10个，淀粉20克，香油3克，白糖2克，味精1克，盐1.5克，冷水适量。

做法

①平菇、黑木耳洗净，分别撕成瓣；甜杏仁洗净。②锅中加入水、杏仁，煮沸后倒入平菇、黑木耳，再沸时勾芡，加盐、白糖、味精调味，淋上香油，即可盛起食用。

功能效用 清热解毒，祛痘净螨。

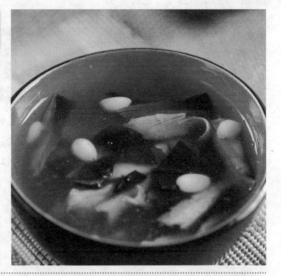

白果麦片粥

材料 粳米150克，白果仁50克，麦片20克，盐1克，冷水2000毫升。

做法

①粳米洗净；白果仁洗净，浸泡回软。②锅中加入约2000毫升冷水，下入粳米和白果，旺火煮沸后，改用小火煮半小时后，用干净纱布包住麦片，放进粥锅里再煮半小时。③见粥体浓稠时，取出麦片渣包，加盐即可。

功能效用 润肤美白，排毒养颜，祛除青春痘。

苦瓜菠萝汤

材料 苦瓜35克，新鲜菠萝25克，胡萝卜5克，水600毫升，可加适量盐调味。

做法

①所有材料洗净，菠萝切薄片；苦瓜去籽、切片；胡萝卜去皮，切片备用。②将水放入锅中，开中火，将苦瓜、胡萝卜、菠萝入锅煮熟，视情况加入少许盐调味。

功能效用 此汤解毒抗病毒，可治口苦目赤、痈肿疮疖，也可解劳清心、利尿凉血。

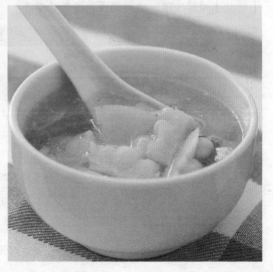

湿疹

湿疹是一种由内外因素相互作用而引发的炎症性皮肤病。内分泌失调、代谢紊乱、胃功能障碍、感染病灶以及精神方面的因素，均可导致湿疹。其特点为自觉剧烈瘙痒，皮损多形性，对称分布，有渗出倾向，慢性病程，易反复发作。其临床表现具有对称性、渗透性、多发性和复发性等特点。

典型症状

湿疹会出现皮肤灼热红肿，或见大片红斑、丘疹、水疱、渗出，甚至大片糜烂，瘙痒剧烈，如继发感染，可出现脓疱或浓痂。

家庭防治

生活要规律，消除精神紧张因素，注意劳逸结合。居住环境要干爽、通风、便于洗浴。衣着宜宽松，以减少摩擦刺激，勿使化纤及毛织品直接接触皮肤。饮食则要注意多食富含维生素类食品，如新鲜水果、蔬菜等。

民间小偏方 壹

【用法用量】鲤鱼1条（约500克），赤小豆30克，调料适量。先煮赤小豆20分钟，加入洗净的鲤鱼同煮。待鱼熟豆烂后，加调料即可。

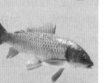

【功效】健脾除湿，滋阴润燥。适用于湿疹。

民间小偏方 贰

【用法用量】冬瓜、西瓜各500克。冬瓜去皮、瓤，切条，以水3碗煮至1碗，去渣待凉。再将西瓜去皮、子，将瓜肉包裹绞汁，加入冬瓜汁内冷饮之。每日1剂，连服1周。

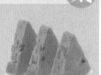

【功效】本方清热除湿，主治湿疹。

· 推荐药材食材 ·

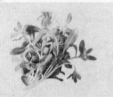

【马齿苋】

◎清热解毒、消肿止痛。主治痢疾、肠炎、肾炎、产后子宫出血、便血、乳腺炎等病症。

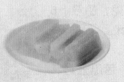

【莴笋】

◎有增进食欲、刺激消化液分泌、促进胃肠蠕动、利尿、降低血压等功效。

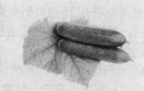

【黄瓜】

◎具有除湿、利尿、降脂、镇痛、促消化的功效。

竹笋米粥

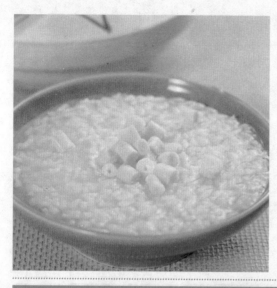

材料 鲜竹笋1个，粳米100克，盐适量。

做法

① 将鲜竹笋脱皮洗净，切成丁；米淘洗干净。

② 米先下锅，用旺火烧沸后改小火。③ 随即下入竹笋，一起煮约30分钟即成粥。

功能效用 此粥可利湿、清肺除热、养胃和中，适用于食欲不振、胃口不开、脘痞胸闷、大便秘结等。

苦参地肤酒

【材料准备】

 苦参60克　 地肤子30克　白藓皮30克

 豨莶草60克　 明矾18克　 白酒1升

【功能效用】 苦参具有清热祛湿、杀虫利尿的功效。此款药酒具有清热祛湿、散风止痒的功效。主治阴囊湿疹、肛门湿疹、瘙痒难耐、阴部瘙痒等症。

【制作过程】

① 将苦参、地肤子、白藓皮、豨莶草、明矾分别研磨成粗粉，放入布袋中，然后将此布袋放入容器中；

② 加入白酒，密封浸泡约15天后取药液使用；

③ 或隔水熬煮至半，凉凉后取药液使用。

【使用方法】 外敷。每天3次，用棉球蘸药酒擦于患病处。

苦参百部酒

【材料准备】

 苦参100克　 百部60克　 雄黄15克

 白藓皮60克　 白酒1升

【功能效用】 苦参具有清热祛湿、杀虫利尿的功效；百部具有润肺止咳，杀虫灭虱的功效。此款药酒具有清热祛湿、杀虫止痒的功效。主治湿疹等症。

【制作过程】

① 将苦参、百部、雄黄、白藓皮分别研磨成粗粉，放入容器中；

② 将白酒倒入容器中，与诸药粉充分混合；

③ 将容器中的药酒密封浸泡7～10天后取出；

④ 取药液使用。

【使用方法】 外敷。每天2～3次，用棉球蘸后擦于患病处。

白扁豆粥

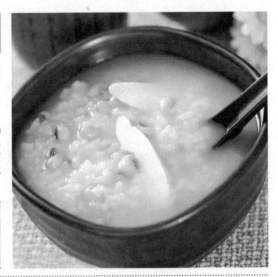

材料 白扁豆30克，大米200克，山药10克，葱5克，加盐3克调味。

做法

① 将白扁豆、山药用水快速冲洗一下，再入锅加水先煲30分钟。② 再加入泡发好的大米和适量清水，先用大火煲至成粥。③ 加入盐，煲至入味，撒上葱花即可。

功能效用 此粥可补脾和中，祛湿消暑。既可作为滋补珍品，又可作为盛暑清凉饮料。

黄柏地肤酒

【材料准备】

 黄柏60克　地肤子100克　蛇床子40克　白酒1升

【功能效用】 黄柏具有清热祛湿、泻火除蒸、解毒疗疮的功效。此款药酒具有清热解毒、散风祛湿、杀虫止痒的功效，主治湿疹、阴囊湿疹。

【制作过程】

① 将黄柏、地肤子、蛇床子分别研磨成粗粉，放入容器中；
② 将白酒倒入容器，与诸药粉充分混合；
③ 将容器中的药酒密封浸泡约15天后取出；
④ 取药液使用。

【使用方法】 外敷。每天3次，用棉球蘸后擦于患病处。

除湿药酒

【材料准备】

 苦参40克　 龙胆草24克　 蛇床子24克　 地肤子24克　 白藓皮40克

 防风16克　 红花16克　 蝉蜕16克　 白酒500毫升

【使用方法】 外敷。早、晚各1次，擦于患病处。

【制作过程】

① 将诸药材研成细粉，放入容器中；
② 加入白酒，浸过药面即可；
③ 密封浸泡约15天；
④ 过滤去渣后，取药液使用。

【功能效用】 苦参具有清热祛湿、杀虫利尿的功效。此款药酒具有散风祛湿、杀虫止痒的功效，主治湿疹。

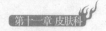

黄褐斑

　　黄褐斑俗称"肝斑""妊娠斑"，它是皮肤黑色素增多而不能及时排出，沉积于面部所引起的一种常见皮肤病。

　　黄褐斑主要发生在颧部、颊部、额部、鼻和前额等部位，多为对称分布。黄褐斑的产生与内分泌失调有密切的关系，女性激素水平异常、月经不调或肝功能不好都可能出现黄褐斑。此外，慢性病、阳光照射、各种电离辐射以及不良的生活习惯也都会引发或加重本病。

典型症状

　　面部出现色素沉着斑，呈黄褐色或深褐色斑片，形状不规则，表面光滑，无鳞屑，可融合成大片，患者无自觉症状或全身不适。

家庭防治

　　选用柠檬制成的洁面和沐浴产品能够使皮肤变得滋润光滑，这是因为柠檬含有一种叫枸橼酸的物质，这种物质可以有效防止皮肤色素沉着，防止黄褐斑的形成。

民间小偏方　　　　　　壹

【用法用量】取茯苓20克，丝瓜络15克，白菊花10克，僵蚕5克，玫瑰花5朵，红枣5枚，洗净以水煎代茶饮。

【功效】清热，祛风，消滞。

民间小偏方　　　　　　贰

【用法用量】取猪肾1对，山药100克，粳米200克，薏米50克。猪肾去筋膜、臊腺，洗净，切碎，与去皮切碎的山药及洗净的粳米、薏米、水一起，用小火煮成粥，加调料调味即可。

【功效】补肾益肤，适用于色斑、黑斑皮肤。

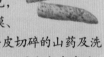

• 推荐药材食材 •

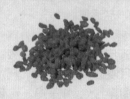

【枸杞】

◎补肝益肾、调节血脂，有增强免疫、延缓衰老的作用。

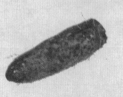

【山药】

◎补脾养胃、生津益肺，有益心安神、宁咳定喘、延缓衰老等作用。

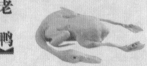

【老鸭】

◎性偏凉，能养胃生津，内可滋养五脏之阴，外可润肤焕颜。

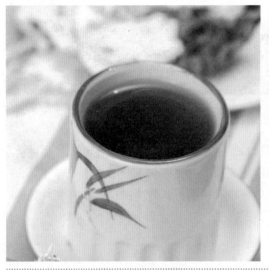

银耳美白润颜茶

材料 黑木耳、银耳各10克，当归、麦冬各3克，绿茶5克。

做法

①将双耳洗净，泡发后撕成片状。②将当归切成片状，与麦冬、银耳、黑木耳一起放入锅中，炖煮20分钟即可关火。③加入绿茶闷5分钟，滤汁即可饮用。

功能效用 常饮此茶可以滋润皮肤，并能祛除脸部黄褐斑、雀斑，是一道上乘的美容佳品。

木瓜炖银耳

材料 木瓜1个，银耳100克，猪瘦肉100克，盐3克，味精1克，糖2克。

做法

①先将木瓜洗净，去皮切块；银耳泡发，猪瘦肉切块。②炖盅中放水，将木瓜、银耳、猪瘦肉一起放入炖盅，炖制1～2小时。③炖盅中调入盐、味精、糖拌匀即可。

功能效用 此品能祛除脸部黄褐斑、雀斑，能抗皱润肤。

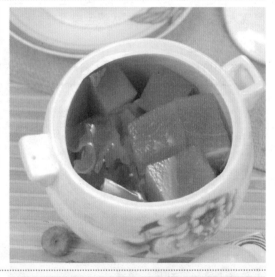

苹果雪耳猪蹄筋汤

材料 苹果4个，雪耳15克，猪蹄筋250克，鸡爪2个，水适量、盐适量。

做法

①苹果洗干净，连皮切成4份，去果核；鸡爪斩去甲趾。②雪耳浸透，剪去梗蒂，飞水，冲干净；猪蹄筋、鸡爪飞水，冲干净。③煲中加清水，将各材料加入，以大火煲10分钟，改小火煲2个小时，下盐调味。

功能效用 此汤能美白养颜、滋阴润肤、排毒通便、清除体内垃圾。

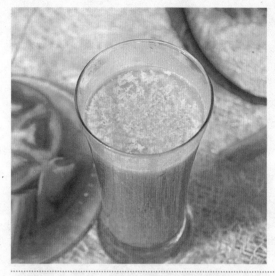

西红柿荸荠汁

材料 荸荠、西红柿各200克，白糖30克。

做法

荸荠洗净，去皮，切碎，放入榨汁机中榨取汁液，待用。❷西红柿洗净，切碎，也用榨汁机榨成汁。❸将西红柿、荸荠的汁液倒在一个杯中混合，加入白糖搅匀即可食用。

功能效用 补血养颜，丰肌泽肤，消斑祛色素，补益脾胃，调中固肠。

牡蛎粉煮鸽蛋汤

材料 牡蛎粉10克，鸽蛋6个，冰糖15克，冷水3000毫升。

做法

将冷水1500毫升放进锅内，将鸽蛋放入，烧沸。煮熟鸽蛋，用漏勺捞起，冷却后剥皮待用；将冰糖打碎成屑，待用。❷在锅内加水1500毫升，投入牡蛎粉烧沸，加入冰糖、鸽蛋即成。

功能效用 补血养颜，丰肌泽肤，消斑祛色素，补益脾胃，调中固肠。

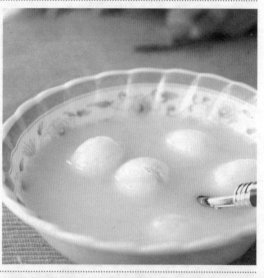

杧果刨冰

材料 杧果2个，刨冰1碗（可用奶味雪糕代替），果糖半杯。

做法

杧果洗净、去皮，将果肉切丁，先放在碗内，拌入果糖搅匀。❷刨冰放盘内，放上杧果即成。

功能效用 清热消暑，护目养颜。

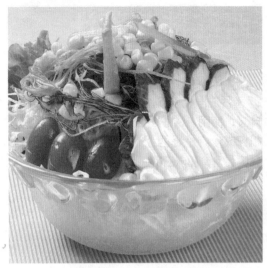

蔬菜沙拉

 材料 紫包菜、罐头玉米、黄瓜、青椒、生菜、胡萝卜、圣女果、绿包菜、沙拉酱适量。

做法
❶生菜洗净，放于碗底；胡萝卜、紫包菜、绿包菜、青椒洗净，切丝，稍烫；黄瓜洗净，切片；圣女果洗净。❷上述食材与玉米放入碗中，淋上沙拉酱即可。

功能效用 此点心含多种营养丰富的蔬菜水果，可补充人体所缺的维生素、微量元素和纤维等，健康可口。

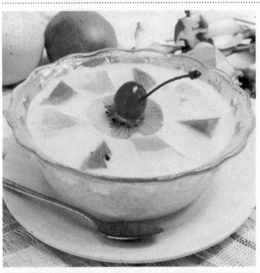

什果西米露

 材料 樱桃、木瓜、菠萝、椰肉、猕猴桃各取5克，植物淡奶30克，西瓜60克，可加适量糖或不加任何调味料。

做法
❶木瓜、菠萝肉、椰肉切块；猕猴桃切片。❷西瓜打成泥状。❸以上所有材料加植物淡奶、糖，拌匀后放上猕猴桃片和樱桃即可。

功能效用 该饮品含有大量的 B 族维生素，维生素 C 等，含钙、磷、酸、锌、锰、铁等元素等。

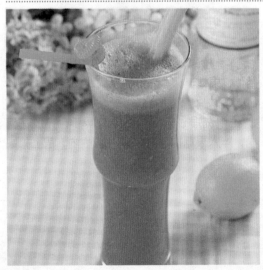

清爽蔬果汁

 材料 西瓜150克，萝卜1个，橙子1个，可加适量糖或不加任何调味料。

做法
❶西瓜去皮，取肉切成块状；萝卜切条，橙子去皮切块。❷将所有水果放入榨汁机中榨汁，装入杯中即可。

功能效用 此饮品含有多种维生素、矿物质，可补充人体所需维生素 A、维生素 C、胡萝卜素等，还富含大量人体所需微量元素。

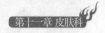

冻 疮

冻疮是指因寒邪侵袭过久，手背、足背、耳郭、面颊等部位出现红肿发凉、瘙痒疼痛，甚至皮肤紫暗、溃烂为主要表现的皮肤疾病。暴露于寒冷、潮湿的环境是发生冻疮的主要危险因素，多发生在秋冬季，尤其温带气候地区冬天降温急剧并且环境潮湿时，冻疮较多见。在没有供暖的寒冷地区最常见。

典型症状

典型皮损为局限性指盖、蚕豆大小、暗紫红色隆起水肿性斑块或硬结，边界不清，边缘鲜红色，中央青紫色，表面紧张光亮、触之冰凉、压之褪色、去压后恢复较慢。重者肿胀加剧，表面可形成水疱，内含淡黄色或血性浆液、疱破后可形成糜烂或溃疡。

家庭防治

加强锻炼与营养，增强体质，促进血液循环，提高机体对寒冷的适应性，寒冷季节应注意局部保暖，手套、鞋袜不宜过紧，受冻部位不宜立即烘烤及用热水浸泡；易受冷部位擦凡士林或其他油脂类，以保护皮肤。常进行局部按摩及温水浴，以改善血液循环。

民间小偏方　　壹

【用法用量】熟蜂蜜、凡士林等量。调和成软膏，薄涂于无菌纱布上，敷盖于疮面，每次敷2　3层，敷前先将疮面清洗干净，敷药后用纱布包扎固定。

【功效】主治冻疮。

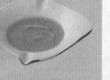

民间小偏方　　贰

【用法用量】大蒜、花椒各15克，猪油70克。将大蒜去皮捣烂，花椒研末，放入炼好的猪油中搅匀，制成膏剂，敷于受冻未破处，每日1次，用纱布包好。

【功效】防治冻疮。

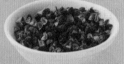

· 推荐药材食材 ·

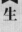

【生姜】

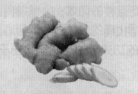

◎发表、散寒、止呕、开痰。用于脾胃虚寒、恶心呕吐；感冒风寒，恶风发热，鼻塞头痛等病症。

【大蒜】

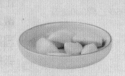

◎行气消积、解毒杀虫、消肿止痛。用于痈肿疮疡、白秃癣疮、痢疾泄泻、肺痨顿咳、水肿胀满等症。

【冬瓜皮】

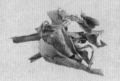

◎利尿消肿，可治水肿胀满、小便不利、暑热口渴、小便短赤。

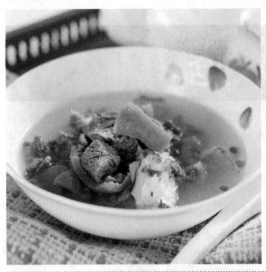

花椒羊肉汤

 材料 当归20克，生姜15克，羊肉500克，花椒3克，味精、盐、胡椒各适量。

做法
①羊肉洗净，切块。②花椒、生姜、当归洗净，和羊肉块一起置入砂锅中。③加水煮沸，再用文火炖1小时，用味精、盐、胡椒调味即可食用。

功能效用 暖中补虚、益肾壮阳。用于阳气虚、怕冷、脾胃虚寒的冻疮患者。

艾叶煮鸡蛋

 材料 艾叶20克，新鲜鸡蛋2个，清水1800毫升。

做法
①将生鸡蛋用清水冲洗干净，备用。②将艾叶洗净，加水熬煮至变色。③再将洗净的鸡蛋放入艾水中一起炖煮，约5分钟，待鸡蛋壳变色，将其捞出，即可食用。

功能效用 理气血、逐寒湿、安胎。可治心腹冷痛、冻疮、痛经、月经不调、胎动不安等症。

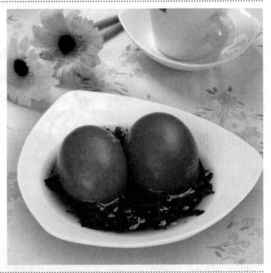

复方樟脑酒

【材料准备】

樟脑30克　干辣椒9克　95%乙醇300毫升

川椒150克　甘油60毫升

【功能效用】樟脑具有祛湿杀虫、温散止痛、开窍避秽的功效；川椒具有温中散寒、除湿止痛的功效。此款药酒具有温经通脉的功效。主治冻疮局部干燥、皲裂。

【制作过程】
①将干辣椒、川椒洗净晾干后切碎，置容器中；
②将乙醇倒入容器中，与药材充分混合；
③密封浸泡7天，过滤去渣；
④加入樟脑、甘油，待其溶化后取药液使用。

【使用方法】
用温水洗净拭干患处，再擦药酒。每天6次。

当归山楂汤

材料 当归、山楂各15克，红枣10克，清水1 500毫升。

做法

❶将红枣泡发，洗净，备用；山楂、当归洗净，备用。❷红枣、当归、山楂一起放入砂锅中。❸加水煮沸；改用文火煮1小时即可食用。

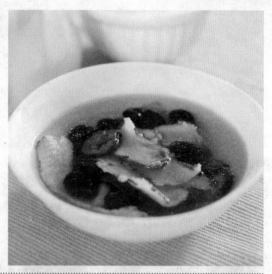

 功能效用 行气活血、温里散寒。可用于冻疮、月经不调、腹部冷痛、痛经等症。

防治冻伤药酒

【材料准备】

红花12克

制附子8克

肉桂6克

徐长卿10克

干姜12克

60度白酒600毫升

【功能效用】红花具有活血通经、散瘀止痛的功效。此款药酒具有活血通络、温经祛寒的功效。主治预防性冻疮。

【制作过程】

❶将红花、制附子、肉桂、徐长卿、干姜分别捣碎，放入容器中；

❷将白酒倒入容器中，与药材充分混合；

❸密封浸泡7天；

❹取药液饮用。

【使用方法】
口服。每天2～4次，每次8～15毫升。

姜椒酒

【材料准备】

花椒200克

生姜200克

95%乙醇600毫升

【功能效用】生姜具有发汗解表、温中止呕、温肺止咳的功效。此款药酒具有活血通络、温经祛寒的功效。主治冻疮。

【制作过程】

❶将生姜切成薄片，放入容器中；

❷将花椒倒入容器中；

❸将乙醇倒入容器中，与药材充分混合；

❹密封浸泡3～5天后取药液使用。

【使用方法】
外敷。每天2～3次。用棉球蘸后擦于患病处。

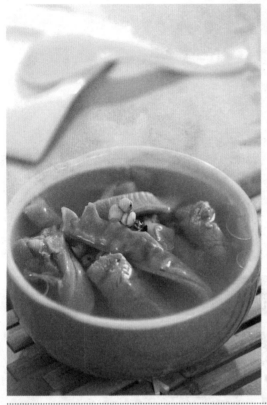

生姜肉桂炖猪肚

材料 猪肚150克，瘦猪肉50克，生姜15克，肉桂5克，薏苡仁25克，盐3克。

做法

1 猪肚里外反复洗净，飞水后切成长条；瘦猪肉洗净后切成块。 2 生姜去皮，洗净，用刀将姜拍烂；肉桂浸透洗净，刮去粗皮；薏苡仁淘洗干净。 3 将以上用料放入炖盅，加清水适量，隔水炖2小时，加入调味料即可。

专家点评

冬天喝此汤时需要趁热喝，汤热时猪肚的腥味最小，可以尽情品尝汤的浓香味道，而且热汤具有很好的暖身作用。

功能效用 本品可促进血液循环，强化胃功能，还能散寒湿，可有效预防冻疮、肩周炎等冬季常发病。

木瓜煮樱桃

材料 樱桃300克，木瓜30克，冰糖20克，清水500毫升。

做法

1 将樱桃去杂质，洗干净；木瓜剖开，去子，用小勺在木瓜上旋转取如樱桃般大小的圆形果肉；冰糖打碎成屑。 2 将樱桃、木瓜同放锅内，加入清水，置于武火上烧沸，再用文火煮25分钟，加入冰糖即成。

小贴士

食用樱桃前，应先将其放入淡盐水中浸泡，以杀虫和去除农药，然后再进行食用。选购时应选择颗粒大、果蒂新鲜、果实饱满红艳、无破损、无脱水、不发暗的樱桃。

功能效用 舒经活络、祛风湿邪，适用于风湿疼痛、瘫痪、四肢麻木、冻疮等病症。

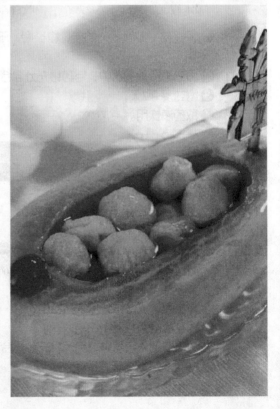

生姜肉桂炖虾丸

材料 肉桂5克，虾仁150克，猪瘦肉50克，生姜15克，盐、味精各适量。

做法

❶虾仁剁成泥；猪瘦肉洗净后剁成泥，与虾泥拌匀，做成虾丸；生姜去皮洗净。❷肉桂洗净。❸将以上用料放入炖煲中，待水开后，先用中火炖1小时，然后再用小火炖1小时，放入少许熟油、食盐和味精即可。

功能效用 温里散寒、活血化瘀。用于恶寒怕冷、四肢冰凉、冬季易生冻疮者。

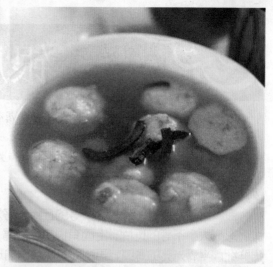

当归酊

【材料准备】

 当归100克　 桂枝60克　 王不留行100克　 红花100克　 95%乙醇1.5升

 樟脑20克　 细辛20克　 冰片20克　干姜60克

【使用方法】
外敷。每天4次。用温水洗净拭干患处，再擦药酒。

【制作过程】

❶将当归、桂枝、王不留行、红花、细辛、干姜分别捣碎，放入容器中；
❷加樟脑、冰片、乙醇，密封浸泡约7天，去渣取药液使用。

【功能效用】 当归具有补血活血、疏经止痛、润燥滑肠的功效。此款药酒具有活血通络、通经祛寒的功效，主治未溃型冻疮。

桂苏酒

【材料准备】

 桂枝50克　 苏木50克　 当归30克　 细辛30克　 艾叶30克

 花椒30克　辣椒3克　 樟脑10克　生姜30克　 白酒1.5升

【使用方法】
外敷。每天3次。用温水洗净拭干患处，再擦药酒。

【制作过程】

❶除樟脑外，其余药材捣碎入容器，加白酒密封浸泡7天后过滤去渣；
❷将樟脑捣碎放入容器中，搅拌均匀后取药液使用。

【功能效用】 桂枝具有发汗润肌、温经通脉、助阳理气、散寒止痛的功效。此款药酒具有温经去痛、活血通络、消肿化瘀的功效。主治冻疮。

银屑病

银屑病又叫牛皮癣，是一种有特征鳞屑性红斑的复发性、慢性皮肤病。青壮年发病最多，男性发病多于女性，北方多于南方，春冬季易发或加重，夏秋季多缓解。临床上有四种类型：寻常型、脓包型，红皮病型和关节病型。

典型症状

银屑病的特征是出现大小不等的丘疹，好发于头皮、四肢及背部。初起为红色丘疹，扩大后形成大小不等的斑片，上面有银白色鳞屑，层层相叠如云母状。如将鳞屑刮去，基底露出鲜红、平滑光亮的薄膜，再刮即有点状出血现象。

家庭防治

患者在日常生活中要多加注意，注意环境卫生，积极消除诱发因素如忌酒，忌辛辣、鱼虾、海味、羊肉及腥发动风之物，慎防感冒、扁桃体发炎，患病要到正规医疗部门治疗，慎用有些控制性药物等。

民间小偏方　　壹

【用法用量】蝮蛇 1 条，人参 15 克，白酒 1000 毫升。将蛇置于净器中，用酒醉死，加入人参，经 7 日后取饮。不拘时频饮，随量。
【功效】本方活血通络，主治血燥型银屑病。

民间小偏方　　贰

【用法用量】鸡蛋 5 个，硫黄、花椒各 50 克，香油适量。将鸡蛋去清留黄，硫黄、花椒混放鸡蛋内，焙干后同蛋一同研末，加香油调成糊状，外贴患处。
【功效】主治牛皮癣、皮癣。

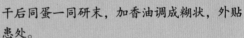
· 推荐药材食材 ·

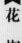
【花椒】

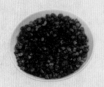

◎利水除湿、和血排脓、消肿解毒。用于治疗水肿、脚气、黄疸、泻痢、便血、痈肿、蛔虫病、蛲虫病、阴痒、疥癣等病症。

【苦瓜】

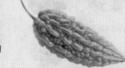

◎具有清暑除烦、清热消暑、解毒、明目、降低血糖、补肾健脾、益气壮阳的功效。

【芋头】

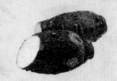

◎具有益胃、宽肠、通便、补中益肝肾、消肿止痛、散结、调节中气等功效。

斑蝥百部酊

【材料准备】

斑蝥100克

樟脑160克

生百部960克

槟榔200克

60%乙醇适量

紫荆皮适量

【功能效用】生百部具有润肺止咳、杀虫灭虱的功效；樟脑具有祛湿杀虫、温散止痛、开窍避秽的功效。此款药酒具有散风祛湿、杀虫止痒的功效，主治牛皮癣。

【制作过程】

❶将斑蝥、紫荆皮、生百部、槟榔分别研磨成粗粉，放入容器中；

❷加入乙醇，密封浸泡7天，过滤去渣；

❸加入樟脑，待其溶解；

❹将乙醇加至6400毫升，混匀后取药液使用。

【使用方法】外敷。每天1～2次，用棉球蘸后擦于患病处。

牛皮癣酒

【材料准备】

斑蝥20克

白及100克

生百部100克

10%苯甲酸适量

槟榔100克

川椒100克

白酒3升

【功能效用】软坚散结，杀虫止痒。主治牛皮癣、手癣、足癣、神经性皮炎等症。

【制作过程】

❶将白及、生百部、槟榔、川椒捣碎入渗漉器；

❷将斑蝥研细再捣烂，置顶层加盖特制木孔板；

❸加白酒密封浸泡7天，按渗漉法取渗源液、滤液；

❹按比例加入苯甲酸，拌匀滤取药液。

【使用方法】外敷。每天2次，用棉球蘸后擦于患病处。

马钱二黄酒

【材料准备】

生马钱子6克

生草乌6克

硫黄6克

雄黄12克

白矾12克

细辛6克

冰片6克

75%乙醇200毫升

【功能效用】生草乌具有散风除湿、活血温经、清热止痛的功效。此款药酒具有祛湿解毒、杀虫止痒的功效。主治牛皮癣、各类顽癣、久治不愈之症。

【制作过程】

❶将生马钱子、生草乌、硫黄、雄黄、白矾、细辛、冰片研磨成细粉，放入容器中；

❷加入白酒，密封浸泡约7天；

❸过滤去渣后取药液使用。

【使用方法】外敷。每天1～2次，用棉球蘸后擦于患病处，以愈为度。

白癜风

　　白癜风是一种常见的后天性色素减退性皮肤病，是由于皮肤和毛囊黑色素细胞内的酪氨酸酶系统的功能减退、丧失而引起的黑色素生成障碍，从而产生皮肤色素脱失斑。中医认为，在里则是由于气阴不足，肝肾亏虚；在表则是由于风邪外侯，客于肌表，络脉阻滞，肌肤失于濡养而发为本病。

典型症状

　　主要特征是皮肤上有大小不等的局限性脱失斑，如瓷白色，界清，边缘色素较正常肤色较浓，新发皮损周围常有暂时性炎性晕轮。皮损数目可单发或多发，可相融成片。白斑大小不一，形态不规则。

家庭防治

　　生活中要注意减少污染食品的摄入，纠正偏食，坚持正餐，制订科学的膳食食谱。也要注意减少有害气体的吸入，晨练或运动时选择空气清新的场所。工作中更要注意劳动防护，减少直接接触化工原料、油漆涂料、重金属盐类有害物。

民间小偏方　　　　　　壹

【用法用量】苦瓜2
条，密陀僧10克。
将密陀僧研细末，
去尽苦瓜的心、子。取密陀僧末灌入苦
瓜内，放火上烧熟，切片，擦患处，每日
1～2次。
【功效】主治汗斑。

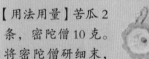
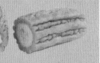

民间小偏方　　　　　　贰

【用法用量】鲜山姜20
克，米醋100毫升。将山
姜捣碎，放入米醋内浸泡
12小时，密封保存备用。
先以肥皂水洗净患处，用棉签蘸药水涂患
处，每日1次，连用3日。
【功效】本方适用于汗斑。

・推荐药材食材・

【黑豆】

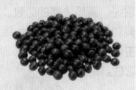

◎具有祛风除湿、调中下气、活血、解毒、利尿、明目等功效。

【红衣花生】

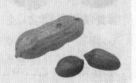

◎具有健脾和胃、养血止血、润肺止咳、利尿、下乳的功效。

【核桃仁】

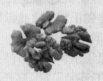

◎具有补肾固精、温肺定喘、润肠等功效，主治肾虚喘嗽、腰痛脚弱、阳痿、遗精、小便频数等症。

白癜风酊

【材料准备】

蛇床子80克

土槿皮适量

苦参片80克

75%乙醇2升

薄荷脑适量

【功能效用】蛇床子具有温肾壮阳、散风祛湿、杀虫解毒的功效；苦参片具有清热祛湿、杀虫利尿的功效。此款药酒具有清热祛风、润肤止痒的功效，主治白癜风。

【制作过程】

❶将蛇床子、土槿皮、苦参片分别研磨成粉末状，放入容器中；

❷加入乙醇至渗透药物，静置6小时；

❸加入乙醇至2000毫升，浸泡数日；

❹加入薄荷脑，待其溶化后搅拌均匀，取药液使用。

【使用方法】外敷。每天3～5次。用棉球蘸药酒擦于患处。

骨脂猴姜酒

【材料准备】

补骨脂30克

猴姜30克

75%乙醇250克

【功能效用】补骨脂具有温肾壮阳、理气止泻的功效；猴姜具有强壮筋骨的功效。此款药酒具有活血通络、祛斑止痒的功效，适用于白癜风。

【制作过程】

❶将补骨脂、猴姜分别捣碎，放入容器中；

❷将乙醇倒入容器中，与药粉充分混匀；

❸密封浸泡10天，经常摇晃；

❹开封后，取药液使用。

【使用方法】外敷。每天2次。用棉球蘸药酒擦于患病处。

补骨丝子酊

【材料准备】

补骨脂500克

菟丝子150克

75%乙醇2升

【功能效用】补骨脂具有温肾壮阳、理气止泻的功效；菟丝子具有壮阳、调节内分泌的功效。此款药酒具有润肤止痒、理气祛风、活血通络的功效，主治白癜风。

【制作过程】

❶将补骨脂、菟丝子分别研磨成细粉，放入容器中；

❷将乙醇倒入容器中，与细粉充分混合；

❸密封浸泡约7天；

❹过滤去渣后取药液服用。

【使用方法】外敷。每天数次。用棉球蘸药酒，擦于患病处。

菟丝子酒

【材料准备】

菟丝子90克

白酒180毫升

【功能效用】菟丝子具有补肾壮阳、调节内分泌、降低血压的功效。此款药酒具有润肤止痒、理气祛风的功效，主治白癜风。

【制作过程】

❶将菟丝子洗净后切成薄片，放入容器中；
❷将白酒倒入容器中，与药片充分混合；
❸密封浸泡约7天；
❹过滤去渣后取药液使用。

【使用方法】
外敷。每天数次。用棉球蘸后擦于患病处。

补骨川椒酊

【材料准备】

补骨脂60克

川椒60克

大曲酒400毫升

【功能效用】补骨脂具有温肾壮阳、理气止泻的功效；川椒具有温中止痛、杀虫止痒的功效。此款药酒具有理气活血、通络止痒、润肤祛斑的功效，主治白癜风。

【制作过程】

❶将紫荆皮、补骨脂、川椒分别研磨成粉末状，放入容器中；
❷将大曲酒倒入容器中，与药粉充分混合；
❸密封浸泡约7天；
❹过滤去渣后取药液使用。

【使用方法】
外敷。早晚各1次。少许擦患处至肤红，改羊毫笔擦。

复方补骨脂酒

【材料准备】

补骨脂60克

白附子30克

防风20克

前胡40克

雄黄12克

白酒400毫升

【功能效用】补骨脂具有温肾壮阳、理气止泻的功效。此款药酒具有活血通络、解毒止痒、润肤祛斑的功效，主治白癜风。

【制作过程】

❶将诸药材研粉，入容器中；
❷将白酒倒入容器中，与药粉充分混合；
❸密封浸泡约7天后取药液使用。

【使用方法】
外敷。每天2～3次。擦患处至皮肤微红即可。

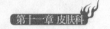

脱 发

脱发是指头发脱落的现象。正常脱落的头发都是处于退行期及休止期的毛发，由于进入退行期与新进入生长期的毛发不断处于动态平衡。病理性脱发是指头发异常或过度的脱落。随着社会压力不断增大和生活节奏的加快，环境的不断恶化，不良的饮食习惯，以及亚健康人数的与日俱增，如今中国脱发患者也越来越多。

典型症状

脱发的主要症状是头发油腻，如同擦油一样，亦有焦枯发蓬，缺乏光泽，有淡黄色鳞屑固着难脱，或灰白色鳞屑飞扬，自觉瘙痒。

家庭防治

应注意饮食清淡、营养全面，瘦肉、鸡蛋的蛋白、菠菜、包心菜、芹菜等都是最佳的治疗食物，少食刺激性食物；保证充足睡眠，不熬夜，长时间疲劳过度，睡眠不足也会导致脱发。精神压抑越深，脱发、白发就越快，平常要保持愉快的心情、乐观积极的心态，可消除精神紧张感，防止头发早白早脱。

民间小偏方 壹

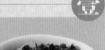

【用法用量】花椒120克，酒精500毫升。花椒浸酒中7日后搽患处，每日3次。
【功效】主治斑秃。

民间小偏方 贰

【用法用量】酥油20～30克，蜂蜜15克，大米100克。先将大米洗净，加水煮粥，烧沸后加入酥油和蜂蜜，至熟即可食用。宜温服。
【功效】主治斑秃。

• 推荐药材食材

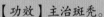

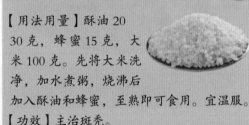

【何首乌】

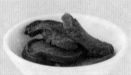

◎血虚头晕、腰膝软弱、筋骨酸痛、遗精。适宜血虚头晕、肾虚头发早白、脱发等。

【黑芝麻】

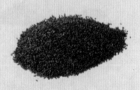

◎补肝肾、润五脏、养发强身、抗衰老。治须发早白、脱发等。

【干贝】

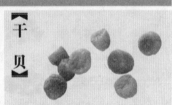

◎具有滋阴、补肾、调中、下气、利五脏之功效；用于治疗头晕目眩、咽干口渴等症。

首乌黑芝麻茶

材料 何首乌粉（已制熟的）15克，黑芝麻粉50克，白砂糖少许。

做法 ①将何首乌洗净，沥干，备用。②何首乌放入砂锅，加清水750毫升，用武火煮滚后，转文火再煮20分钟，直到药味熬出。③当熬出药味后，用滤网滤净残渣后，加入黑芝麻粉，搅拌均匀后，加入白砂糖，即可饮用。

功能效用 此茶可滋补肝肾、乌发明目。

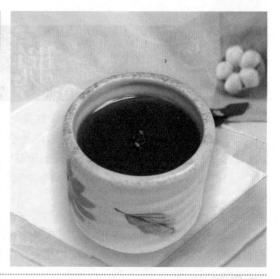

首乌黄精肝片汤

材料 何首乌10克，黄精5克，猪肝200克，芽菜100克，鲍鱼菇6片，葱1根，姜1小块，豆苗少许，盐适量。

做法 ①将以上药材和食材洗净；芽菜洗净；猪肝切片，豆苗、葱切段；将何首乌、黄精煎水去渣留用。②猪肝片用氽去血水。③将药汁煮开，将所有食材放入锅中，加盐煮熟即成。

功能效用 此汤可补肾养肝、乌发防脱、补益精血。

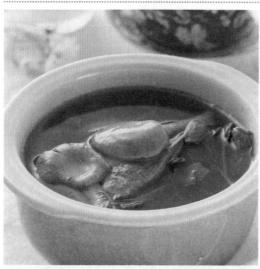

神应养真酒

【材料准备】

 当归50克　 熟地黄60克　 菟丝子40克　 羌活18克　 天麻30克

 白芍60克　 川芎30克　 木瓜60克　 白酒2升

【使用方法】 口服。每天3次，每次10～20毫升。

【制作过程】

①将当归、熟地黄、菟丝子、羌活、天麻、白芍、川芎、木瓜研粗粉，入布袋再入容器；

②加白酒密封浸泡49天，经常摇动，去渣后取药液服用。

【功能效用】 当归具有补血活血、温经止痛、润燥滑肠的功效。此款药酒具有益气活血、散风活络的功效，主治脱发、脂溢性皮炎。

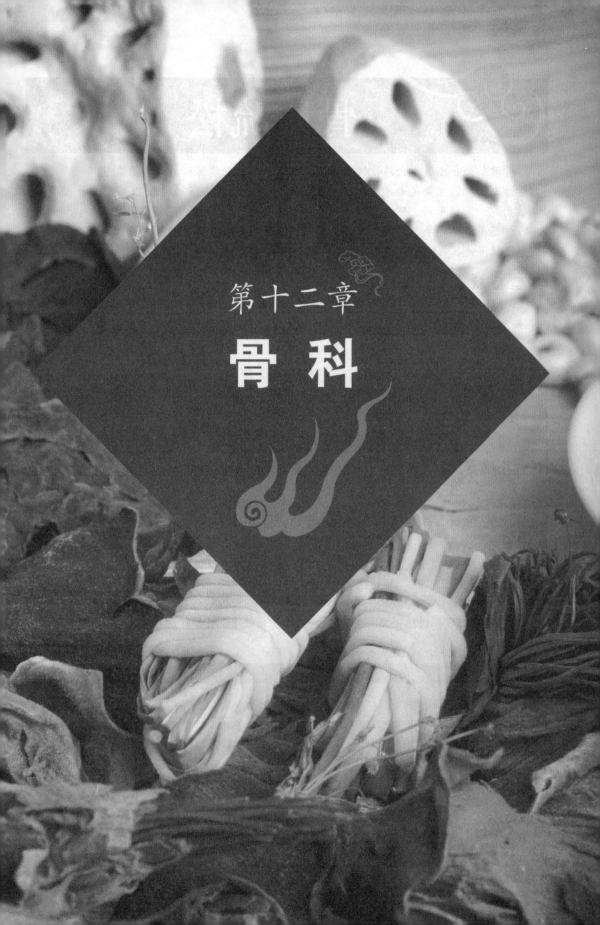

第十二章

骨科

骨质疏松

　　骨质疏松症已成为世界性的多发病。现代医学把骨质疏松症分为两类：其一，原发性骨质疏松症，主要是老年骨质疏松症。其二，继发性骨质疏松症，主要是由一些其他病症引起，如糖尿病、甲状腺功能亢进等。该病女性多于男性，常见于绝经后妇女和老年人。随着我国老年人口的增加，骨质疏松症发病率处于上升趋势，在我国乃至全球都是一个值得关注的健康问题。

典型症状

　　骨质疏松症的主要表现是：四肢麻木，腰背疼痛，全身没有力气，骨疼痛，腿部抽筋等；严重者出现驼背、骨折等。

家庭防治

　　不管是哪个年龄阶段的人群都要注意钙的摄入量，要通过多吃含钙食物来补钙。日常饮食中要增加钙和蛋白质的摄入量。要养成良好的生活习惯，如不吸烟和少饮酒，多参加体育运动，多晒太阳。

民间小偏方　　　　壹

【用法用量】香附、羌活各3克，川芎、秦艽、甘草、没药、炒五灵脂、地龙各6克，牛膝、桃仁、红花、当归各9克。水煎分3次服，每日1剂。忌生冷油腻，孕妇忌服。

【功效】活血行气，通络止痛。用于治疗骨质疏松症。

民间小偏方　　　　贰

【用法用量】茯苓、党参、甘草、白术、山药各100克，莲子肉500克，扁豆75克，薏苡仁、砂仁、桔梗各50克。共研为粉末，每次服6克，大枣煎汤送服，每天3次。

【功效】益肾健脾。用于治疗骨质疏松症。

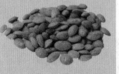

·推荐药材食材·

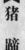【猪蹄】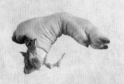

◎性平，味甘咸；具有补虚弱，填肾精，健腰膝等功效。

【黄豆】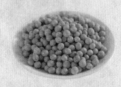

◎具有健脾益气、润燥消水等作用，其所含的钙、磷对预防老年人骨质疏松症十分有益。

【红枣】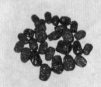

◎具有补中益气、养血安神、缓和药性等功效，用于防治骨质疏松、产后贫血等症，疗效显著。

红绿豆花生猪蹄汤

材料 赤小豆30克，绿豆50克，花生50克，猪蹄500克，蜜枣3颗，盐3克，姜2片。

做法

① 将赤小豆、绿豆、花生，浸泡1小时；蜜枣洗净。② 将猪蹄刮净，斩件，洗净，飞水。热锅放姜片，爆炒猪蹄5分钟。③ 将冷水2000毫升放入瓦煲内，煮沸后加入以上用料，武火煲滚后改文火煲3小时，加盐即可。

功能效用 补血补钙，益智健身，用于防治骨质疏松。

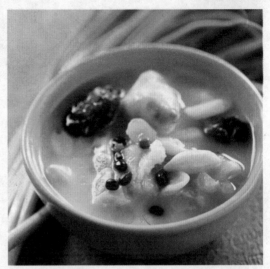

枸杞鱼头汤

材料 鱼头1只（500克），白芷10克，枸杞15克，料酒10克，姜片5克，葱段10克，盐3克，味精2克，胡椒粉2克，香油20克，冷水2800毫升。

做法

① 鱼头去鳃，洗净；白芷润透，切片；枸杞洗净。② 将鱼头、白芷、枸杞、姜、葱、料酒同放炖锅内，加水，武火烧沸，再用文火炖30分钟，加入调味料调味即成。

功能效用 补肝肾，益精血，强筋健骨。适用于虚羸、恶疮、骨折、骨质疏松等症。

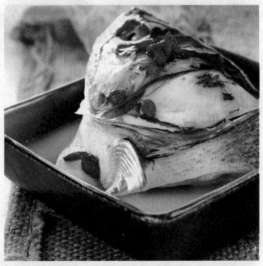

玉米山药粥

材料 玉米粉100克，山药50克，冰糖10克，开水适量，冷水1000毫升。

做法

① 山药洗净，蒸熟，剥去外皮，切成小丁。② 玉米粉用开水调成厚糊。③ 锅内加入约1000毫升冷水，以旺火烧沸，用竹筷缓缓拨入玉米糊，再改用小火熬煮10分钟。④ 山药丁入锅，与玉米糊同煮成粥，加入冰糖调味。

功能效用 补肝肾，益精血，抗骨折。适用于虚羸、消渴、骨折、骨质疏松等症。

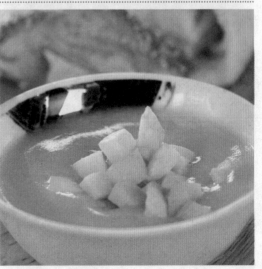

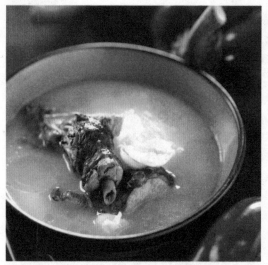

鲜奶银耳乌鸡汤

材料 乌鸡1只，猪瘦肉225克，银耳19克，百合38克，鲜奶1杯，姜片、盐4克。

做法

银耳用水浸泡20分钟，清洗干净；百合洗净；乌鸡处理干净，斩件；猪瘦肉洗净。❷烧滚适量水，下乌鸡、猪瘦肉、银耳、百合和姜片，水滚后改文火煲约2小时，倒入鲜奶拌匀，续煮5分钟，加盐调味即成。

功能效用 补血填精，强壮筋骨，防治骨质疏松。

荔枝山药粥

材料 粳米150克，干荔枝肉50克，山药、莲子各10克，白糖15克，冷水1500毫升。

做法

粳米淘洗净；山药洗净，去皮，捣成泥；莲子洗净泡软，去心。❷锅中加入约1500毫升冷水，将干荔枝肉和粳米放入，用旺火煮沸，下入山药泥和莲子，改用小火熬煮成粥，加入白糖调好味，再稍焖片刻即可。

功能效用 舒经活络，强筋健骨。适用于风湿疼痛、虚损、脾弱不运、腰膝酸软等症。

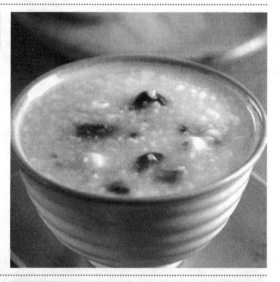

红枣乌鸡雪蛤汤

材料 红枣10颗，乌鸡半只，雪蛤10克，生姜3片，鲜奶、盐少许，沸水600毫升。

做法

雪蛤挑去杂质浸泡5小时，待充分膨胀后再剔除深褐色丝筋，洗净。❷红枣去核，洗净；乌鸡去毛，内脏洗净，斩件，飞水。❸将以上原料置于炖盅内，注入沸水600毫升，加盖，隔水炖4小时，倒入鲜奶，加盐调味即可。

功能效用 益精血，强筋健骨。适用于消渴、久疟、经闭、疥癣、骨质疏松等症。

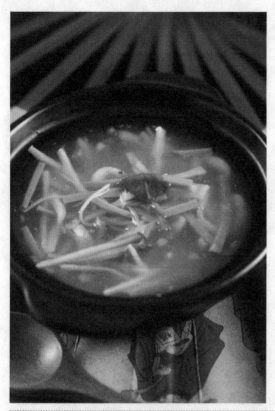

双丝银鱼羹

材料 鲜银鱼250克，火腿丝、竹笋丝各50克，姜丝10克，蛋清2个，香菜末20克，鸡汤600毫升，盐3克、味精、胡椒粉各1克，色拉油50克，湿淀粉、香油、料酒各适量。

做法
①将鲜银鱼用清水漂清，放在小碗中，加少许盐打散调匀。②炒锅上火，放入色拉油烧热，投入姜丝煸炒，加鸡汤、竹笋丝、火腿丝，待汤烧开后加入银鱼，下盐、味精、料酒调好味。③待汤再次烧开，用湿淀粉勾薄芡，待芡熟后将蛋清徐徐倒入锅中，边倒边搅拌，使蛋清成蛋花状。④羹上淋入少许香油，起锅装盆，撒上胡椒粉、香菜末即成。

功能效用 此羹含钙丰富，适合骨质疏松的老人食用，需要补钙的儿童也可食用。

鲜红椒鱿鱼羹

材料 鲜红椒15克，干鱿鱼200克，鸡脯肉100克，盐2克，味精1.5克，胡椒粉1克，料酒6克，食碱3克，鸡油15克，高汤750毫升。

做法
①鲜红椒洗净，切段；鸡脯肉砸成泥。②干鱿鱼放入温水中泡1小时，去头尾，切成极薄的片，放入盆内，用热水洗净，然后用食碱拌匀，放入开水，闷泡至水温不烫手时，水倒出一半，再倒入滚开水盖上闷泡，如此重复3～4次，至鱿鱼颜色发白。③炒锅上火，加入高汤烧沸，鸡泥用汤冲入锅内，待鸡泥凝固，用小眼漏勺捞出鸡泥。倒入鱿鱼片浸3分钟后滗去汤，盛入汤碗中。④汤内加入调味料调味，倒入鲜红椒段，淋上鸡油即可。

功能效用 补脾开胃，利水祛湿，可用于治疗腰膝酸软、气血不足、骨质疏松等症。

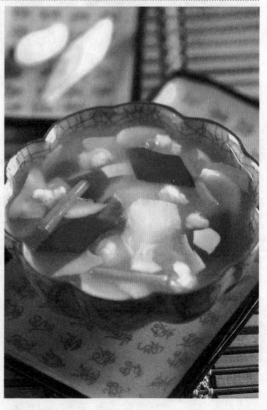

鱿鱼豆腐羹

材料 鱿鱼、豆腐各100克，虾仁50克，草菇20克，盐2克，色拉油10克，湿淀粉25克。

做法

①鱿鱼洗净，切成小丁；虾仁洗净，去除泥肠。②豆腐切小丁；草菇洗净，切丁。③坐锅点火，入色拉油烧热，加入水，先加入鱿鱼、草菇和虾仁煮开，再放入豆腐，待各材料熟后，加盐调味，勾稀芡即可。

功能效用 本方具有健脾养胃、补钙补血的作用，可促进食欲、提高记忆力。

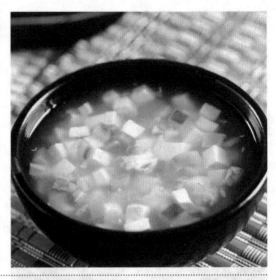

燕麦枸杞粥

材料 燕麦片50克，枸杞子10克，大米100克，糖适量。

做法

①枸杞子、燕麦片泡发后，洗净。②燕麦片、大米、枸杞子一起入锅加水煮半小时至成粥。加入白糖，煮至糖溶化即可。

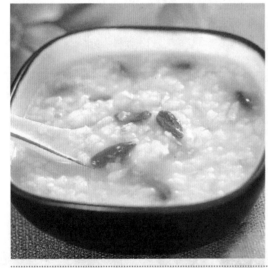

功能效用 燕麦中含有丰富的维生素、叶酸，可以改善血液循环，缓解压力；此外还有预防骨质疏松、促进伤口愈合、防止贫血的功效。

月见草花粉饮

材料 月见草花粉适量，清水200毫升，蜂蜜适量。

做法

①将准备好的月见草花粉放入茶杯中。②将开水冲入杯中不断搅拌，直至将花粉搅匀。③待水变凉时依据个人的口味调入蜂蜜即可饮用。

功能效用 本方具有强筋壮骨、缓解关节疼痛的作用，能够防治骨质疏松。

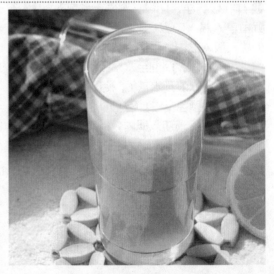

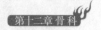

肩周炎

肩周炎，指的是由多种原因引起的肩关节周围肌肉、肌腱、滑囊和关节囊等软组织的慢性无菌性炎症。肩部退行性变是本病发生的基础。肩部活动频繁，周围软组织受到各种挤压和摩擦，长时间姿势不良，或者急性挫伤、牵拉伤后因治疗不当，以及颈椎病，心、肺、胆道疾病发生的肩部牵涉痛，均可引发肩周炎。中医认为，肩周炎主要是由年老体虚、风寒湿邪乘虚而入，致经脉痹阻；或外伤筋骨、瘀血内阻、气血不行、经筋作用失常所致。

典型症状

肩部阵发性疼痛、钝痛、割样痛，并向颈项和上肢扩散，气候变化或劳累后疼痛加剧。肩部怕冷，有明显的压痛点，关节活动受限，严重的出现肩周围肌肉痉挛与萎缩。

家庭防治

弯腰垂臂，甩动患臂，以肩为中心，做由里向外或由外向里的画圈运动，用臂的甩动带动肩关节活动。幅度由小到大，反复做 30 ~ 50 次。

民间小偏方　　壹

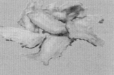

【用法用量】取当归、生地、熟地、威灵仙、鸡血藤、赤芍、白芍、炙甘草各 10 克，桂枝、蜈蚣、橘络各 6 克，黄芪 15 克，细辛 1 克。药材洗净以水煎服，每日 1 剂，日服 2 次。

【功效】活血养血，舒筋通络。

民间小偏方　　贰

【用法用量】取黄芪、葛根各 20 克，山萸肉、伸筋草、桂枝、姜黄各 10 克，当归、防风各 12 克，秦艽 15 克，田七 5 克，甘草 6 克。药材入陶罐煎水，每日 1 剂，分 3 次服用。

【功效】补肾养肝，益气活血。

• 推荐药材食材 •

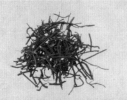

【威灵仙】

◎祛风除湿、通络止痛，主治风湿痹痛、肢体麻木、屈伸不利。

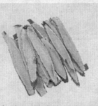

【黄芪】

◎利水消肿、补气，适用于中气下陷、肩肘不利、虚劳瘦弱、水肿等症状。

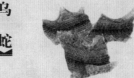

【乌蛇】

◎祛风、通络、定惊，用于治疗风湿顽痹、麻木拘挛、抽搐痉挛。

桑枝鸡汤

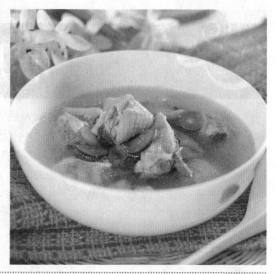

材料 桑枝60克，薏苡仁10克，羌活8克，老母鸡1只，盐少许。

做法

①将桑枝洗净，切成小片；薏苡仁、羌活洗净备用。②鸡宰杀，洗净，斩件。③桑枝、薏苡仁、羌活与鸡肉共煮至烂熟汤浓，加盐调味即可。

功能效用 补气血，祛风湿，通经络，止痹痛。用于肩周或上肢关节疼痛、麻木不舒等症。

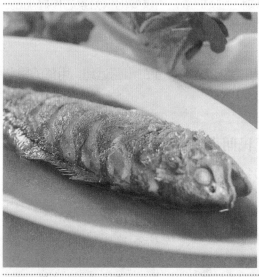

五加皮烧黄鱼

材料 五加皮15克，黄鱼500克，面糊、黄酒、糖、醋、盐各适量。

做法

①黄鱼去鳃、鳞、内脏，洗净，两侧切花刀。②五加皮加水煎煮2次，取汤汁备用；黄鱼挂面糊，炸至酥脆，放碟中。③将五加皮汤汁放炒锅中，加黄酒、糖、醋、盐，加热至汤汁黏稠明透，浇在鱼身上即可。

功能效用 此品可祛湿舒筋，消炎镇痛。

痹酒

【材料准备】

人参30克	黄芪60克	姜黄60克	当归80克	羌活48克
赤芍60克	防风48克	甘草20克	炮姜30克	白酒2升

【使用方法】
口服。早、晚各1次，每次10毫升。用温水于饭后服。

【制作过程】

①将人参、黄芪、姜黄、当归、羌活、赤芍、防风、甘草、炮姜研粗末入布袋再入容器；

②加白酒密封浸泡约3天；

③过滤去渣，取药液服用。

【功能效用】散风祛湿，活血通络，理气痛痹，疏利关节。主治肩周炎、颈椎病、脉管炎、脑血栓偏瘫、肌肉风湿、怕冷恶风、脘腹冷痛等症。

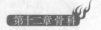

风湿性关节炎

　　风湿性关节炎，指的是由A组乙型溶血性链球菌感染所引起的一种常见的急性或慢性结缔组织炎症。

　　风湿性关节炎是风湿热的主要表现之一，西医对其病因病理至今尚未明确，认为与遗传因素、自身免疫反应有关。风湿性关节炎发病急，多以急性发热及关节疼痛起病，可累及膝、踝、肩、肘、腕等大关节。风湿性关节炎属中医"痹证"范畴，多因人体正气不足、卫气不固、关节受风寒湿热等外邪侵袭，致使经脉闭阻、气血运行不畅所致。

典型症状

　　发病部位游走不定，发病处关节红、肿、热、痛，且不能活动，关节局部炎症明显，肌肉亦会出现疼痛，急性期患者还会出现发热、咽痛、心慌等症状。

家庭防治

　　急性期应将关节置于休息体位，减少运动。关节疼痛有所减轻后，可根据具体的关节进行相应的关节操或周围按摩。

民间小偏方　　壹

【用法用量】取桂枝、白芍、知母、熟地、红花、皂角刺、狗脊、防风各10克，生地、地龙、骨碎补各20克，生黄芪、桑寄生各15克，洗净以水煎服，每日1剂。
【功效】治疗类风湿性关节炎。

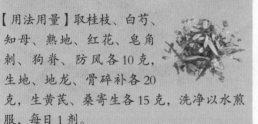

民间小偏方　　贰

【用法用量】取络石藤、秦艽、伸筋草、路路通各12克，洗净以水煎服。
【功效】治疗慢性风湿性关节炎。

● 推荐药材食材 ●

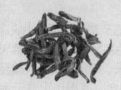

【骨碎补】
◎补肾强骨、续伤止痛，用于肾虚腰痛、风湿痹痛、筋骨折伤。

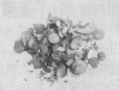

【桑枝】
◎祛风湿、利关节，主治风寒湿痹、四肢拘挛、关节酸痛麻木。

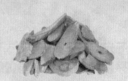

【忍冬藤】
◎清热、祛风、通络，有抗风湿、消炎止痛、抗变态反应的作用。

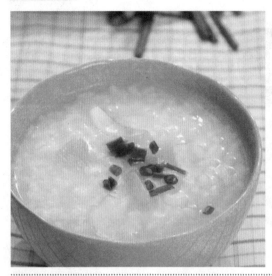

百合雪梨粥

材料 雪梨、百合各20克，糯米90克，冰糖20克，葱花少许。

做法

① 雪梨去皮洗净，切小块；百合泡发，洗净；糯米淘洗干净，泡发半小时。② 锅置火上，注入清水，放入糯米，用大火煮至米粒绽开。③ 放入雪梨、百合，改小火煮至粥成，放入冰糖熬，撒上葱花即可。

功能效用 此粥可治疗类风湿关节炎。

薏苡仁桑枝水蛇汤

材料 桑枝、薏苡仁各30克，水蛇500克，蜜枣3个，盐5克。

做法

① 桑枝、薏苡仁、蜜枣洗净。② 水蛇去头、皮、内脏，洗净，汆水，切成段。③ 将清水2000毫升放入瓦煲内，煮沸后加入桑枝、薏苡仁、水蛇和蜜枣，大火煲开后，改用小火煲3小时，加盐调味即可。

功能效用 通络止痛，利水渗湿。对于关节肿痛、疼痛走串不定等症有很好的疗效。

百合南瓜大米粥

材料 南瓜、百合各20克，大米90克，盐2克。

做法

① 大米洗净；南瓜去皮洗净，切成小块；百合洗净，削去边缘黑色部分备用。② 锅置火上，注入清水，放入大米、南瓜，用大火煮至米粒开花。③ 再放入百合，改用小火煮至粥浓稠时，加入盐入味即可。

功能效用 百合、南瓜、大米合熬为粥，可以治疗风湿肿痛等症。

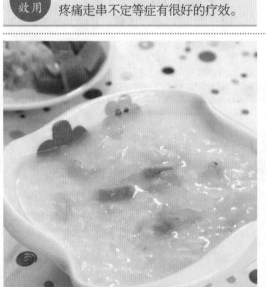

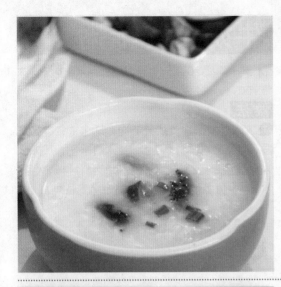

红枣大米粥

材料 红枣20克，大米100克，白糖5克，葱花少许。

做法

大米淘洗干净，用清水浸泡；红枣洗净，去核，切碎。②锅置火上，放入大米、红枣煮至米粒开花。③放入白糖稍煮后搅拌均匀，撒上葱花便可食用。

功能效用 此粥补中益气、健脾养胃，可用于类风湿关节炎等症。

三红玉米粥

材料 红枣、红衣花生、红豆、玉米、大米、白糖、葱各适量。

做法

玉米洗净；红枣去核洗净；花生仁、红豆、大米泡发洗净。②锅置火上，注水后，放入大米煮至沸后，放入玉米、红枣、花生仁、红豆。③用小火慢慢煮至粥成，加入白糖入味，撒上葱花即可。

功能效用 常食用此粥，有健脾和胃、祛湿散寒的功效。

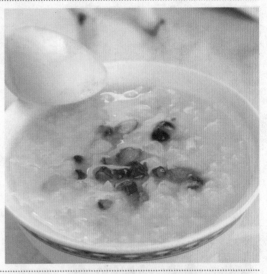

牛筋汤

材料 续断、杜仲、鸡血藤各15克，牛筋5克，生姜、盐各适量。

做法

将牛筋洗净，切块；生姜洗净，切片；药材均洗净，放入药袋扎紧。②将药袋、牛筋和生姜放入砂锅中，加水煎煮至牛筋熟烂，放入盐调味即可。③食用前取出药袋，喝汤食肉。

功能效用 滋补肝肾，舒筋通络。用于肝肾不足、筋骨酸痛、腰酸腿软等症。

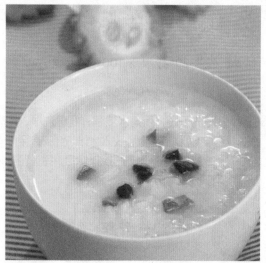

牛奶芦荟稀粥

材料 牛奶20克，芦荟10克，红椒少许，大米100克，盐2克。

做法

①大米泡发洗净；芦荟洗净，切小片；红椒洗净，切圈。②锅置火上，注入清水后，放入大米，煮至米粒绽开。③放入芦荟、红椒，倒入牛奶，用小火煮至粥成，加入盐入味即可。

功能效用 牛奶可以降低胆固醇，长期食用可缓解风湿肿痛症状。

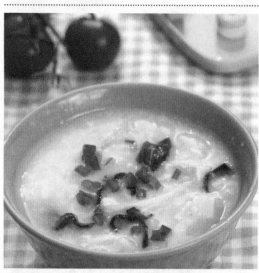

豆腐木耳粥

材料 豆腐、黑木耳、大米、盐、姜丝、蒜片、味精、香油各适量。

做法

①大米泡发洗净；黑木耳泡发洗净，切丝；豆腐洗净切块。②锅置火上，注入清水，放入大米用大火煮至米粒绽开，放入黑木耳、豆腐。③再放入姜丝、蒜片，改用小火煮至粥成后，放入香油，加入盐、味精入味即可。

功能效用 此粥可治疗类风湿关节炎等症。

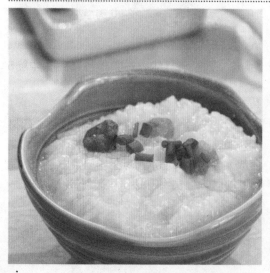

桂圆大米粥

材料 桂圆肉适量，大米100克，盐2克，葱花适量。

做法

①大米淘洗干净；桂圆肉洗净。②锅置火上，加入适量清水，放入大米，以大火煮开。③加入桂圆肉同煮片刻，再以小火煮至浓稠状，加入盐拌匀，撒上葱花即可。

功能效用 此粥补益心脾、养血宁神，可治疗类风湿关节炎、气血不足等症。

绿豆海带粥

材料 大米、绿豆各40克，水发海带30克，青菜20克，盐3克，胡萝卜20克。

做法

①大米、绿豆均泡发洗净；海带洗净切丝；青菜洗净切碎；胡萝卜切丁。②锅置火上，倒入清水，放入大米、绿豆煮至开花。③加入海带、胡萝卜同煮至浓稠状，再入青菜稍煮，加入盐拌匀即可。

功能效用 长期食用此粥能缓解热痹类风湿关节炎症状。

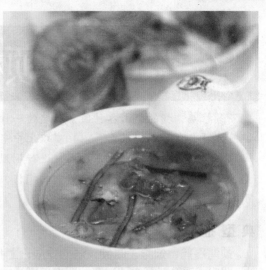

豌豆枸杞牛奶粥

材料 大米100克，豌豆、毛豆、枸杞子各适量，牛奶50克，白糖5克。

做法

①豌豆、毛豆取仁洗净；枸杞子洗净；大米泡发洗净。②锅置火上，注入水后，放入大米用大火煮至米粒完全绽开。③放入豌豆、毛豆、枸杞，倒入牛奶，改用小火煮至粥浓稠时，加入白糖调味即可。

功能效用 此粥能缓解类风湿关节炎症状。

山药萝卜莲子粥

材料 山药30克，胡萝卜、莲子、大米、盐、味精、葱花各适量。

做法

①山药去皮洗净切块；莲子洗净泡发，挑去莲心；胡萝卜洗净切丁；大米洗净。②锅内注水，放入大米，用旺火煮至米粒绽开，再放入莲子、胡萝卜、山药。③改小火煮至粥成时，放入盐、味精调味，撒上葱花即可。

功能效用 此粥有补脾益肾、固精止带、补肝明目、养心安神、祛湿散寒的功效。

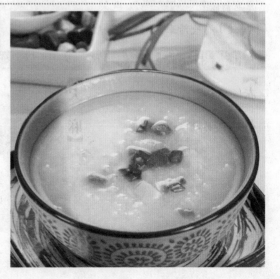

颈椎病

颈椎病，指的是由各种因素引起的一种以退行性病理改变为基础的脊椎病患。颈椎病可发于各年龄层次人群，以40岁以上中老年人居多。到了中年阶段，颈椎及椎间盘开始出现退行性改变，在此基础上，进行剧烈活动或不协调运动，或颈部长期处于劳累状态，造成局部肌肉、韧带、关节囊的损伤，加之受到寒冷、潮湿因素的影响，结果就会引发颈椎病。

典型症状

颈背疼痛，颈脖子僵硬，活动受限；上肢无力，手指发麻，下肢乏力，行走困难；头晕、恶心、呕吐甚至心动过速、视物模糊、性功能障碍、四肢瘫痪及吞咽困难。

家庭防治

运动后或天气转凉，要注意对颈肩部的保暖。平时要避免头颈承受过重压力，避免过度疲劳。利用休息时间多做一些颈项锻炼操，以改善局部血液循环，松解粘连和痉挛的软组织，达到防治颈椎病的目的。

民间小偏方　壹

【用法用量】取羌活、当归、伸筋草各15克，海桐、赤芍、白术、川芎各12克，姜黄、桂枝、甘草各10克。药材洗净以水煎服。

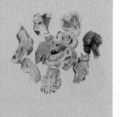

【功效】行气活血，舒筋止痛。

民间小偏方　贰

【用法用量】取独活、防风各15克，川芎12克，藁本、羌活、蔓荆子、甘草各10克。药材洗净以水煎服。

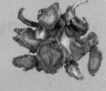

【功效】祛风除湿，温经活络。

· 推荐药材食材 ·

【赤芍】

◎清热凉血、散瘀止痛，主治疝瘕积聚、跌扑损伤、痈肿疮疡等症。

【天麻】

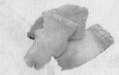

◎熄风止痉、平肝潜阳、祛风通络，主治风湿痹痛、肢体麻木等症。

【猪蹄】

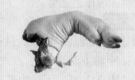

◎补虚弱、填肾精，适用于治疗四肢疲乏、腿部抽筋、麻木等症。

薏苡大枣粥

材料 薏苡仁50克，大枣10枚，糯米100克，糖10克。

做法

1将糯米捣至半碎。2薏苡仁、大枣各浸泡2小时。3再将所有材料一同入锅，加适量水一起煮成粥，至熟烂时，加入糖即可。

功能效用 此粥可补血益气，养心安神，也可缓解各种疲劳、肌肉酸痛、舒筋除痹。用于脾虚腹泻、肌肉酸痛、关节疼痛、水肿脚气、白带、肺脓肿、阑尾炎等。

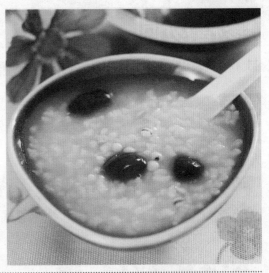

莲芡粥

材料 莲子、芡实、白扁豆各15克，粳米100克，可以加冰糖适量调味。

做法

1将莲子、芡实、白扁豆洗净。2将所有材料放入锅内煮至粥样，加入适量冰糖即可。

功能效用 此粥有补脾益肾、收敛止泻、镇痛镇静的作用。可缓和腹泻、神经痛、风湿骨痛、腰膝关节疼痛等。莲子、芡实补中益气，为滋养强壮性食物，具有固肾涩精、补脾止泄的功效。

红椒黄豆

材料 黄豆400克，红辣椒2个，青辣椒2个，蒜3瓣，葱2根，姜1块，油10毫升，盐5克。

做法

1将红、青辣椒洗净后切成丁状；蒜切片；姜切末；葱切成葱花备用。2锅中水煮开后，放入黄豆煮熟，捞起沥干水分。3锅中留少许底油，放入蒜片、姜末、红辣椒、青辣椒炒熟，加入盐、鸡精炒匀即可。

功能效用 这道菜含有高品质的蛋白质，可益气养血、健脾宽中、健身宁心等。

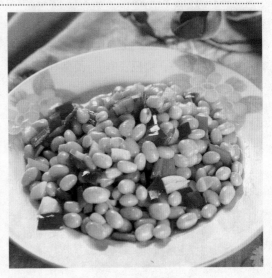

醪糟汤圆

材料 汤圆200克，醪糟适量，清水、蜂蜜各适量。

做法

① 锅上火，放入适量清水，加入准备好的汤圆和适量醪糟，煮出香味即可。② 待温凉后可调入适量的蜂蜜，口味更佳。

功能效用 此点心可缓解疲劳、恶血不散疼痛、补虚补气等。醪糟有温中消食、散淤止痛功效。可治伤折瘀滞疼痛、冻疮、风寒湿痹。

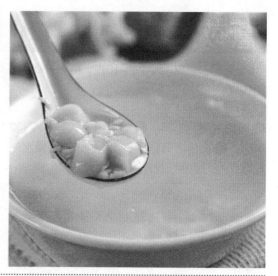

芝麻糯米糕

材料 糯米150克，芝麻20克，糖25克。

做法

① 将糯米洗净放入锅中蒸熟，取出打散，加入白糖拌匀。② 取糯米粉加水开浆，倒入拌匀的糯米饭中拌好，放入方形盒中压紧成形。③ 再放入锅中蒸熟、取出，均匀撒上炒好的芝麻，再放入煎锅中煎成两面金黄色即可。

功能效用 此点心口感好、有嚼劲，有助于补充钙质，也适用于颈椎病引起的视力模糊等。可健脾养胃、补中益气。

罗汉三宝茶

材料 参片少许，枸杞子8粒，贡菊10朵，蜜枣1颗，红茶包1包，加冰糖适量。

做法

① 将所有材料一起放入锅中，加水后煲2分钟。② 将煮好的茶倒入壶中即可饮用。

功能效用 此茶较适用于气血不足型的颈椎疾病。适合劳伤虚损、腰膝酸痛、头痛眩晕、少食倦怠、惊悸健忘等症，具有活血通经、补气益血、安神固脱，滋肝明目等功效。

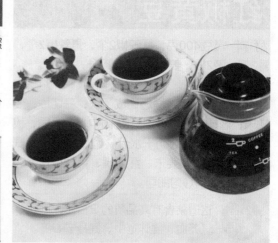

骨质增生症

　　骨质增生症，指的是由于构成关节的软骨、椎间盘、韧带等软组织变性、退化，关节边缘形成骨刺，滑膜肥厚等变化，而出现骨破坏，引起继发性的骨质增生，并导致出现相应症状的一种疾病。

　　骨质增生是骨关节退行性变的一种表现，多见于膝、髋、腰椎、颈椎、肘等关节，多因外伤、劳损或肝肾亏虚、气血不足、风寒湿邪侵入骨络，以致气血瘀滞、运行失畅所致。

典型症状

颈椎骨质增生：颈背疼痛、上肢无力、手指发麻、头晕、瘫痪、四肢麻木等；

腰椎骨质增生：腰椎及腰部软组织酸痛、胀痛、僵硬与疲乏感、弯腰受限；

膝盖骨质增生：膝关节疼痛、僵硬，严重时，关节酸痛胀痛、跛行走、关节红肿。

家庭防治

　　避免长期剧烈运动，注意保护持重关节。适当进行体育锻炼，改善软骨的新陈代谢，减轻关节软骨的退行性改变。及时治疗关节损伤，避免骨质增生的发生。

民间小偏方　　　　壹

【用法用量】取羌活、炙黄芪各15克，防风、当归、赤白芍、片姜黄各12克，苏木10克，炙甘草、生姜各6克。药材洗净以水煎服，1日1剂。

【功效】益气和营，祛风利湿。

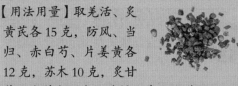

民间小偏方　　　　贰

【用法用量】取杭白芍30～60克，生甘草、木瓜各10克，威灵仙15克。药材以水煎服，1日1剂，1剂分2次服。

【功效】滋补肝肾，祛邪止痛。

• 推荐药材食材

【青风藤】

◎祛风湿、通经络，主治风湿痹痛、关节肿胀、骨质增生。

【苏木】

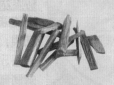

◎活血祛瘀、消肿定痛，用于治疗跌打损伤、骨质增生、破伤风、痈肿。

【乳鸽】

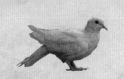

◎滋补肝肾、托毒排脓，用于治疗肾虚体弱、体力透支、心神不宁。

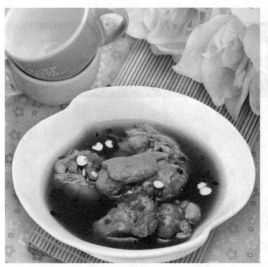

补骨脂芡实鸭汤

材料 补骨脂15克，芡实50克，鸭肉300克，盐1小匙。

做法

❶将鸭肉洗净，放入沸水中汆去血水，捞出斩件备用。❷芡实、补骨脂分别洗净，与鸭肉一起盛入锅中，加入7碗水，大约盖过所有的材料。❸用大火将汤煮开，再转用小火续炖约30分钟，快煮熟时加盐调味即可。

功能效用 补肾益气、强腰壮骨、适合骨质增生的患者食用。

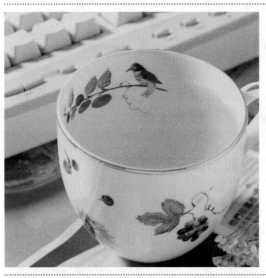

玉竹西洋参茶

材料 玉竹20克，西洋参3片，蜂蜜15毫升，开水600毫升。

做法

❶先将玉竹和西洋参用准备好的沸水冲泡30分钟。❷滤去渣，待温凉后加入蜂蜜，拌匀即可饮用。

功能效用 本品具有益气补虚、滋阴生津的功效，适合筋脉失养引起的骨质增生患者食用。

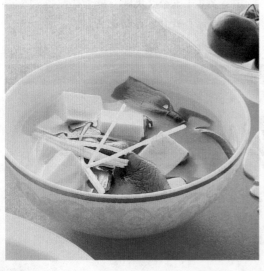

海带豆腐汤

材料 海带20克，南豆腐100克，姜小块，盐少许。

做法

❶海带洗净，泡水；姜洗净，切丝；豆腐洗净切块，备用。❷水煮沸后，放入海带、豆腐和姜丝。❸煮熟后加盐，即可食用。

功能效用 豆腐能补充人体需要的优质蛋白质、亚油酸、维生素 B_1、维生素 E、钙、铁等。海带含有丰富的钙、碘等营养物质，可用于补钙。